L'UNION MATRIMONIALE

DANS LA TRADITION DES PEUPLES NOIRS

Collection Logiques Juridiques
dirigée par Gérard MARCOU

Le droit n'est pas seulement un savoir, il est d'abord un ensemble de rapports et pratiques que l'on rencontre dans presque toutes les formes de sociétés. C'est pourquoi il a toujours donné lieu à la fois à une littérature de juristes professionnels, produisant le savoir juridique, et à une littérature sur le droit, produite par des philosophes, des sociologues ou des économistes notamment.
Parce que le domaine du droit s'étend sans cesse et rend de plus en plus souvent nécessaire le recours au savoir juridique spécialisé, même dans des matières où il n'avait jadis qu'une importance secondaire, les ouvrages juridiques à caractère professionnel ou pédagogique dominent l'édition, et ils tendent à réduire la recherche en droit à sa seule dimension positive. A l'inverse de cette tendance, la collection « Logiques juridiques » des Éditions L'Harmattan est ouverte à toutes les approches du droit. Tout en publiant aussi des ouvrages à vocation professionnelle ou pédagogique, elle se fixe avant tout pour but de contribuer à la publication et à la diffusion des recherches en droit, ainsi qu'au dialogue scientifique sur le droit. Comme son nom l'indique, elle se veut plurielle.

Dernières parutions

GAROT Marie José, *La citoyenneté de l'Union européenne*, 1999.
SATCHIVI Francis Amakoué A., *Les sujets de droit*, 1999.
LEVIS Danièle, *Terre des hommes du grand Océan*, 1999. .
LASCOMBE Michel, *Droit constitutionnel de la Ve République*, 1999.
BERGUIN Francis, *Le fonctionnaire expatrié*, 1999.
HOURQUEBIE Fabrice, *Les organes spécialisés dans les affaires communautaires des parlements nationaux. Les cas français et allemands*, 1999.
LAURENT Marie-Line, *Les emplois-jeunes : nouveaux contractuels de l'administration*, 1999.
Alette HEYMANN-DOAT, *Génétique et droits de l'homme*, 1999.
Vigile PACE, *L'organisation mondiale du commerce et le renforcement de la réglementation juridique des échanges commerciaux internationaux*, 1999.
Raymond COULON, *Des droits de l'homme en peau de chagrin*, 2000.
Armand MBARGA, *L'indemnisation publique des victimes d'infractions*, 1999.
M.-C. DJIENA WEMBOU et D. FALL, Droit international humanitaire, 2000.

Saliou Samba Malaado KAÑJI
Fatou Kiné CAMARA

L'UNION MATRIMONIALE DANS LA TRADITION DES PEUPLES NOIRS

Préface de Abdoulaye-Bara DIOP

L'Harmattan
5-7, rue de l'École Polytechnique
75005 Paris - FRANCE

L'Harmattan Inc.
55, rue Saint-Jacques
Montréal (Qc) - CANADA H2Y 1K9

OUVRAGES ET ARTICLES PUBLIES ET A PARAÎTRE

par Saliou S.-M. KAÑJI

Articles

- "Spécificité négro-africaine et universalisme proclamé du dogme arabo-islamique", *LE SOLEIL* (quotidien sénégalais), mai 1982.
- "Spécificité négro-africaine et particularismes du droit arabo-musulman classique", *Revue Sénégalaise de Philosophie* n° 7-8, janv.-déc. 1985.
- "Actualité et préséance des traditions négro-africaines dans la vie quotidienne des Egyptiens d'aujourd'hui", *LE SOLEIL*, mercredi 11 février 1987.
- "La présence du Noir au Proche et Moyen-Orient", *50e anniversaire de la Revue Présence Africaine*, Colloque de Dakar 25-27 novembre 1997.
- "L'excision : de la circoncision négro-pharaonique à la clitoridectomie sémito-orientale", *Revue Présence Africaine* (à paraître).

Ouvrages

- *Des droits de la femme africaine d'hier à demain*, éd. Xamal-Saint-Louis 1997.
- *Le Coran : traduction et commentaires en wolof*, éd. Xamal-Saint-Louis (à paraître).
- *Religion et culture (Essai)*, éd. Xamal-Saint-Louis (à paraître).

A ma mère Malaado SOW,
A ma grand-mère Sira-Mbaye BA,
A mon oncle Yéro BA, qui m'ont mariné dans les valeurs négro-africaines de civilisation.

A mes maîtres :
mon père Serigne Mbaye KAÑJI,
Al Imaam Serigne Lamine KEBE,
El hadj Abdour-Rahmane DIOP,
El hadj Ndiassé TAAL,
Thierno Ousmane NIANG,
El hadj Samba GUEYE, grâce à qui j'ai su faire le départ entre l'humanisme sémito-arabe islamique et l'humanisme hamito-négro-islamique.

A mon parrain Samba NDAO

A mon maître Mody NIANE, grâce à qui mon enseignement secondaire a été assuré.

A ma sœur, ma chère compagne, la maîtresse de maison Dior DRAME, pour son authenticité, sa patience et son assistance morale et spirituelle.

A ma bien aimée petite-fille Méri-Amoon Sooda KANE qui nous a quittés le 10 août 1999, pour retourner à la Constellation des Impérissables d'où elle était descendue parmi nous le 14 mai 1979, à Bagdad, en Irak.

S. S.M. KAÑJI

Au Président Abdou Diouf, pour son appui à la cause des femmes et son attachement aux droits humains.

A Med Hondo, pour chaque image et chaque dialogue du film *Sarraouina*.

A ma mère et à toutes mes maman-bis.

A une grande dame, grande de cœur, grande de caractère, ma grande sœur Thiaba Camara.

A mon père, Ousmane Camara, apôtre tacite du matriarcat. Frère unique de quatre sœurs, père de quatre filles, époux d'une seule femme, il siège parmi nous en seigneur (*garmi*), jamais en maître (*kilifa*).

F. K. CAMARA

ISBN : 2-7384-9187-1

"Aucune civilisation n'est meilleure en soi, ni plus mauvaise en soi que les autres : mais chacune est la meilleure pour la société humaine qu'elle caractérise, et c'est pourquoi l'évolution normale d'un peuple ne peut se concevoir autrement que dans le cadre de sa propre civilisation." Maurice Delafosse, *La République française*, 16 mars 1924.

"La mémoire fait la force des peuples." Joseph Ndiaye, conservateur de la maison des esclaves de Gorée.

"Nit su xamul fi mu jogé ak luy cosaanam, li mu tanee bayima, bariwul" Samba Diabaré Samb.
("La personne qui ne sait pas d'où elle vient ni quelle est son histoire n'est pas très éloignée de l'animal).

"Les intellectuels doivent étudier le passé non pour s'y complaire mais pour y puiser des leçons." Cheikh Anta Diop, *Alerte sous les Tropiques,* Prés. Afr..

"...la vraie défaite n'est pas celle des armes. C'est un peuple nu qui ne sait plus d'où il vient, encore moins où il va."
Yaya Diatta, *Crépuscule*, pièce en IV actes, NEAS.

"We may have lost the war, but that's no reason to ape the ways of the enemy. We lost the war because we didn't have enough guns and tanks, not because our people were cowardly, not because our society was shallow." Kazuo Ishiguro, *A pale view of hills.*

" Notre culture traduit notre fondamental humanisme (...) Quand nous parlons du passé, nous pensons à un retour au passé et non à un recours au passé, or si l'on ne veut pas patiner il faut s'appuyer sur le socle du passé" Bakary Soumano, chef des griots du Mali.

"Cosaan ay sa ma royukaay" *Ma vie*, Daara J.(groupe de rap).
("La tradition ancienne est mon modèle")

"La survie des Africains dépend de la conservation de leur environnement culturel. A cet effet, il est nécessaire de lutter contre la tendance au mimétisme aveugle et de sauvegarder les traditions négro-africaines. Pour se faire reconnaître, l'homme noir doit se prouver à lui-même et prouver aux autres l'existence d'une culture africaine authentique, originale, susceptible de rivaliser avec n'importe quelle autre." Amsatou Sow Sidibé, *Le pluralisme juridique en Afrique*, LGDJ.

"Le contact des Européens a été funeste aux peuples qui habitent les côtes, car ceux-ci n'ont puisé que des vices dans leur commerce."*L'Afrique occidentale en 1818, vue par un explorateur français, Gaspard Théodore Mollien.*

"*As the first stars twinkled I said to Joseph, 'I'm glad people here (Kenya) remember the settlers kindly. But I'm sad Europeans made so many Africans feel inferior.'*
Joseph smiled wrily. 'But we are inferior! Before, we had no civilisation, nothing but wars and superstitions. Why do you pretend? I'm not stupid, I don't want to be told sweet lies to make me happy!'
'You've just proved my point,' I laughed, turning back into the bar." Dervla Murphy, *The Ukimwi road—From Kenya to Zimbabwe.*

PREFACE

Cet ouvrage de Saliou S.-M. KAÑJI et de Fatou K. CAMARA traite, comme son titre l'indique, du droit noir du mariage : de l'union matrimoniale dans la tradition des peuples noirs.

Il s'agit d'identifier, dans ce domaine, des règles de droit qui ont été communes et spécifiques aux peuples noirs où qu'ils soient de par le monde, quand ils étaient encore souverains.

C'est déjà un pari difficile à tenir, mais l'ambition des auteurs est encore plus grande. Elle apparaît comme une défense et une réhabilitation de la civilisation noire, dans le temps et l'espace, depuis l'Egypte ancienne jusqu'à l'Afrique noire précoloniale, chez les Noirs de la diaspora, des Antilles et des Amériques, sans oublier les Dravidiens de l'Inde.

Cette étude s'inscrit dans l'orientation pionnière tracée par le regretté Cheikh Anta DIOP, auquel les auteurs se réfèrent souvent pour étayer leurs points de vue, mieux, leur thèse. Celle-ci peut se résumer ainsi, dans cette citation extraite de leur introduction : "En effet, s'il faut faire revivre le droit noir, c'est parce que c'est un droit féministe, humaniste qui avait atteint un haut degré de perfection dans le respect de la personne, de la protection de la famille et des droits de chacun, du plus faible au plus fort. Le droit du continent où la personne avait la stature d'une divinité et le respect qui va avec (parce que fondé sur le concept égyptien de *Maat* : le principe de la Justice et de l'Equité) pourrait aisément servir de référence et de modèle aux réformes que les progressistes du monde entier essaient aujourd'hui de faire adopter".

L'une des spécificités fondamentales de la civilisation noire est le matriarcat, système résultant du respect absolu dont jouit la femme, respect qui est la sève alimentant les différentes branches du droit noir et principalement le droit du mariage. C'est ce respect de la femme qui fonde le matriarcat et non l'inverse, selon nos auteurs.

La prépondérance du principe féminin est partout une réalité chez les peuples noirs. La femme est la source de tout pouvoir ; elle est déesse dans l'Egypte pharaonique où, dans un hymne à Osiris, Isis, sa sœur, affirme qu'elle a créé le mâle étant femme. Un des passages pourrait être intitulé : "Et la femme créa l'homme".

La liberté d'esprit et d'entreprise de la femme a été remarquée aussi loin que l'on remonte dans le passé de la civilisation noire. Les témoignages en sont nombreux pour l'Egypte ancienne, avec notamment l'historien grec Hérodote qui fut stupéfait de constater que : "les Egyptiennes allaient et venaient à leur guise, fréquentaient les marchés et avaient des activités commerciales".

Dans l'Afrique noire précoloniale, les femmes ont ce même comportement de liberté, d'autonomie, de fierté.

La civilisation noire est ainsi une civilisation féministe, matriarcale. Mais si la prépondérance de la femme est affirmée dans son principe et traduite dans la réalité pour tous les aspects de la vie, même quotidienne, elle est cependant une civilisation d'équilibre et d'harmonie, contrairement à la civilisation patriarcale des sociétés indo-européennes.

Les auteurs se réfèrent à Cheikh Anta DIOP pour qui "le matriarcat n'est pas le triomphe cynique et absolu de la femme sur l'homme ; c'est un dualisme harmonieux, une association acceptée par les deux sexes où chacun s'épanouit pleinement en se livrant à l'activité qui est la plus conforme à sa nature physiologique. Un régime matriarcal qui, loin d'être imposé à l'homme par des circonstances indépendantes de sa volonté, est accepté et défendu par lui".

De manière générale, la civilisation noire originelle ignore partout l'exploitation de l'homme par l'homme, l'esclavage notamment. Elle est un humanisme qui met l'homme au centre de ses préoccupations, au-dessus des richesses matérielles. Elle ignore les ségrégations, comme celles de castes, même en Inde. L'existence des castes en Inde s'explique par la domination des conquérants indo-européens— seigneurs de guerre ou brahmanes— sur les groupes socio-professionnels, principalement noirs, ravalés à un statut inférieur.

Cette civilisation a été cependant pervertie par la domination extérieure, coloniale en particulier, mais aussi culturelle des tenants, par exemple, d'une conception dénaturée de l'islam authentique.

Dans cette civilisation noire où la femme jouit toujours d'un statut éminent, supérieur, dans le domaine matrimonial, la dot ne peut être comprise que comme un gage d'alliance. L'homme, étant inférieur à la femme, doit compenser son infériorité par des cadeaux de valeur.

La polygamie, qui pourrait apparaître comme une anomalie dans la tradition matriarcale, ne peut se comprendre, outre sa rareté, que par le fait qu'elle ne peut se réaliser qu'avec l'autorisation expresse de la première femme, qui bénéficie d'ailleurs d'un statut supérieur à celui de ses coépouses. La monogamie est, cependant, non seulement l'idéal mais la règle. L'extension de la polygamie n'est consécutive qu'à la propagation de l'islam, parmi les populations autochtones, par les Almoravides, à partir du Xe siècle.

Nous avons tenté de donner une idée aussi exacte que possible de la conception des auteurs qui sous-tend cette étude consacrée à l'union matrimoniale en droit noir, mais qui, comme nous l'avons vu, embrasse la civilisation noire dans presque tous ses aspects, peut-on dire. Ils essaient d'en établir le fondement qui se trouve dans le respect absolu de la femme qui est la source de tout pouvoir, respect qui lui-même fonde le matriarcat.

Toute l'étude obéit logiquement à cette conception qui en est le fil conducteur. La définition classique du matriarcat qui est adoptée est celle-ci : "système social, politique et juridique en vertu duquel, chez certains peuples, les femmes donnent leur nom aux enfants, ont une autorité prépondérante dans la famille et exercent des fonctions politiques dans l'organisation sociale".

Elle reflète la situation qui prévaut chez la quasi-totalité des peuples noirs, mais doit être complétée par la précision que la source de tout pouvoir est d'origine féminine.

Dans cette civilisation matriarcale, la femme jouit d'une pleine capacité juridique, d'une autonomie économique réelle, d'une liberté entière. Elle est libre de se marier ou de choisir de rester célibataire, veuve ou divorcée. Son statut n'est pas fonction de son mariage.

Sur le plan politique, le pouvoir est féminin. Les hommes ne peuvent l'exercer que par procuration, aussi bien au sein de la famille que sur un territoire ou un Etat.

Le patronyme n'a remplacé le matronyme que récemment, par l'effet conjugué de l'arabisation et de la colonisation. Les enfants sont traditionnellement sous l'autorité conjointe de leur mère et de leur oncle maternel.

Le domicile conjugal est le domicile de l'épouse qui est propriétaire et maîtresse de la maison. L'uxorilocalité étant la règle, la virilocalité ne pouvait prévaloir qu'après de longues négociations.

Au sein du couple même, il y a complémentarité des conjoints, avec cependant prédominance de l'épouse.

Dans le mariage, il y a alliance et non assimilation : la séparation des biens et des identités est observée.

Tous ces traits et bien d'autres dont cette étude est faite sont caractéristiques de la civilisation noire, allant de l'Egypte pharaonique à l'Afrique noire précoloniale, qui est celle de la diaspora aussi. Cette civilisation, faite d'harmonie, exempte de contradictions, de ségrégations, de conflits majeurs, a été néanmoins pervertie par des agressions multiples qualifiées de crimes contre l'humanité noire. L'espérance demeure, cependant, que sa renaissance est souhaitable et possible et qu'ainsi la femme noire réussira à s'imposer de nouveau avec courage et fermeté.

Ce travail dont nous avons essayé de donner un bref aperçu — bien imparfait — est d'une grande richesse. Il est très documenté. Les références, nombreuses, concernent aussi bien l'Egypte ancienne, l'Afrique noire précoloniale et actuelle, que les Antilles, les Amériques noires et l'Inde. Des auteurs qui font autorité sont cités.

Cet ouvrage apparaîtra cependant comme un "pavé jeté dans la mare" des partisans, dans le monde ordinaire, de la domination masculine et de la supériorité de la civilisation indo-européenne, occidentale. Dans le domaine scientifique, il dérangera les théoriciens — parmi lesquels de grands noms de savants — du pluralisme culturel, notamment dans les grandes aires de civilisations, les continents, comme ceux du relativisme culturel dont les défenseurs sont nombreux parmi les scientifiques.

Les controverses ne manqueront donc certainement pas, à propos de ce travail, ce qui est normal et cela s'observe même dans les "sciences dures", pour d'autres raisons probablement.

Quoi qu'il en soit, cette étude, d'une grande richesse et d'un grand intérêt, mérite d'être lue, méditée et discutée. Les auteurs ne demanderaient pas mieux et en seraient comblés.

Abdoulaye Bara DIOP

INTRODUCTION

Parce qu'il est largement non écrit, le droit des peuples noirs a été longtemps considéré comme une multiplicité de règles et de pratiques éparses, sans réelle logique interne. Le dogme de la diversité irréductible des cultures noires étant toujours largement en vigueur, prétendre identifier des principes communs à tous les peuples noirs de la terre, ainsi que le professeur Cheikh Anta Diop l'a brillamment fait, est généralement décrié et dénoncé (par les tenants de l'héritage colonial du "diviser pour mieux régner") comme procédant d'une entreprise idéologique et non point scientifique.

En la matière qui nous préoccupe, le droit du mariage, les seuls principes reconnus comme appartenant à la tradition noire sont des principes éminemment négatifs, comme : le statut d'esclave de la femme noire ou l'assimilation de la dot à un prix d'achat de l'épouse. Ces stéréotypes sont si largement répandus qu'il vient rarement à l'idée d'examiner sur quoi ils sont fondés exactement. Mais, alors que ces traits négatifs sont généralement acceptés sans discussion, comme permettant de caractériser la plupart, sinon la totalité des cultures noires, l'incrédulité et les débats plus ou moins candides sont réintroduits dans notre matière dès que l'on entend produire des principes ayant une valeur positive et valorisante pour ces mêmes cultures. La première question qui est alors posée au chercheur audacieux est invariablement la suivante : "les coutumes africaines étant tellement diversifiées, comment pouvez-vous vous permettre d'affirmer que cette norme de conduite est valable chez tous les Noirs ?" Commençons donc par répondre à cette interrogation.

Notre critère de sélection de ce qui est noir, c'est-à-dire appartenant au monde culturel noir, a été double. Il s'agissait, d'abord, de soumettre la norme envisagée à la condition de savoir si on la trouve chez la plupart des peuples noirs. Ce test passé, la règle de conduite en question ne devait être retrouvée que chez les peuples noirs (ou historiquement sous domination culturelle prolongée des Noirs) car, autrement, ce ne serait plus une règle juridique noire mais universelle.

Seulement, il y a eu tellement de métissages, non seulement biologiques mais aussi culturels, depuis les quelque trois mille ans que peuples blancs et peuples noirs sont en contact, qu'il pourrait être parfois peu aisé de distinguer ce qui appartient à l'une ou l'autre aire culturelle (1).

Pour démêler l'écheveau, il a fallu procéder au même travail méticuleux que celui auquel s'attellent les archéologues qui, à partir des débris d'un vase, vérifient une théorie, établissent un régime alimentaire vieux de millions d'années à l'aide d'une simple mâchoire et de quelques dents, recréent un dinosaure avec quelques ossements, déterrent, sous des pierres et du sable, une civilisation millénaire attestée par... des ruines.

Chez les Wolof, on dit que "*fu ndox doon taa, soo dèmee fèkk fa tep-tep*" ("il restera toujours une trace du lit d'un cours d'eau"). Autrement dit, il restera toujours des vestiges de ce qui a existé de manière durable et constante. Or, quelle civilisation a été plus durable et constante que la civilisation noire ? Mais aussi quelle civilisation a été plus

(1) La circoncision existe, par exemple, chez les juifs, chez les musulmans et chez les Noirs (quelle que soit leur religion, traditionaliste, chrétienne ou autre), comment alors savoir si cette règle de conduite, consistant à poser comme une obligation l'ablation du prépuce, appartient au code juridique noir (sous-entendu des règles d'un ensemble ordonné, complet et logique de règles) ? Appliquons notre test : d'abord cette règle existe-t-elle chez la plupart des peuples noirs ? Oui, du nord au sud, de l'est à l'ouest de l'Afrique, jusque chez les aborigènes d'Australie, cette pratique se retrouve en tant que norme obligatoire (v. *Nations nègres et culture,* Cheikh Anta Diop, éd. Présence Africaine, p.206s.). Ensuite, cette règle n'existe-t-elle que chez les peuples noirs ou ayant subi une domination culturelle noire ? Oui. En effet, à en croire la Bible, le peuple juif a vécu près de quatre cents ans, sous domination, en terre africaine. Pour ce qui est des musulmans, les premiers Arabes, donc les premiers musulmans (le Coran s'étant d'abord répandu parmi eux avant d'être apporté à d'autres peuples), étaient des Noirs (y compris le Prophète Muhammad) donc, des gens qui considéraient comme leurs congénères africains que la circoncision est une obligation pour tous. Le même raisonnement peut et va être suivi tout au long de notre étude pour chacune des règles de conduite qui vont être exposées comme appartenant au droit noir.

attaquée, combattue, vilipendée et dénaturée qu'elle ? Aussi notre travail a-t-il été à la fois un travail de réhabilitation et de reconstruction, ce qui explique notre référence constante au droit égyptien (2) qui est l'attestation écrite la plus ancienne du droit africain et, en tant que telle, une source incontestée de ce qu'ont été les règles de conduite noires lorsque les Noirs étaient encore indiscutablement maîtres chez eux, de leurs lois et de leur mode de vie (3).

Cette référence à l'archéologie amène à la deuxième question qui émerge, lorsque l'on prétend faire des recherches sur un droit "moribond" en plus d'être africain : "à quoi cela sert-il ?". La réponse est simple. Cela sert à relever les défis du présent et du futur ! Cela sert à embrayer une renaissance, la renaissance du droit, de la morale, des vertus noires. Il s'agit de prendre comme source d'inspiration de nos réformes, non plus l'Orient, ni l'Occident, mais l'Afrique Noire, l'Afrique, qui a produit la civilisation la plus admirée de tous les temps, la civilisation négro-égyptienne, civilisation encore inégalée, en splendeur, durée et, surtout, humanisme. S'il faut faire revivre le droit noir ou, à tout le moins, s'en s'inspirer, c'est parce qu'il est remarquablement en avance sur tout ce que les systèmes juridiques les plus progressistes proposent aujourd'hui. Soulignons-le, le droit noir est, d'abord et avant

(2) "...l'Egypte ancienne et le reste de l'Afrique noire s'éclairent mutuellement, révélant un univers culturel commun." Jean-Charles Coovi Gomez, "La signification du vocable AKHU en Egypte ancienne et en Afrique noire contemporaine", *Ankh*, revue d'égyptologie et des civilisations africaines, n°3 juin 1994 p. 83.

(3) La culture noire n'est plus une inconnue en dépit des altérations, des dénaturations et falsifications dont elle a fait l'objet : "...depuis que les hiéroglyphes ont été déchiffrés, et que les textes des Pyramides et des Sarcophages ont été découverts et rendus, en partie, accessibles. (...) si l'action barbare, menée — après les Perses, en 525 avant Jésus-Christ — successivement par les Grecs, les Romains, les Vandales et autres Byzantins, a profondément bouleversé les structures des sociétés négro-africaines riveraines de la Méditerranée, on a néanmoins noté qu'à l'intérieur de l'Afrique, les fondements des sociétés noires sont restés longtemps relativement intacts." Saaliu Sammba Malaado Kañji, *Des droits de la femme africaine d'hier à demain*, éd. Xamal 1997, p.17.

tout, féministe. Un égyptologue s'en est fait l'écho :

"Non seulement cette égalité entre homme et femme s'imposa d'emblée comme une valeur fondamentale de la société pharaonique, mais encore perdura-t-elle *tant que le pays demeura indépendant*. Il est indéniable que les Egyptiennes bénéficièrent de conditions de vie bien supérieures à celles que connaissent, de nos jours, des millions de femmes ; dans certains domaines, comme celui de la spiritualité, les citoyennes des pays dits développés n'ont pas obtenu les mêmes capacités institutionnelles que les Egyptiennes. Impossible, en effet, d'imaginer une femme pape, grand rabbin ou recteur d'une mosquée, alors que bon nombre d'Egyptiennes occupèrent le sommet de hiérarchies sacerdotales." (4)

Ce souci d'égalité entre l'homme et la femme se retrouve jusque dans les langues africaines. Pour ne prendre qu'un exemple, chez les Wolof : *nit* ("l'être humain") est un terme qui n'est construit ni à partir de *goor* (homme), ni à partir de *jigéen* (femme). En aucun cas "homme" ne pourrait signifier, comme en français, le genre humain, ou servir, comme en anglais, de racine au mot désignant l'espèce humaine dans sa globalité ou ses différences (*hu-man, wo-man*). Dans le même esprit d'égalité des sexes, la différence de genre est abolie dans les adjectifs, les articles et les pronoms possessifs, ce qui exclut toute possibilité de féminin péjoratif (méchant, un homme est *une* canaille, bon, il est *un* ange) ou de "masculin-exclusion" du féminin (trois cousines et un cousin cela donne quatre cousins en bon français) (5). En matière de "politiquement correct" aussi, l'Afrique était largement en avance !

Procédons pour finir à une précision lexicale. Si nous préférons utiliser le terme "noir", plutôt qu'africain ou nègre, c'est en premier lieu afin de nous démarquer de l'utilisation systématiquement péjorative de cet adjectif, qui sert aussi, et la coïncidence n'est évidemment pas fortuite, à désigner une race. Dans les langues européennes et sémitiques de large diffusion, il est admis comme allant de soi que tout ce qui est triste,

---

(4) Ch. Jacq, *Les Egyptiennes*, Perrin 1996, p.12 (C'est nous qui soulignons avec l'italique).

(5) V. annexe 2, Combats *pour l'histoire africaine*- extrait, I. Baba Kaké.

mauvais, macabre ou laid est noir (6). Les féministes se sont attachées à expurger et débusquer les termes sexistes de certaines de ces langues. Il est temps que les antiracistes en fassent de même. Parce qu'il faut bien commencer quelque part, nous utilisons le terme noir dans notre titre de manière militante, afin de montrer qu'un livre noir, une liste noire, une idée noire, une année noire, un ange noir ou... un droit noir n'a pas à être synonyme d'horreur, de malheur ou d'abjection.

Comme l'indique son titre, notre propos dans cette étude a été de mettre à jour les traits prédominants et communs aux cultures noires en matière de mariage afin d'identifier un code noir du mariage, c'est-à-dire des règles de droit qui ont été spécifiques aux peuples noirs où qu'ils soient de par le monde quand ils étaient encore souverains (7). Pour constituer un ordre juridique, il faut que les différentes règles qui vont être relevées soient liées par un fil directeur, obéissent à une logique interne précise, en d'autres termes, qu'elles puisent à la même source. En l'occurrence, cette source première, cette sève qui alimente les différentes branches du droit noir et, principalement, le droit du mariage, c'est le respect absolu dont jouit la femme, un respect qui a conduit à un système : le matriarcat.

Il est donc indispensable de commencer par une définition et une présentation du matriarcat (prologue) avant d'exposer les différentes étapes qui mènent au mariage, soit le processus matrimonial (chapitre premier). Puis nous passerons en revue l'union matrimoniale en elle-même, à savoir les droits et obligations qui en découlent pour les conjoints (chapitre II). Le statut des enfants du couple nous occupera ensuite (chapitre III).

---

(6) En arabe, la péjoration du sens du vocable "noir" n'est pas d'origine. Elle date de la fin du premier siècle de l'Hégire, après la liquidation des musulmans de la première et de la deuxième génération (en majorité noirs) et leur remplacement en masse par des orientaux indo-aryens islamisés par la voie des conquêtes puis, progressivement, "arabisés".

(7) V. annexes : *Combats pour l'histoire africaine*-extrait, I. B. Kaké ; *Les Bantu : langues, peuples et civilisations*-extrait, Th. Obenga.

PROLOGUE

Il est d'autant plus important de définir ce qu'est le matriarcat que, lorsqu'il s'agit d'utiliser ce concept pour qualifier une civilisation dont le caractère noir a fait l'objet de controverses non dénuées d'a priori et de passion, certains chercheurs semblent ne plus savoir ce que "matriarcat" signifie exactement. Ainsi, pour n'en donner que ces quelques exemples, l'égyptologue française Christiane Desroches Noblecourt écrit :

"...la femme égyptienne, la mère que l'on respecte avant tout, la femme sujette à une stricte loi morale, mais dotée d'une grande liberté d'expression — sa capacité juridique entière, son étonnante *(sic!)* indépendance financière, l'impact de sa personnalité dans la vie familiale et la gestion des biens communs et de ses biens propres. Sans parler de ses droits à régner sur le pays. Sa féminité est éclatante et recherchée. Certes, son idéal est dans le libre mariage et la maternité : il n'est, en tout cas, aucunement question d'un matriarcat." (1)

L'affirmation est péremptoire au possible mais elle n'en est pas pour autant expliquée. Mme Desroches Noblecourt n'offre pas de définition, ne serait-ce que la sienne, du matriarcat. Un historien catalan aboutit à la même conclusion que l'éminente égyptologue mais en nous donnant, lui, une définition négative du matriarcat :

"L'androcentrisme du Sud était adouci par la présence légale de la famille de la femme dans le cas africain, ainsi que par la présence féminine à tous les niveaux sociaux. Les différences favorables à la femme, à Kémit (Egypte antique), étaient si évidentes vis-à-vis du gynécée grec que Diop (Cheikh Anta Diop) tomba dans la simplification de définir un berceau méridional à base matriarcale.

Nous devrions préciser ici que le matriarcat ne se détecta que très rarement dans l'Antiquité africaine — sauf quand il a été grossièrement confondu avec la matrilinéarité — mais il est certain que la femme avait une importance et une autonomie impensables au Nord." (2)

---

(1) *La femme au temps des Pharaons*, éd. Stock 1986, collection "Succès du livre", p.10-11.

(2) Ferran Iniesta, *L'univers africain*, L'Harmattan 1995, p.64.

Cette autonomie, "impensable au Nord", de la femme égyptienne est également soulignée par Christian Jacq, égyptologue français, qui lui aussi affirme que l'on ne saurait pour autant conclure à l'existence d'un matriarcat :

"Les premiers Grecs qui visitèrent l'Egypte furent choqués par l'autonomie accordée aux Egyptiennes ; le géographe Diodore de Sicile, bouleversé, va jusqu'à prétendre que la femme d'Egypte a pleins pouvoirs sur son mari, ce qui a laissé croire à tort à l'existence d'un matriarcat sur les rives du Nil. Certes, la mère du pharaon occupe une position centrale dans le processus du pouvoir ; certes, nous connaissons de nombreuses inscriptions où le fils cite le nom de sa mère et non celui de son père ; certes, les grands personnages font souvent figurer leur mère dans leurs tombeaux, autrement dit pour l'éternité. Mais ces indices n'autorisent nullement à conclure à l'existence d'un pouvoir féminin abusif. En réalité, il n'exista, dans l'Egypte des pharaons, aucune tyrannie exercée par un sexe au détriment de l'autre." (3)

Au moins cet auteur nous donne-t-il sa conception du matriarcat. Il s'agirait, selon lui, d'un système reposant sur "un pouvoir féminin abusif". Le matriarcat ne serait donc que l'exact opposé du patriarcat indo-européen, soit une "tyrannie exercée par un sexe au détriment de l'autre". Ajoutons à cette définition la distinction faite par Ferran Iniesta entre matriarcat et matrilinéarité et il ne nous reste plus qu'à nous interroger sur le bien-fondé de ces approches.

Commençons par le plus simple : matriarcat n'est pas matrilinéarité (4). Admettons. Il n'en reste pas moins que la matrilinéarité est une des manifestations du matriarcat. Elle ne saurait certes suffire à prouver l'existence d'un système matriarcal mais, ajoutée à d'autres faits traduisant le statut élevé de la femme tels que : "la présence féminine à tous les niveaux sociaux", "sa capacité juridique entière, son étonnante indépendance financière...", "sans parler de ses droits à régner sur le pays", cela finit par constituer un faisceau d'indices qui rend d'autant plus étrange ce rejet si catégorique,

---

(3) *Les Egyptiennes*, op. cit. p.12.

(4) "système de filiation et d'organisation sociale dans lequel seule l'ascendance maternelle est prise en ligne de compte", *Petit Larousse illustré* 1982.

(épidermique?) de l'hypothèse de l'existence d'un matriarcat. Toutefois, et cela nous mène à la conception qu'a Christian Jacq du matriarcat, aucun de ces éléments ne révèle (et pour cause!) l'existence d'un "pouvoir féminin abusif". A cette définition entièrement personnelle de l'égyptologue français, nous préférons cependant celle donnée par le dictionnaire (5), selon laquelle le matriarcat constitue un "Système social, politique et juridique en vertu duquel, chez certains peuples, les femmes donnent leur nom aux enfants, ont une autorité prépondérante dans la famille et exercent des fonctions politiques dans l'organisation sociale", une définition qui reflète tout à fait la situation de la quasi-totalité des peuples noirs quand ils n'étaient pas sous domination sémite ou indo-européenne. Pour préférable qu'elle soit, cette définition est tout de même incomplète, car il nous semble que le critère décisif pour juger de la nature d'un système d'organisation politique et sociale est celui de la source du pouvoir. C'est ainsi que si l'on peut qualifier un système de patriarcal, c'est parce que la source de tout pouvoir dans cette société est d'origine masculine. C'est l'exact opposé dans une société matriarcale, ce qui ne veut pas dire qu'une organisation sociale qui porte l'élément mâle au sommet de sa pyramide sera structurée de la même manière qu'une formation où c'est la femme qui est mise en avant.

Il est indispensable, pour expliciter ce point, de creuser la question des origines de chacun de ces systèmes. Détient le pouvoir dans une société l'élément le plus apte à en assurer la survie (6). Ceci explique que la division du monde entre sociétés matriarcales et sociétés patriarcales recoupe largement la différenciation entre peuples mélanodermes et peuples leucodermes. Tout est parti du climat et de l'environnement dans lequel chaque société s'est développée, et ce sont ces différences climatiques dans les lieux de fixation et d'évolution

---

(5) *Le petit Larousse illustré* 1982.

(6) C'est le point de vue défendu par Cheikh Anta Diop qui fait remarquer que : "À ces âges primitifs où la sécurité du groupe était le souci majeur, la considération dont jouissait l'un des sexes était liée à sa contribution à cette sécurité collective." *L'unité culturelle de l'Afrique Noire,* Prés. Afr. 2ème éd., p.33.

de chaque groupe humain qui expliqueraient les différences de peaux. La mélanine ne servant qu'à protéger la peau des rayons ultra-violets d'un soleil trop ardent, sa présence a été considérablement et progressivement amoindrie dans les épidermes qui n'étaient plus soumis à un soleil agressif. D'où la mutation de l'élément noir parti de son berceau africain pour évoluer sous des climats froids. Dans ces contrées, glaciales et arides, survivre était une bataille de tous les instants contre une nature hostile. La cueillette étant, avec la chasse, le seul moyen de se nourrir, les territoires devaient être farouchement défendus avant d'être abandonnés à la recherche d'autres "pâturages" une fois que l'on avait épuisé les maigres ressources du périmètre que l'on contrôlait. D'où, la survie du groupe en dépendant, le culte de la force physique et des vertus guerrières chez ces peuples (7).

Les Mélanodermes évoluent, eux, dans un continent d'abondance où la terre et le climat généreux facilitent l'accès à la nourriture. Si la cueillette peut aisément et tout aussi efficacement être faite par les hommes que par les femmes, il est quasi certain que la chasse a très tôt été une activité masculine, les femmes ne pouvant qu'être handicapées par les grossesses et leur morphologie (qui les rend moins véloces que les hommes). Laissées à elles-mêmes dans un environnement peu menaçant et doté de terres fertiles, les femmes du Sud avaient toute latitude pour observer les plantes, expérimenter diverses semences et finalement découvrir l'agriculture. De fait, la plupart des mythes noirs attribuent la découverte de l'agriculture à une femme. Madeleine Devès fait remarquer en ce sens que :

> "L'agriculture aurait été découverte par les femmes. Mais ce qui est sûr c'est que ce sont elles qui, les premières, ont sélectionné les herbes nécessaires à la confection des repas". (8)

---

(7) Ceci explique le triste sort du faible (viellard, handicapé, femme, enfant, étranger, pauvre...) et l'amazonisme (pour s'imposer les femmes doivent être physiquement les plus fortes ; elles doivent, en somme, se métamorphoser en hommes).

(8) "Le rôle de la femme dans la pratique du droit coutumier : exemple du Sénégal", *La civilisation de la femme dans la tradition africaine, Colloque d'Abidjan 1972*, Prés. Afr. 1975, p.318.

A partir de ce moment, la préséance des femmes est établie. Elles seules peuvent produire de la nourriture à volonté, de manière constante et régulière. En outre, expertes en matière de plantes, elles savent distinguer celles qui tuent de celles qui guérissent. La femme "médecin par excellence", dans la tradition noire, les témoignages en ce sens abondent. Commençons par celui de Mme Devès :

"En tant que "guérisseuse" chez les Lébous du Cap-Vert et les Diolas de Casamance, les hommes sont unanimes à reconnaître aux femmes des pouvoirs magiques. C'est ainsi que la cérémonie du *n'deep* (désenvoûtement) était exclusivement leur affaire. Puis, la fonction de guérisseuse, *n'deepkat* se transmettait en filiation utérine." (9)

Dans beaucoup de sociétés traditionnelles africaines, en effet, la guérison de l'âme comme celle du corps est souvent affaire de femmes. Elizabeth Adjaboua et Marie-Madeleine Devès soulignent que le statut social de la femme guérisseuse est éminemment élevé du fait que son rôle s'étend au domaine du religieux, du politique, de la justice, etc. (10). Voici comment un autre auteur définit le savoir des guérisseuses :

"Médecine globale sociale, elle travaille à la conservation de la santé non seulement du corps, mais encore de l'esprit, non seulement de l'individu, mais encore de la société, voire de l'univers." (11)

En Egypte ancienne, c'est Sekhmet, la femme à tête de lionne, qui est la sainte patronne des thérapeutes et il a été noté que, vers 2570 avant l'ère chrétienne, c'est une femme, l'Egyptienne Peseshet, qui est à la tête de tous les médecins de l'Etat (12). Rappelons aussi que c'est en lui inoculant un venin, dont elle était seule à connaître l'antidote, qu'Isis a terrassé le grand Râ et accédé à la connaissance suprême en l'amenant à lui révéler son nom secret.

---

(9) Op. cit. loc. cit.

(10) "La femme et la médecine traditionnelle en Côte-d'Ivoire", *La civilisation de la femme dans la tradition africaine*, op. cit. p.363.

(11) Harris Memel-Foté, "Les sciences humaines et la notion de civilisation de la femme", *La civilisation de la femme dans la tradition africaine,* op. cit. p.161.

(12) V. Ch. Jacq, op. cit. p.238.

Le pouvoir des femmes est donc à base de savoir (*xam-xam*, en wolof) et de compétence. Ceci est confirmé par les réflexions suivantes de M. Mutiso :

"There is enough oral history from the old people to suggest that the agriculturalist peoples who migrated from area to area gave women extremely significant places in the rituals connected with the settling of new areas. The woman was the one to appease the Gods so as to seek favour for the productivity of the new area. By extension following this line of logic, one can hypothesize that since women were the intermediaries with the Gods and furthermore since self-sufficiency in crops was necessary, it is possible that they utilized this structural position to acquire more socio-political rights (and duties) than has been suggested by colonialism research." (13)

Reconnaissant la supériorité (en savoir) des femmes, nos ancêtres leur concèdent les rênes du pouvoir. Seulement, alors que celui qui règne en vertu de sa seule force physique ne fait que "légitimer" son pouvoir lorsqu'il use de cette force contre les plus faibles, la personne qui accède au pouvoir du fait d'aptitudes intellectuelles et occultes s'y maintiendra tant qu'elle fera montre de ces qualités. Le professeur Assane Sylla fait une remarquable analyse de ce concept, à propos de la société wolof :

"C'est que toute l'organisation repose sur un ordre naturel ou traditionnel admis par tous, fondé par exemple sur le droit d'aînesse, la noblesse du sang, les privilèges du premier occupant de la terre, *la préséance accordée au plus savant* ou au héros.*Un proverbe souvent évoqué, invite d'ailleurs le Wolof à accepter de se placer derrière celui qui, dans le domaine où il se trouve, le surpasse :* ku la sut nee ko njool mi *ou, appelle grand, celui qui te dépasse par la taille.* Un autre dicton déclare: *gumbë du jiite yoon* : un aveugle ne prend pas la tête d'un convoi. Autrement dit, celui qui n'est pas expert en une chose doit céder la place à celui qui l'est. Un autre dicton affirme : *ku manul, bawoo, lu yaxu, yowa*, celui qui n'est pas compétent et qui ne cède pas la place est responsable de toute détérioration qui se produit." (14)

---

(13) *La civilisation de la femme dans la tradition africaine* , op. cit. p.528.

(14) *La philosophie morale des Wolof*, IFAN-Université de Dakar 1994, p.130, (c'est nous qui soulignons).

D'où cette pertinente réflexion de Mmes Dikéblé et Hiba:

"Si la politique est l'art du plus fort, de celui qui s'impose ou qui s'oppose, alors la femme africaine n'est pas politicienne ; mais si la politique est l'art du doigté, de la délicatesse, de la prudence et de l'habileté pour la conduite des intérêts du pays, alors la femme Akan est l'un des meilleurs éléments pour la conduite des affaires de son pays." (15)

Voilà pourquoi l'assimilation du matriarcat à un simple décalque du patriarcat indo-européen, le sexe dominant dans un des systèmes étant le sexe dominé dans l'autre, est totalement fausse (16). En raison de son fondement, le patriarcat ne pouvait que conduire à la domination du fort sur le faible. D'où ce concept, inconnu en terre noire, de "sexe fort" et de "sexe faible". Monique Gessain note à propos des Coniagui et des Bassari, qui appartiennent à une société qu'elle qualifie de matrilinéaire, que :

"*la notion de "sexe faible" n'existe pas*, les filles sont endurantes, courageuses au travail, elles portent de lourdes charges, et *les Coniagui* disent de la lune: "c'est une femme, puisqu'elle est assez courageuse pour sortir la nuit"..." (17)

Dans le même ordre d'idées, le docteur Awe Bolanle nous dit, à propos de la société yoruba, que (18) :

"There is also the general acknowledgment of the fact that both men and women are expected to contribute to the economic weal and a woman's contribution is looked upon with as much favour as that of a man."

Citant un proverbe yoruba, elle ajoute :

"It doesn't matter who kills a snake, be it a man or a woman, so long as the snake does not escape."

---

(15) *La civilisation de la femme...,* op. cit. p.382.

(16) En fait, il s'agit simplement d'une identification erronée du matriarcat à l'amazonisme, ce dernier système étant un avatar du patriarcat comme Cheikh Anta Diop l'a magistralement démontré dans *L'unité culturelle de l'Afrique Noire,* op. cit. p.114s.

(17) "Une société matrilinéaire dans un monde patrilinéaire: L'exemple des Bassari au Sénégal oriental", *Côté femmes : approches ethnologiques,* L'Harmattan 1986, p.117, (c'est nous qui soulignons).

(18) *La civilisation de la femme ...,* op. cit. p. 262.

Preuve nous en est donnée par la princesse cayorienne Ngoone Lattir-Ngoone Jeey (fille aînée du roi du Cayor Lat-Soukaabé Ngoone Jeey et aïeule d'un des héros de la résistance sénégalaise Lat Dior Ngooné Lattir) qui, à la tête de l'armée de son père, défit les troupes du chef maure Naassir-Uddiine, en 1718. Les Arabes qoraïchites, des Noirs descendants directs d'Ismaël, fils d'Hagar, la Noire égyptienne, nous ont également légué le témoignage du courage et de la bravoure de leurs femmes, avec Ummu Amaara — de son vrai nom Nussaybatou bint Kaa'ab — l'une des signataires des pactes de Akhaba et de Arridwaan. Elle a participé, comme combattante, à la bataille de Uhud, avec son mari Zeydi Ibn Aassim, sa sœur Bint Kaa'ab et deux de ses fils. Elle a ensuite pris part, avec son fils Abdal Laah, à la bataille de Yamaama, où elle perdit une main et reçut, dit-on, douze blessures par sabre et par lance ! (19)

Toutefois, le matriarcat ne repose guère sur la force physique mais sur l'aptitude à faire germer et à protéger la vie. Il ne pouvait, de ce fait, que produire des institutions en phase avec ces attributs. Cheikh Anta Diop avait déjà souligné cet "épanouissement de l'être qui est lié au matriarcat — et particulièrement de la femme —" (20). Un auteur, hostile à la thèse d'un matriarcat égyptien, admet tout de même que :

> "Les Egyptiennes connurent un monde où la femme n'était ni l'adversaire, ni la rivale de l'homme. Un monde qui leur permettait de s'épanouir comme épouse, comme mère, comme femme au travail, comme initiée aux mystères du temple, sans perdre leur identité au profit du mâle."(21)

---

(19) *Des droits de la femme africaine d'hier à demain,* op. cit. p.41.

(20) *L'unité culturelle de l'Afrique Noire,* op. cit. p.27. Nous ne partageons cependant pas son opinion selon laquelle le matriarcat s'expliquerait aussi par le semi-nomadisme des hommes même en régime sédentaire. Il nous semble en effet que, dans les sociétés africaines traditionnelles, les femmes sont plus voyageuses que les hommes, ayant plus de raisons qu'eux de se déplacer V. infra "Le couple : une cellule ouverte".

(21) Ch. Jacq, op. cit. p.317.

Dans l'institution du mariage, la domination de la femme ne percera qu'au travers de la matrilinéarité (22). Pour le reste, l'homme et la femme jouissent des mêmes droits, une égalité qui ne s'exprimera jamais en termes de rivalité. L'accent est mis sur la complémentarité nécessaire à toute association où n'est pas inscrite la règle individualiste du "que le plus fort gagne". C'est la solidarité du "tous ensemble" qui inspire la pensée noire, une réalité fort justement résumée en ces termes :

> "Le matriarcat n'est pas le triomphe absolu et cynique de la femme sur l'homme ; c'est un dualisme harmonieux, une association acceptée par les deux sexes pour mieux bâtir une société sédentaire où chacun s'épanouit pleinement en se livrant à l'activité qui est la plus conforme à sa nature physiologique. Un régime matriarcal, loin d'être imposé à l'homme par des circonstances indépendantes de sa volonté, est accepté et défendu par lui." (23)

C'est cet idéal d'association harmonieuse qui est au cœur de l'institution du mariage. En effet, en droit noir, l'union matrimoniale n'est point un contrat qui fait de l'épouse l'esclave de son mari, mais un pacte d'alliance et d'amitié entre deux familles au travers des conjoints (chapitre II). Cependant, avant d'en arriver à cette alliance et à ses conséquences, quant au statut des enfants (chapitre III), une série d'étapes devra être franchie, correspondant aux conditions de validité de l'union envisagée (chapitre premier).

---

(22) Etant considérée comme étant à la fois source de vie et maîtresse de la terre, c'est naturellement qu'elle va transmettre à sa descendance l'hérédité et les droits qui s'y rattachent. Il semble que l'on puisse appliquer ici aussi la logique de la règle selon laquelle "nul (ici, l'homme) ne peut transmettre plus de droits qu'il n'en a".

(23) C.A. Diop, *L'unité culturelle de l'Afrique Noire,* op.cit. p.114.

CHAPITRE PREMIER

LE PROCESSUS MATRIMONIAL : UNE SERIE D'ETAPES

Bien qu'étant une institution importante et respectée, le mariage n'est guère une obligation (section 1), car le célibat n'est pas une tare, spécialement en ce qui concerne les femmes. Toutefois, dès lors qu'elle est envisagée, une union ne peut être valablement nouée qu'à condition d'en respecter les règles de formation. Ces règles concernent principalement le choix du conjoint (section 2) et l'acquittement des prestations matrimoniales (section 3).

SECTION 1. L'ENTREE EN MARIAGE : UN LIBRE CHOIX

Les sociétés noires n'étant point des sociétés de contrainte (mais de persuasion), nul ne peut être amené à se marier ou à se remarier contre son gré. D'ailleurs, en principe, le mariage n'ajoute rien au statut des individus. Les droits de chaque personne sont d'abord fonction de sa filiation. L'union matrimoniale n'est donc ni une condition d'accès à un statut supérieur à celui avec lequel on est né (§I), ni une formalité nécessaire aux relations sexuelles légitimes entre un homme et une femme (§II). Au surplus, n'étant soumis ni à l'accord des autorités publiques ni à celui d'un quelconque clergé, le mariage est un contrat dont les stipulations sont librement déterminées par les intéressé(e)s (§III).

§ I. Le célibat : un droit

Une personne qui choisit de rester célibataire ne sera pas considérée pour autant comme inférieure à ses congénères mariées. Les droits que l'on a et dont on jouit, on les tient de sa naissance d'abord, de son caractère ensuite. Mme Desroches Noblecourt note, à propos de l'Egyptienne du temps des pharaons, que (1) :

"Certes, la mère était le pivot de la famille, mais elle ne tirait pas de ce fait toute cette autonomie. Elle disposait de tous les droits, dès sa naissance, et aucune modification n'était apportée à son statut légal en raison de son mariage ou de ses maternités. Sa capacité était pleine et entière sitôt sa majorité et son mariage naturellement (...) la femme égyptienne ne connaît pas la tutelle à laquelle fut contrainte la Romaine..."

---

(1) Op. cit. p.171.

La personne n'est pas jugée au travers de son conjoint, mais de ses ascendants et de son comportement. Cependant, de ce point de vue, l'égalité n'est pas tout à fait entière entre la femme et l'homme. En effet, alors que la première n'a pas besoin d'un mari pour assurer sa subsistance, acquérir une descendance ou accéder au pouvoir (A), l'inverse n'est pas vrai (B). Pour les hommes, l'épouse sera soit la voie d'accès au trône, soit la clé ouvrant la porte du bien-être matériel et domestique.

A- LE STATUT DE LA FEMME N'EST PAS FONCTION DE SON MARIAGE

Nous avons vu, dans le prologue, que le statut de la femme noire tient à ses aptitudes à assurer la subsistance et la survie (autant spirituelle que matérielle) du groupe. Le respect dont les femmes jouissent est directement lié à la croyance qu'elles sont source d'abondance (lien de Dieu, de la femme et de la terre), ainsi que les gardiennes de l'harmonie des forces de la nature. Elles n'ont pas besoin d'un homme pour s'acquitter de ces tâches. Le fait qu'une femme soit mariée ou célibataire (vieille fille, veuve ou divorcée) n'a, pour cette raison, aucune influence sur ses responsabilités. Mme Desroches Noblecourt le confirme en termes clairs :

> "Dans l'Egypte pharaonique, la femme agit assurément sous sa propre responsabilité, sans le consentement d'un tiers ou, si elle est mariée, de son époux." (2)

Le constat est le même qu'il s'agisse d'accomplir des activités rituelles (3), de présider à des cérémonies familiales ou de diriger un royaume, voire une armée. En effet, ce n'est généralement pas en tant qu'épouse d'Un tel qu'une femme va intervenir dans la vie politique et sociale, mais en fonction de ses attributs propres de prêtresse, thérapeute, princesse, reine, mère (biologique ou assimilée-tante maternelle, sœur aînée), père féminin (tante paternelle)...

---

(2) Op. cit. loc. cit.

(3) A ceci près que certaines catégories de prêtresses, comme "les épouses de Dieu", faisaient vœu de célibat (à ne pas confondre avec le vœu de chasteté, soit l'interdiction absolue d'avoir des relations sexuelles).

La femme a un rôle et une place bien définis à l'intérieur de la société, comme de sa famille, à chacun de ces titres. A ces fonctions pourra s'ajouter, sans les supplanter ni les renforcer, celle de "maîtresse de maison". Barbara Glowczewski fait remarquer, à propos des aborigènes d'Australie, que :

"...les règles marquent une première étape et le grossissement des seins une autre. Puis la femme gagne en statut au fur et à mesure qu'elle accumule de plus en plus de cérémonies où elle a la responsabilité de danser, soit pour la circoncision de ses propres fils, soit celle de ses co-épouses, de ses sœurs ou frères. Ainsi *le gain de pouvoir d'une femme n'est pas assujetti à sa fonction biologique de reproduction : une femme sans enfants, en atteignant sa maturité, peut être très respectée* rituellement car elle a un rôle de pouvoir dans le jeu des alliances passées par les enfants de ses sœurs et frères." (4)

La femme noire n'a pas besoin d'être sous la tutelle d'un homme pour acquérir, produire ou gérer ses biens propres. Son autonomie économique est pleine et entière car, ainsi que le souligne Harris Memel-Foté (5) :

"Dans l'économie d'auto-subsistance élargie par le commerce précolonial, en effet, les femmes — qu'elles soient épouses ou sœurs— produisent, comme résultats de leur coopération et secondairement de leur effort parallèle et complémentaire, des biens propres qui supportent, expriment et entretiennent leur personnalité juridique : champs vivriers, pagnes, bijoux en or, petit bétail, argent (...) En même temps que la maîtrise de certaines activités de production, la gestion et la disposition de ces biens regardent exclusivement les femmes."

A propos du peuple adioukrou de Côte-d'Ivoire, il note :

"*Les femmes célibataires disposent de champs propres*, créés par la mise en commun de leurs forces personnelles, des forces d'amis ou de parents et des forces louées des jeunes classes d'âge. Toutes les femmes pratiquent le ramassage des racines sauvages, des fruits et des légumes, la petite pêche dans les rivières et les marais, l'élevage de la volaille, le commerce des produits de la pêche et de l'agriculture." (6)

---

(4) *Côté femmes, approches ethnologiques*, op. cit. p.22, (c'est nous qui soulignons).

(5) *La civilisation de la femme dans la tradition africaine*, op. cit. p.160.

(6) Op. cit. p. 155, (c'est nous qui soulignons).

Le professeur Abdoulaye Bara Diop rappelle de son côté les faits suivants :

"Des femmes détenaient des fonctions qui leur étaient réservées dans le régime monarchique ; elles bénéficiaient d'apanages dans tous les royaumes (...). Aujourd'hui encore, par la mise en valeur de parcelles personnelles, elles produisent des récoltes qu'elles peuvent échanger contre des biens durables : bétail, parures, habits." (7)

Cette indépendance économique de la femme noire et sa maîtrise sur sa vie sont également attestées en Egypte ancienne. Christian Jacq relève que le mariage n'était pas un acte obligatoire :

"Aucune loi ne contraignait une femme à vivre avec un homme. *La femme célibataire possédait une autonomie juridique, des biens propres qu'elle gérait elle-même*, et personne ne la jugeait irresponsable." (8)

Il précise plus loin que :

"Toute femme, même célibataire ou veuve, pouvait prendre en charge un domaine familial, et l'on ne constate aucune différence de traitement social ou juridique par rapport à un propriétaire masculin." (9)

Pour toutes ces raisons (pleine capacité juridique, autonomie économique, liberté entière d'aller et venir), la femme noire est libre de se marier ou de choisir de rester célibataire, veuve ou divorcée. Ce trait distinctif a servi à la femme noire à affirmer son indépendance dans le plus pénible des environnements, celui de l'Amérique post-esclavagiste, affirme Roger Bastide qui conclut à ce propos que :

---

(7) *La famille Wolof,* Karthala 1985, p.67. La même constatation est faite par Aïcha Ndoye qui note que la femme "utilisera très souvent le troc pour amasser des biens personnels. Nous verrons que toutes, qu'elles soient Lébou du Cap-Vert, femme du Cayor, du Fouta Toro, de la Casamance, Sérère du Sine ou de la Petite Côte, vont faire le troc pour obtenir du coton qu'elles feront tisser d'abord pour habiller la famille et ensuite pour faire le commerce. Ce commerce a un but commun pour toutes : assurer la sécurité matérielle." *La civilisation de la femme...*, op. cit. p.280.

(8) Op. cit. p.162, (c'est nous qui soulignons).

(9) Op. cit. p.248, il rapporte aussi (p.205) que : "les sages recommandaient de n'adresser aucun reproche aux femmes qui ne voulaient ou ne pouvaient enfanter".

"Ainsi la famille nègre (...) où toujours la femme est "maîtresse de son destin, maîtresse de sa maison et maîtresse de son corps" survit contre l'influence de l'Occident..." (10)

Si elle se retrouve incapable d'assurer seule sa sécurité matérielle, sa famille maternelle ou ses enfants sont tenus d'y pourvoir. Monique Gessain relève en ce sens que :

"Les femmes de sociétés matrilinéaires semblent avoir en leur oncle maternel, puis leurs frères et leurs fils (...) des "protecteurs" plus stables que leurs maris. Est-ce pour cela que, chez les Bassari, de nombreuses veuves et un certain nombre d'épouses âgées sont "assises" chez un fils marié ? Quelques-unes mêmes vivent seules, cultivent leur mil, culture masculine... Toutes semblent avoir renoncé au mariage..." (11)

La situation des hommes n'est pas tout à fait similaire, une subtile inégalité imprégnant la condition de célibataire chez un homme.

B- LA POSITION INEGALE DES HOMMES

Contrairement à la femme, dont le statut, la qualité de vie ou les fonctions ne sont nullement rehaussés par le mariage, l'homme bénéficiera à plus d'un titre de sa qualité d'époux d'Une telle. Sur le plan politique, parce que le pouvoir est d'émanation féminine, les hommes ne l'exercent que par délégation. Qu'il s'agisse de la gestion des terres de la famille ou de la prise en main des destinées d'un peuple, les hommes ne peuvent accéder au haut commandement que grâce à une femme ou à travers elle, la mère (le prétendant au trône ou à une charge politique héréditaire doit être le fils d'une femme de sang noble, voire royal) ou l'épouse (pour succéder à pharaon il faut être ou son neveu ou son gendre). Voici comment Mme Desroches Noblecourt explique cet état de fait :

"Les héritiers de la couronne doivent être fils de la Grande Epouse Royale — s'ils ne sont que fils du roi, issu d'une femme secondaire, il leur faut alors, pour renforcer leur "potentiel surnaturel", épouser leur demi-sœur, fille du vrai couple pharaonique."

---

(10) *La civilisation de la femme dans la tradition africaine*, op. cit. p.138.

(11) *Côté femmes : approches ethnologiques*, op. cit. p. 114.

Plus loin, elle donne un exemple :

"Les filles royales jouaient donc un très grand rôle ; ainsi, une des filles de Khéops, Hétephérès II, épousa Didoufri et parut avoir légitimé, de la sorte, l'accession au pouvoir d'un prince puîné, considéré comme usurpateur..." (12)

A propos des Baluba du Zaïre, il a été noté que :

"Pour qu'un homme accède aux catégories des hommes normaux, il faut qu'il se marie." (13)

Anastasie Beugre et Djama Séry font la même constatation en Côte-d'Ivoire (14) :

"Dans les sociétés traditionnelles étudiées, en effet, un homme qui n'est pas marié est considéré comme un adolescent quel que soit son âge."

Ainsi alors que tout souverain africain est nécessairement assisté d'une femme dans l'exercice de son autorité, qu'il s'agisse de la reine mère, de l'épouse ou de la sœur royale (15), ces dernières, elles, règnent sans partage quand elles accèdent au pouvoir suprême. L'Afrique nous en a donné quantité d'exemples célèbres : Hatchepsout, Cléopâtre, les Candaces (dont Makéda reine de Saba)...

Le pouvoir s'acquiert donc par les femmes. C'est peut-être ce qui explique le thème de la femme porte-bonheur, récurrent dans les croyances noires. Un explorateur français, Gaspard Théodore Mollien, s'en fait l'écho, en termes peu flatteurs :

"Les femmes, malgré leur figure presque hideuse, sont couvertes de grains d'ambre et de corail, présents dont les comblent les Iolofs, qui sont persuadés qu'en obtenant les faveurs d'une de ces femmes, la fortune leur prodiguera les siennes. C'est pourquoi, laides ou jolies, toutes les filles Laaubés sont recherchées par les nègres." (16)

---

(12) Op.cit. p. 57-58.

(13) Mme Ngoma Musao-Ma-Kashala, *La civilisation de la femme dans la tradition africaine*, op. cit. p.80.

(14) *La civilisation de la femme dans la tradition africaine* , op. cit. p.307.

(15) V. infra "Le couple royal : la parité au sommet de l'Etat".

(16) *L'Afrique occidentale en 1818*, op. cit. p.106.

Autre pratique qui avait cours dans le royaume du Cayor et que rapporte Cheikh Anta Diop :

"Les *Bey* n'étaient, à l'origine, qu'une famille porte-bonheur où les aspirants au trône allaient chercher des vierges. D'après une tradition curieuse, en effet, il suffisait d'avoir des contacts avec une fille vierge de cette famille pour que ses chances d'accéder au trône soient sérieusement accrues." (17)

On ne trouve pas l'équivalent au masculin de tels porte-bonheur. La fortune passe par les femmes, un préjugé d'autant plus fort qu'il est ancré dans la réalité, juridique et sociale, noire. Ces constatations étant faites, il n'en reste pas moins qu'il y aura des cas où des personnes se sentiront tenues de se marier. Ainsi en sera-t-il d'unions contractées en vue de consolider un traité d'alliance et de paix avec un peuple belliqueux (18), d'acquitter une "dette" d'honneur (19) , de préserver le matrimoine familial (20), etc. Accéder à une intimité physique socialement autorisée n'est guère un élément de cette liste. La virginité au mariage n'est une obligation pour aucun des conjoints. Cela signifie que l'on admet les relations sexuelles hors du cadre du mariage.

§ II. L'autorisation des relations sexuelles hors mariage : la sexualité n'est pas un tabou

Ni le corps, ni l'acte sexuel n'étant considérés comme des choses honteuses, on n'avait pas plus besoin de dissimuler son corps que de justifier l'union charnelle par le souci de reproduire l'espèce. Monique Gessain note ces caractéristiques au Sénégal oriental, dans une communauté longtemps imperméable aux influences orientales et occidentales :

(17) *L'Afrique Noire pré-coloniale*, op. cit. p.63.

(18) Cas de la reine du Waalo (royaume du Sénégal) N'Dieumbeuth Mbodj qui épousa l'émir du Trarza, Abdel Kader, pour cette raison.

(19) V. infra "le lévirat" et "le sororat".

(20) C'est, ainsi qu'on le verra (infra "Le mariage avec la fille de la tante paternelle"), un des avantages recherchés dans le mariage entre cousins croisés.

"Chez les Coniagui et Bassari (...) Filles et garçons jouissent d'une grande liberté sentimentale et sexuelle." (21)

Un aspect du monde noir dont l'ancienneté est attestée :

"(la virginité de la mariée) l'Egypte pharaonique n'en fit pas une affaire d'honneur et un sujet de préoccupation. Rien n'interdit à la jeune fille d'avoir des relations sexuelles avant le mariage." (22)

Les Bambara du 19e siècle appliquaient encore cette tradition. Charles Monteil écrit à propos du jeune adulte (23) :

" ...il n'entretient pas que des relations platoniques avec sa compagne de soli (cérémonie qui constate la puberté civile), la *n-golo-moso,* et d'autres amies : le dévergondage (sic) sexuel est courant."

Chez les Akan du Ghana, Mme Olayinka Burney-Nicol appelle polyandrie la liberté sexuelle dont jouissaient les femmes de sang royal (24).

Théophile Obenga fait la même constatation dans le royaume bantu du Buganda :

"Les princesses de sang (*omumbejja*) semblent avoir été assez libres dans leurs relations sexuelles..." (25)

Suivant les observations du professeur Elikia Mbokolo, la même liberté est de mise en pays malgache :

"...la liberté sexuelle est identique pour le jeune homme et la jeune femme jusqu'au mariage." (26)

Sans pour autant admettre la promiscuité, la sexualité épanouie n'est pas un tabou. La seule exigence tient au respect des interdits relatifs aux liens de parenté (interdit de l'inceste) ou d'alliance (prohibition de l'adultère). On est libre de choisir de vivre en concubinage, d'attendre d'avoir un ou plusieurs

(21) Op. cit. p.117.

(22) Ch. Jacq, op. cit. p.163.

(23) *Les Bambara du Ségou et du Kaarta,* op. cit. p.215-216.

(24) *La civilisation de la femme...,* op. cit. p. 439.

(25) *Les Bantu: langues, peuples, civilisations,* Prés. Afr. 1985, p.120.

(26) *La dispersion des Bantou,* coll. Histoire générale de l'Afrique, vol.5, éd. ABC, p.68.

enfants pour se marier... L'entrée en mariage n'est soumise qu'au bon vouloir des intéressés qui en négocient les termes à leur gré.

§ III. La libre négociation des termes de l'union : le mariage, un contrat

Ni le clergé ni les représentants de l'Etat ne sont chargés de définir ce que doit être un mariage. Ce sont les candidates et candidats au mariage eux-mêmes, assisté(e)s de leurs aîné(e)s, qui déterminent les termes de l'union projetée. Kouassigan décrit fort bien la situation en ces termes :

> "Le mariage coutumier en tant que contrat de droit privé entre deux familles n'exige pas l'intervention d'une autorité politique encore moins de l'Etat pour sa validité." (27)

Pour Marie-Augustine Ndombet, "le mariage coutumier est un contrat social" (28). C'est la même conception du mariage qui prévaut en Egypte pharaonique (29) :

> "...le mariage ne dépendait d'aucune loi, c'était un agrément strictement personnel passé entre les deux intéressés, un simple pacte social."

Les stipulations peuvent porter sur la durée du mariage, les obligations pécuniaires qui vont en découler ou traiter des modalités et des conséquences de la rupture éventuelle du lien matrimonial. Les parties sont entièrement libres dans la définition du contenu de leur engagement. L'ancienne Egypte offre plus d'un exemple de ces contrats de mariage. Christian Jacq nous résume le contenu d'un document datant de cette époque :

> "Le fils d'un gardien d'oies (...) avait pris femme pour neuf mois. Il lui avait donné des biens déposés au temple. Si c'était elle qui rompait le contrat, il les conserverait. S'il lui demandait de quitter sa demeure, en revanche, ils reviendraient à la femme." (30)

---

(27) *Quelle est ma loi ?* , Pédone 1974, p.219.

(28) *La civilisation de la femme dans la tradition africaine*, op. cit. p.331.

(29) Ch. Desroches Noblecourt, op. cit. p.218.

(30) Op. cit. p.163.

Dans le *papyrus Salts 3078* (31), c'est la femme qui s'engage à verser une indemnité à son mari si c'est elle qui le chasse de sa maison. Un nommé Horemneb a, lui, souscrit aux clauses suivantes (32) :

"s'il venait à haïr son épouse, s'il désirait vivre avec une autre, il serait contraint de divorcer, de lui donner deux pièces d'argent supplémentaires et un tiers de leurs biens communs. Bien entendu, il restituerait à Tais la totalité des biens qu'elle avait apportés lors du mariage, ou leur contrepartie monétaire."

La même pratique des contrats de mariage librement négociés est attestée chez ce peuple noir de l'Arabie préislamique, les Qoraïchites. Parmi les remarquables femmes qoraïchites dont la tradition a gardé la mémoire, Aatikata bint Zeyd ibn Amru ibn Nafaïl brille telle un diamant noir (la tradition rapporte qu'elle était non seulement une femme de tête mais aussi une très belle femme) :

"Avec chacun de ses cinq maris successifs, elle a toujours discuté, directement et personnellement, les termes de son contrat de mariage. Du premier au cinquième, les conditions essentielles qu'elle posait sont les suivantes :

1) Lui garantir la totalité de ses droits.
2) Ne jamais lever la main sur elle.
3) Ne jamais lui manquer de respect, ni en public ni en privé.
4) Ne jamais s'opposer à son droit d'accomplir ses prières rituelles à la Mosquée du Prophète.
5) Ne jamais la violenter." (33)

La même liberté de la femme noire est illustrée par la légende ouest-africaine d'Amina Couloubaly. Cette dernière était une princesse partie se réfugier en pays étranger. Le roi de ce territoire, ébloui par sa beauté, souhaite l'épouser. Enceinte d'un autre, elle pose ses conditions (34) :

Elle lui dit : "Si je te suis, l'enfant qui est en moi sera maître du pays où il naîtra". Le chef répond : Viens. Tu seras maîtresse chez moi et ton enfant me succédera."

---

(31) Ch. Jacq, op. cit. p.166, Ch. Desroches Noblecourt, op. cit. p.205.

(32) Ch. Jacq, op. cit. p.167.

(33) *Des droits de la femme africaine d'hier à demain*, op. cit. p.42.

(34) Henry Gravrand, *La civilisation sereer : Cosaan*, NEA p.244.

Toutefois, si, comme on le voit, la tradition noire autorise les futurs époux à négocier les termes de leur union, le mariage n'est pas pour autant considéré comme une institution uniquement destinée à gratifier des individus. L'intérêt des familles compte, oh combien ! De fait, en scellant un pacte d'alliance à l'intérieur d'un lignage (endogamie) ou entre deux lignages (exogamie), le mariage fait plus que concerner les seuls conjoints. Il fait entrer deux familles, celle de l'époux et celle de l'épouse, dans un réseau complexe d'obligations, de droits et de devoirs réciproques. Il ne saurait donc être question de laisser la conclusion de pareille alliance au seul gré des conjoints. Des critères de sélection du partenaire aux artisans du choix, tout est ordonnancé afin d'assurer la viabilité et la prospérité de l'union envisagée.

SECTION 2. LE CHOIX DU CONJOINT : UNE LIBERTE ENCADREE

Les règles qui président à la sélection d'un époux ou d'une épouse obéissent à divers impératifs dont le respect garantit le maintien de l'Ordre et de l'Harmonie. Ces deux principes sont fondamentaux dans la conception noire du monde. En effet :

"Pour comprendre la place de la personne dans la société africaine traditionnelle il faut, d'abord, se pénétrer de la conception négro-africaine de l'Etre et de l'existence. Schématiquement, on peut qualifier cette conception de *Vitaliste-Solidariste*. Vitaliste parce qu'elle considère la *Vie* comme essentiellement Une, malgré une diversité et une pluralité apparentes. Le deuxième élément du diptyque — à savoir la *Solidarité* — se fonde sur le fait que chacun est redevable, pour l'essentiel, aux autres : à ses parents, à sa famille et, même, aux générations précédentes (...). Un autre devoir qui découle nécessairement de cette conception spiritualo-ontologique est le respect, scrupuleux, du principe sacré de l'*Ordre* et de l'*Harmonie* et, partant, de la *Hiérarchie*, qui gouverne la Vie. Dans ce principe d'*Ordre* et d'*Harmonie*, le mal n'est pas, exclusivement, un acte objectif, intrinsèquement. Le mal est, davantage, la conséquence à effets désharmonisants, avec perturbation de l'Ordre et de l'Harmonie Cosmique et, donc, de la stabilité de la Société des hommes qui en dépend." (1)

---

(1) *Des droits de la femme africaine d'hier à demain*, op.cit. p.12-13.

Cette importance de l'harmonie dans les civilisations noires est aussi constatée par Henry Gravrand, qui note les faits suivants (2) :

"Aux assises de la civilisation sereer, sur le fondement des *Tim* (la lignée maternelle) matrilinéaires, la cellule familiale s'est développée en une totalité où chaque élément est en relation avec les autres et participe à la vie de la totalité. *Comme la Terre, comme le Maître invisible, Roog, comme le couple humain, la famille sereer est à la fois mâle et femelle, elle est dualité et harmonie, c'est-à-dire source de vie.*"

Ainsi, la liberté de choix, reconnue à l'homme comme à la femme, est encadrée par des critères de sélection précis et éprouvés (§I). De plus, les futurs conjoints n'étant pas les seuls concernés par la prospérité de leur union, les femmes, éternelles garantes de l'ordre et des valeurs spirituelles de la communauté, seront appelées à jouer un rôle non négligeable de conseils et d'agents-intermédiaires dans le processus de sélection de l'élu(e) (§II).

§ I. Les critères de sélection

Pour être éligibles, les candidats au mariage doivent remplir diverses conditions qui sont destinées, les unes à ce qu'il n'y ait pas infraction au tabou de l'inceste (A), les autres, à perpétuer les alliances familiales (B) ou assurer la protection des valeurs spirituelles et sociales communes (C).

A- LES UNIONS PROHIBEES : L'INTERDIT DE L'INCESTE

S'il est une règle universelle, car présente dans toutes les sociétés, c'est bien le tabou de l'inceste suivant lequel un frère et une sœur ne peuvent pas se marier, ni une mère et son fils ou un père et sa fille. Cependant, les diversités culturelles se manifestent aussitôt qu'il s'agit de définir qui est mère, père, frère ou sœur. Chaque culture a sa propre conception de la parenté. On en revient alors inévitablement à la *summa divisio* entre sociétés patriarcales et sociétés matriarcales. Dans les premières, la parenté est patrilinéaire et consanguine, tandis que dans les secondes elle est matrilinéaire et sociale.

(2) Op. cit. p.209, (c'est nous qui soulignons).

Kouassigan explique avec clarté le système de la parenté, son contenu et sa portée dans la tradition noire :

"Le mode européen normal et général d'établissement de liens de parenté repose sur la consanguinité. Tel n'est pas le cas pour les droits traditionnels négro-africains qui ne reconnaissent pas la consanguinité comme une donnée suffisante ni nécessaire de la parenté (...). La notion traditionnelle de parenté est à la fois sociale et religieuse en tant qu'elle est appartenance et participation mythique à un groupe social, à tous les préceptes religieux et les valeurs morales de ce groupe (...). La parenté est d'autre part reconnaissance d'une relation sociale entre parent et enfant différente de la relation physique et qui peut ou non coïncider avec celle-ci." (3)

Les liens du sang comptent moins que le type de relations que l'on veut encourager entre les différents membres de la famille. Ainsi, l'absence de termes tels que "cousin" ou "cousine", dans les langues africaines, n'est-elle pas fortuite. Le professeur Obenga remonte pour nous à l'origine de cette particularité des langues noires :

"l'égyptien ancien ne possédait pas de termes pour désigner les oncles et les tantes, les cousins et les cousines, les neveux et les nièces. Les termes de parenté immédiats étaient par conséquent employés dans un sens élargi : "frère" et "sœur" étaient employés pour "cousin" et "cousine", "fils" et "fille" pour "neveux" et "nièce".

(...)

Des mots répondant au français "cousin" et "cousine" n'existent pas non plus dans les langues négro-africaines. La distance parentale et sociologique que véhiculent avec eux des termes comme "cousin" et "cousine", etc. n'existe pas pour la psychologie sociale africaine." (4)

Dans les sociétés matrilinéaires, l'inceste sera principalement le fait de relations sexuelles entre personnes de même ascendance maternelle. La parenté par le lait étant aussi forte que la parenté par le sang maternel, elle sera frappée des mêmes tabous et interdits. La fonction et le statut de chacun à l'intérieur de la parenté auront aussi leur part dans la détermination des unions prohibées.

---

(3) Op. cit. p.198-199.

(4) Op.cit., Revue *Ankh* n°4, p.141.

1) le mariage entre un frère et une sœur

Chez les Noirs, ne sont pas frères et sœurs uniquement les personnes qui ont un parent biologique (père ou mère) en commun mais également les cousins. L'interdit de l'inceste est toutefois fonction, non pas du degré du cousinage, mais du sexe des ascendants par lesquels s'établit cette parenté. En régime matriarcal, c'est l'élément féminin qui domine dans le mode d'organisation de la société. Or, à la base de toute société, il y a d'abord la famille, ce qui explique la matrilinéarité, soit le fait que le système de filiation prenne principalement en compte l'ascendance maternelle. La mère étant le noyau vital, central, c'est d'elle que découlent les liens de parenté les plus forts. Ainsi, nous aurons deux parentés parallèles mais d'un poids tout à fait inégal soit, d'un côté, la parenté par la mère qui fait partager un ensemble de prérogatives, de pouvoirs et de tabous et, de l'autre côté, la parenté par le père qui est une parenté purement symbolique en ce qu'elle représente, socialement, affectivement et juridiquement, peu de choses (5). Cette discrimination entre le poids et la valeur de ces deux types de filiation rend l'interdit de l'inceste plus ou moins prononcé selon que l'on est entre descendants de même lignage maternel ou entre descendants de lignage paternel commun. Ainsi, de la même manière que les enfants de sœurs sont interdits l'un à l'autre, les enfants de cousines maternelles du second, troisième, énième degré le seront aussi ce, en raison de la force inaltérable de la filiation utérine. Mais, en droit noir, le sein est aussi puissant que l'utérus pour établir la filiation. Les enfants qui ont tété le sein de la même femme, quelle qu'elle soit, sont considérés comme ayant la même mère ; un mariage entre eux serait donc un inceste.

En revanche, du fait de son peu de poids, la parenté par les hommes ne constitue pas un interdit absolu à l'union matrimoniale. Les cousins parallèles issus de frères (ou de

(5) "...c'est progressivement, avec la dislocation du clan que la parenté par les hommes sera admise dans les sociétés africaines matriarcales. Aussi, dans ces sociétés, cette parenté garde jusqu'à nos jours le caractère d'une parenté affaiblie, moins forte que celle issue des femmes." C. A. Diop, *Antériorité des civilisations nègres*, op. cit. p.80.

cousins) sont des *doomi baay* (enfants de même père en wolof), mais cette parenté est, dans la tradition noire, une parenté purement sociale et nullement biologique. C'est cette insignifiance de la parenté par les hommes qui autorise qu'il y ait mariage entre descendants de frères, de cousins, ou même du même père. La parenté par le père ne compte pas, ou si peu. La situation des cousins croisés est, elle, légèrement différente. Les cousins croisés, l'enfant de l'oncle maternel ou de la tante paternelle, sont des frères et sœurs qui ne partagent cependant ni le même lignage (qu'il soit paternel ou maternel), ni les mêmes interdits ou totems. Un mariage entre des cousins croisés ne saurait donc constituer un inceste.

2) le mariage entre la mère-tante maternelle et le fils

La mère noire n'est pas seulement la mère biologique. Sont également mères toutes les sœurs, demi-sœurs et cousines de la mère, ainsi que toutes les femmes que l'enfant a tétées. Aussi le mariage est-il prohibé entre une quelconque de ces femmes et le fils de l'une d'elles.

3) le mariage entre le père-oncle paternel et la fille

En droit noir, le père c'est le père biologique, mais c'est aussi le frère, le demi-frère et le cousin du père. Aucun de ces hommes ne pourra donc épouser la fille de l'un d'eux. Cela dit, et du fait du peu de poids de cette filiation, l'interdit est loin d'être aussi sévère que dans le cas précédent.

4) le mariage entre la tante paternelle et le neveu

En rapport avec la dualité considérée comme source d'harmonie, un état cultivé par toutes les sociétés noires, la tante paternelle a, dans toute l'Afrique noire, le statut d'un père de sexe féminin. Cette relation sociale, de père (femelle) à fils, rend donc taboue toute union entre le neveu et sa tante paternelle.

5) le mariage entre l'oncle maternel et la nièce

De la même manière que tout enfant a deux types de pères, les pères de sexe féminin et les pères de sexe masculin, cette dualité se retrouve avec les mères qui elles aussi sont des deux sexes. L'oncle maternel est la mère masculine, un titre qui lui interdit de s'unir à la fille de sa sœur sur laquelle il doit veiller à la manière d'une mère. Il est toutefois admis que, lorsqu'il y va de la survie de la communauté, pour des besoins de légitimité et de transmission du pouvoir (le pouvoir passe par les femmes), l'oncle puisse être amené à épouser sa nièce.

Dans la majorité des cas cependant, c'est la valeur des relations sociales qui se tissent à l'intérieur, et de part et d'autre, des deux lignes parallèles que représentent la parenté maternelle et la parenté paternelle, qu'il importe de rehausser. Le but est de rapprocher autant que faire se peut les différents membres de la famille, en faisant toujours en sorte de resserrer les liens les plus lâches. Un des moyens d'y parvenir est justement l'alliance ; c'est ce qui explique que certaines unions sont d'emblée privilégiées.

B- LES UNIONS PRIVILEGIEES : LE MARIAGE DANS LA FAMILLE

Les divergences d'intérêts économiques peuvent aussi sûrement créer des fissures à l'intérieur de la famille la plus soudée que toute autre source d'envie ou d'injustice. Aussi le droit noir élève-t-il au rang d' "épouse d'or" la fille de l'oncle maternel, tout en faisant du fils de la tante paternelle un "mari d'argent" (le statut supérieur de la femme se retrouve dans l'étalon qui, chez les Wolof, sert à mesurer la valeur de chacun). Le caractère préférentiel de ce type d'union ne peut se comprendre que dans le cadre de la dévolution successorale matrilinéaire (1). Indépendamment de l'appartenance familiale, l'importance attachée aux valeurs morales et culturelles défendues par le groupe aura sa place, quand il s'agira d'apprécier les qualités intrinsèques d'un futur conjoint (2).

1) l'influence des règles de dévolution successorale

L'influence de la matrilinéarité dans la dévolution successorale se retrouve à tous les échelons de la pyramide sociale, du sommet (a) à la base (b).

a- Le mariage entre Pharaon et sa sœur

Il s'agit là d'une violation flagrante de l'interdit de l'inceste. Toutefois, et ainsi que cela a été mentionné plus haut, cet interdit est moins absolu lorsqu'il concerne des individus qui ne sont apparentés que par le père, en raison du faible poids de la filiation paternelle (6). Certains mariages de Pharaon avec sa sœur étaient en fait des mariages avec sa demi-sœur paternelle. Le fils héritier pouvait ne pas être issu de l'épouse de lignée royale ; le pouvoir ne s'acquérant que par la mère, l'association du fils du pharaon défunt avec l'héritière légitime lui donnait le droit de gouverner. Marie-France Briselance donne une explication claire et limpide de cette pratique :

"...les pharaons ont tous une épouse légitime, la reine, mère des enfants royaux, mais ils possèdent aussi un harem fort nombreux. Parfois, la reine ne donne naissance qu'à des filles. Alors, à la mort du Pharaon, le plus âgé des fils du harem devient roi et, *pour le légitimer,* on lui fait épouser une de ses demi-sœurs, fille de l'épouse royale." (7)

Cheikh Anta Diop prévient qu'il ne faut pas assimiler ces épouses secondaires, mères d'héritiers potentiels à la couronne, à des concubines. En effet, souligne-t-il : "S'il en était ainsi, le roi ne pourrait jamais donner à son bâtard sa noble héritière en mariage."(8) Seuls les faits suivants importent :

"A degré de noblesse égal pour les deux mères, c'est l'enfant de la première femme épousée qui a les droits, s'il est le premier né. Si la seconde femme, tout en étant mariée aussi légitimement que la première, est de sang moins noble, ses enfants ont moins droit au trône, même s'ils sont les aînés. (...) C'est la noblesse plus ou moins grande de la mère qui soutient les droits de succession au trône, à l'exclusion de ceux du père qui, même dans certains cas, comme celui (d'Hatchepsout), peut être remplacé par un père divin." (9)

Ceci explique par ailleurs le rôle capital de l'épouse de Pharaon qui règne et gouverne aux côtés de son époux, aussi effectivement et légitimement que lui (sinon plus, puisque c'est d'elle, et par délégation, que son mari tient son pouvoir). Pharaon est donc un couple. On retrouve l'idéal de dualité.

---

(6) V. infra, "Les croyances : l'apport génétique inégal du géniteur et de la procréatrice".

(7) *Histoire de l'Afrique,* éd. Jeune Afrique Livres, tome 1, p.57, (c'est nous qui soulignons).

(8) *L'unité culturelle de l'Afrique Noire,* op. cit. p.109-110.

(9) Op. cit. p.110.

Mais les avantages d'une telle union s'étendent aux enfants qui en sont issus, puisque, étant le frère de leur mère, Pharaon est aussi leur oncle maternel, c'est-à-dire celui de qui ils doivent légalement hériter. Ce type de liens de parenté à facettes multiples est une banalité en Afrique (10). C'est là l'explication, en parfaite concordance avec les traditions africaines, que Cheikh Anta Diop donne de "l'inceste royal". Il fait à ce sujet les réflexions suivantes (11) :

"En épousant sa sœur, le pharaon conservait le trône dans la même famille et éliminait en même temps les litiges de succession.

Le Pharaon qui épouse sa sœur est, en même temps, l'oncle de son fils. Or, dans le régime matrilinéaire, seul le neveu hérite de l'oncle maternel (...). Par contre, ses propres fils n'héritent pas de lui et lui-même n'appartient pas à la famille de sa femme. Tous ces inconvénients sont éliminés grâce à ce que l'on a appelé "l'inceste royal". C'est le seul exemple de famille méridionale, à base matrilinéaire et dans laquelle l'homme et la femme appartiennent à la même famille ; c'est un type spécifique à l'intérieur du matriarcat et qui se justifiait par les intérêts supérieurs de la nation liés à la cohésion de la famille royale."

Ainsi, ce que certains égyptologues ont pu prendre pour un pouvoir passant de père à fils était, comme il est de règle en droit noir, un héritage passant d'oncle à neveu. C'était le cas à Koush :

"TAHARQA avait 20 ans quand il fut amené à Memphis par son

(10) On pourrait même le qualifier de sport national au Sénégal, tant il y est fréquent que, selon les circonstances, l'on mette en avant tel ou tel type de parenté (par exemple : mère-tante maternelle, quand on veut recevoir le *lèkku ndèy,* soit les cadeaux offerts aux tantes de la mariée et belle-mère quand, par le jeu des alliances, on a également le statut de mère du côté du mari). Un exemple figurant sur une stèle funéraire égyptienne, datant de 1783 avant l'ère chrétienne, nous est rapporté par Théophile Obenga qui en fait l'analyse suivante : "Les ramifications sont vraiment nombreuses, enchevêtrées, mais fort bien lisibles. La mentalité révélée par de telles ramifications est bien africaine. Les ethnologues n'y voient souvent que du feu. L'oncle maternel de mes enfants peut être le mari de ma mère : il est à la fois mon beau-père (le mari de ma mère qui n'est pas mon père) et mon beau-frère (le frère de ma femme, l'oncle maternel de mes enfants)." Revue *Ankh,* op. cit. p.154.

(11) *L'unité culturelle de l'Afrique Noire*, op. cit. p.59.

oncle SHABATAKA alors pharaon d'Egypte et de Koush. Il y resta dix-huit ans avant de succéder à SHABATAKA. Lui-même fut remplacé par son neveu TANOUTAMON. ATLANARSA était le neveu de ce dernier et le fils de TAHARQA." (Atlanarsa ne succède donc pas à son père mais à son oncle maternel) (12).

Ce système est toujours en vigueur des siècles plus tard dans les monarchies wolof :

"Les souverains contractaient des mariages dans leur parenté utérine dont certains étaient incestueux selon la tradition." (13)

Du fait de cette dévolution successorale matrilinéaire, le type de mariage le plus prisé est celui entre cousins croisés.

b- Le mariage avec la fille de l'oncle maternel

Le lignage maternel étant avantagé par les règles de succession, un des moyens de rétablir l'équilibre, et de faire circuler la richesse d'une famille de la branche maternelle à la branche paternelle, est d'unir par les liens du mariage les cousins croisés. En effet :

"Dans le système matriarcal à l'état pur, on n'hérite pas de son père; on hérite de son oncle maternel et on épouse sa fille, afin que celle-ci ne soit pas tout à fait déshéritée." (14)

Henry Gravrand explique la logique du système :

"...en épousant sa cousine, les biens familiaux offerts en dot à l'occasion de ce mariage reviendront à son fils. Cette circulation du capital constitué par la dot peut être schématisée en trois mouvements :

Le premier mouvement représente un embryon de troupeau, un bœuf et une vache, par exemple. Comme le prévoit la coutume, le marié les donne à l'oncle de la mariée.

Le deuxième mouvement viendra plus tard, au décès de cet oncle. Les biens matériels sont hérités par son neveu, qui n'est autre que le frère de la femme-cousine.

---

(12) Babacar Sall, "L'avènement des Candaces", Revue *Ankh*, n° 3 p.77. C'est aussi le cas au Sénégal, dans les dynasties royales wolof et sereer, au Ghana et au Mali. V. C. A. Diop, *L'unité culturelle de l'Afrique Noire*, op.cit. p. 65s.

(13) A. B. Diop, op. cit. p.27.

(14) C. A. Diop, *L'unité culturelle de l'Afrique Noire*, op. cit. p. 35.

Le troisième mouvement fait hériter ces biens maternels au fils de Ego, qui est le neveu héritier. Pendant ce temps, l'embryon de troupeau s'est développé et revient entre les mains du propre fils Ego.

Ainsi, il y avait une logique interne dans le système sereer. Le capital à hériter pouvait ne pas s'éloigner du lignage paternel, à condition d'épouser la fille de son oncle." (15)

Mais il rappelle, aussitôt après cet exposé, que ce qui rendait surtout ce système appréciable, c'est le fait que :

"*Il renforçait la cohésion et l'harmonie entre le lignage maternel et le lignage paternel* et facilitait ainsi la vie conjugale."

Cohésion et Harmonie ! De ces deux valeurs cardinales de toutes les civilisations noires, il résulte qu'une autre des missions essentielles de l'alliance matrimoniale est de servir d'aiguille pour recoudre, inlassablement, les parties du tissu familial qui risquent de s'effilocher, voire de se déchirer. Rassembler, assembler, resserrer : une préoccupation fondamentale, à la base de tout le système juridique noir.

2) Resserrement des liens de famille et d'alliance

Du mariage avec la fille de la tante paternelle (a) à l'union avec la sœur cadette de l'épouse défunte (b) ou avec le frère cadet du conjoint décédé (c), il s'agit, dans chacune de ces hypothèses, de traduire en termes d'alliance l'aspiration à une communauté familiale toujours plus soudée.

a- Le mariage avec la fille de la tante paternelle

Une des explications du caractère préférentiel de cette union est savamment exposée par un sociologue (16) :

"L'union avec la cousine croisée patrilatérale a été interprétée comme la contrepartie du mariage antérieur de la tante paternelle : l'homme ayant donné sa sœur est habilité à demander, pour son fils, la main de la fille de celle-ci. Le père, en offrant sa fille, honore la dette contractée quand il a reçu une épouse."

Un juriste, le professeur Samba Traoré, confirme :

"Donner une femme à un groupe, c'est s'attendre à en recevoir de

(15) Op. cit. p. 213-214.

(16) A. B. Diop, op. cit. p.83.

lui, soit au niveau de la même génération, soit au niveau d'une génération future. Généralement, la compensation s'opère au niveau des enfants de la femme. Ce système est d'ailleurs favorisé par les mariages préférentiels entre enfants de frère et sœur (cousins croisés ; le mariage entre enfants de frères : cousins parallèles patrilatéraux nous vient du modèle arabe islamique)." (17)

Les femmes sont en quelque sorte les aiguilles qui permettent d'assembler les pans du tissu familial. En effet :

"C'est surtout la circulation des femmes qui permet le maintien des alliances entre lignages ou clans." (18)

Autres avantages d'un tel système :

"N'appartenant en même temps à aucun lignage, ni agnatique ni utérin, les cousins croisés sont des parents proches mais plus éloignés que les cousins parallèles patrilatéraux ou matrilatéraux. Leur union est préférentielle. Elle réalise la double performance de l'exogamie lignagère minimum et de l'endogamie parentale maximum constituant ainsi la manière la plus économique de respecter le tabou de l'inceste. *Elle a pour fonction de maintenir et de renforcer la cohésion de la parenté qui va de soi chez les cousins parallèles, homologues des frères et sœurs, mais qui a besoin de techniques particulières pour se perpétuer entre les croisés maintenus par des liens relativement plus distants.*" (19)

C'est ce même souci de renforcement, continuellement recommencé, des liens familiaux, ainsi que de préservation de l'harmonie au sein de la grande famille africaine qui fait préférer, en cas de veuvage, le remariage du veuf avec la sœur cadette de la défunte.

b- Le sororat librement consenti

Le petit Larousse (1982) donne une assez bonne définition du sororat. Il y est écrit que c'est le :

---

(17) "Droit coutumier et coutume, réflexions sur le langage du juriste des institutions traditionnelles africaines (quelques exemples de concepts tirés du droit soninké du Gajaaga-Sénégal)", *Annales Africaines*, revue de droit, d'économie et de gestion de la Faculté des Sciences juridiques et économiques de l'Université C. A. Diop de Dakar 1989-1990-1991 p.59.

(18) Samba Traoré, op. cit. p.62.

(19) A. B. Diop, op. cit. p. 61-62, (c'est nous qui soulignons).

"Système en vertu duquel un homme remplace l'épouse morte par la sœur cadette de celle-ci."

La précision "sœur cadette" est importante. L'aînée a un statut si proche de celui de la mère qu'il lui est pratiquement assimilé. Le choix de la personne la mieux placée pour raviver l'union amputée de sa représentante féminine devra donc nécessairement se porter sur la petite sœur (ou cousine maternelle, moins âgée) de la disparue qui accepte l'union proposée. Le sororat ne saurait être imposé ni au veuf ni à la cadette pressentie. Ce principe de continuité est illustré par l'explication, détaillée, de Mme Ngoma Musao-Ma-Kashala concernant la pratique du sororat chez les Baluba (20) :

"A la mort de *Mwadi mukulu* (la première épouse), aucune de ses coépouses n'est promue. C'est celle qui viendra qui sera la première, quel que soit son âge. Elle a douze ans ? Les trois autres en ont cinquante. C'est celle de douze ans qui va remplacer la première, elle est "première".

Si le mari prend la sœur, ou quelqu'un de la famille de la défunte, ce n'est pas, comme le disent les Européens, parce que les parents de la femme restent débiteurs du mari, mais pour contenter la grand-mère. Si vraiment il n'y a aucune femme pour la remplacer, la famille de la première femme doit remettre ne fût-ce qu'un zaïre au veuf. Ce zaïre s'additionnera à la dot qu'il versera pour la nouvelle femme ; c'est une garantie pour la nouvelle épouse et pour leur bonheur (21) .

Si le mari va se marier ailleurs, il prend soin avant tout d'abattre la maison qui fut celle de la première femme, il oriente l'entrée vers un autre côté, à l'opposé de la première, évidemment avec tout le risque que cela comporte auprès de la grand-mère (*Nkambwa*).

Le mari est mort ? Son remplacement n'est pas difficile : la

---

(20) *La civilisation de la femme ...,* op. cit. p.80s. "L'arbre de la grand-mère paternelle,*nkwambwa*, est l'objet d'une crainte. Cet arbre est planté par le mari, mais c'est la femme (la première femme) qui joue le rôle de prêtre (...). Quand on dit à un malade, après consultation du devin, que "*Nkwambwa mumukwata*" — c'est la grand-mère qui est à la base de la maladie— c'est comme si on lui disait qu'il est convoqué à la Sûreté pour atteinte à la sécurité de l'Etat.", op. cit. p.78.

(21) C'est, en fait, un moyen pour la famille de la défunte de témoigner de son intérêt persistant pour le bonheur et le bien-être de leur ex-gendre, en dépit du décès intervenu., une préoccupation toute africaine de maintenir et consolider le tissu des bonnes relations.

première femme, qui signifie "la fondation", reste ; le mari, c'est la tête, donc le toit : on le remplace facilement. Quand la première femme meurt, il faut remplacer la fondation, c'est-à-dire enlever tout et recommencer. Pour éviter ces complications, un membre féminin de la défunte remplace celle-ci à sa mort. Ainsi la fondation et la maison continuent."

En droit noir, les sœurs cadettes de l'épouse ne sont pas des belles-sœurs mais des "épouses-bis", des épouses "de rechange", de la même manière que, pour l'épouse en titre, les petits frères du mari sont des maris "pour rire" (22). Ce statut assimilé des petits frères et petites sœurs de chaque conjoint sert à montrer que le mariage concerne tout un groupe, et qu'en cas de défaillance (mort) d'un des conjoints en titre, il se trouvera toujours dans son groupe une personne pour prendre sa place, et assumer son rôle et ses obligations au sein de l'alliance. Le lévirat noir est une des conséquences de cette approche.

c- Le "lévirat" librement consenti

Les guillemets autour du mot servent à marquer la différence entre le lévirat tel qu'il a été entendu par les Sémites et l'institution telle qu'elle est pratiquée dans la tradition noire. En effet, chez les premiers, le lévirat fait partie intégrante du droit des successions (23). Il constitue un droit pour l'homme, dans un univers culturel où la femme est assimilée aux biens qu'elle "possède" (24). Dans le monde noir en revanche, il ne s'agit pas "d'obtenir une personne en héritage". Ce ne sont donc pas les biens possédés par la femme (et qui risquent

(22) V. infra, "les jeunes frères et sœurs du conjoint : des époux et épouses pour rire".

(23) Le titre du paragraphe qui traite de la question en dit long : NOMBRES 36 "Loi sur le mariage des *filles héritières*", DEUTERONOME 25, 5 : "Lorsque des frères habitent ensemble et que l'un d'eux meurt sans avoir de fils, *la femme du défunt ne pourra pas appartenir au-dehors à un étranger* ; son beau-frère ira vers elle, la prendra pour femme...", (c'est nous qui soulignons).

(24) En fait, étant juridiquement des incapables sous constante tutelle masculine (le père, le frère ou le mari), Sémites et Indo-aryennes ne sont, même lorsqu'elles accèdent au statut d'héritières, propriétaires que de nom des biens qui leur sont dévolus. V. infra, annexe 3.

d'être perdus par le clan si elle est autorisée à se marier en dehors de sa communauté) qui sont pris en compte, mais le lien d'alliance entre deux familles que représentait le couple. Le professeur Samba Traoré exprime parfaitement cette réalité :

"Le *saagande* (lévirat en langue soninké) ne peut être un héritage de femme. C'est la succession, le remplacement d'un mari défunt par un membre de son lignage-*ka* (...). Le *saagande* est affaire de familles, car une alliance-*xeye* ne se fait jamais au niveau des époux. La mort du mari ne met pas fin au mariage, elle ne crée qu'un vide au niveau de la représentation de la famille auprès de leurs partenaires. Le mari n'est qu'une structure, un rouage des relations. Le changement de mari n'influe pas sur l'existence de l'alliance, parce que les époux ne sont en définitive que les représentants respectifs de leurs familles auprès de leurs partenaires." (25)

Comme avec le sororat, le but est essentiellement de restaurer, de raviver une alliance :

"le lévirat n'est pas un remariage, c'est une continuation du mariage contracté avec son premier mari, parce que du vivant du mari tous les frères de ce dernier (réels et classificatoires) sont considérés comme des maris."(26)

Il s'agit donc moins d'obtenir une épouse en héritage que de continuer un engagement d'honneur. C'est aussi une manière de protéger les femmes qui souhaitent rester dans les liens du mariage, quittes à changer de mari. Cette situation est admirablement exposée par Raphaël Ndiaye :

"Il s'agit de garantir à la veuve de pouvoir contracter de nouvelles épousailles à un âge où, fleur fanée, elle commence à ne plus éveiller l'attention masculine (...). La famille garde ainsi son unité, évitant une dislocation qui aurait peut-être tendu à effacer les liens du sang." (27)

Dans le même ordre d'idée, Christiane Desroches Noblecourt rapporte que les veuves étaient "objets de la plus grande sollicitude des Egyptiens". La plupart faisaient inscrire au compte de leurs bonnes actions sur leurs stèles funéraires :

---

(25) Op. cit. p.61-62.

(26) S. Traoré, op. cit. loc. cit.

(27) *La place de la femme dans les rites au Sénégal,* NEA Dakar-Abidjan-Lomé 1986, p. 118-119.

"J'ai protégé la veuve". Mais encore plus parlante est cette relation qu'elle fait des propos que, dans un conte égyptien, un paysan tient à un intendant qu'il souhaite acquérir à sa cause. Usant de la flatterie, il lui dit :

"Tu es (pourtant) le père de l'orphelin, *le mari de la veuve*, le frère de la femme répudiée." (28)

L'homme est en effet tout cela dans la tradition noire. Oncle paternel, il a le statut de père supplémentaire ; beau-frère, il est mari suppléant en cas de décès de son grand frère ; frère, il est le protecteur de sa sœur le cas échéant. Ces textes de l'Egypte antique sont la preuve indiscutable que l'origine et la justification du lévirat pratiqué en terre noire ne sont pas l'appropriation des biens des femmes, mais la protection désintéressée des veuves. L'engagement d'alliance que le couple représente, et que le défunt ne peut plus servir, doit être repris par la personne la plus apte à lui être substituée, son équivalent en quelque sorte, autrement dit son frère (nécessairement moins jeune que le défunt, car le frère aîné se rapproche plus de la figure d'une mère de sexe masculin) ou son neveu (la personne considérée comme étant la plus proche du défunt par le sang, après le frère de même mère). Il va de soi, et le professeur Traoré rappelle que c'est pour cela que l'on ne peut pas parler d'héritage de femmes, que la veuve est libre de refuser cette continuation d'alliance :

"*La femme n'est jamais obligée d'accepter le saagande.* Trois possibilités lui sont offertes : elle peut accepter le principe du lévirat et le lévir qu'on lui propose ; elle peut aussi accepter le *saagande* mais porter son choix sur une personne autre que le lévir proposé ; enfin elle peut refuser le *saagande* et une fois la retraite (la période de viduité) finie, elle se remarie dans un autre lignage." (29)

C'est ce refus de la veuve d'accepter un lévir, et non le décès de son conjoint, qui mettra fin au mariage. Nous pouvons citer en appui à ce droit de la veuve de refuser le lévirat ou de choisir le lévir le fait historique suivant rapporté par C. A. Diop :

"Un des anciens rois de ce pays (Macina), Djâdji, voulut épouser la

---

(28) Op. cit. p.261-262, (c'est nous qui soulignons).

(29) Op. cit. p.62 .

veuve de son frère, qui refusa. Il en conçut de la haine pour son autre frère qu'il croyait à l'origine du refus." (30)

Ce droit pour la femme de repousser l'offre qui lui est faite de se lier au "remplaçant" du défunt est aussi attesté par Charles Monteil (31).

Chacun des intérêts qui ont jusqu'ici été décrits vont tous, malgré leur diversité, dans le même sens, à savoir atteindre et préserver l'harmonie au sein des membres d'une même famille, lignage paternel et maternel confondus. C'est cette aspiration fondamentale qui gouverne les critères mis au point dans la sélection des alliances idéales. Mais l'harmonie n'est pas seulement garantie par les liens de parenté, elle l'est aussi par le partage de valeurs culturelles et morales communes. Aussi les unions qui risquent de remettre en cause le respect des valeurs fondamentales du groupe sont-elles fortement déconseillées.

C- LES UNIONS DECONSEILLEES

On pourrait être tenté d'inclure dans la catégorie des mésalliances les unions entre personnes de statut social inégal, mais ce serait accepter, en tant que norme d'origine noire, ce qui n'est qu'une règle récemment importée (2). Le seul type d'union contre lequel hommes et femmes ont été mis en garde de manière constante, aussi loin que l'on remonte dans l'histoire des civilisations noires, c'est l'union avec un(e) inconnu(e).

1) Le mariage avec un(e) inconnu(e)

Le mariage noir n'est pas seulement l'affaire de deux individus qui se rencontrent, se plaisent et s'épousent. En se mariant, chaque conjoint établit un lien qui, au-delà de sa personne, va engager tous les membres de sa famille dans un système d'obligations réciproques. Il est donc important de vérifier que l'alliance se fera entre gens du même monde, en

---

(30) *L'Afrique noire pré-coloniale,* op. cit. p. 61.

(31) *Les Bambara du Ségou et du Kaarta,* op. cit. p.189.

termes de valeurs de civilisation (32). Cela explique que, sans aller jusqu'à en faire un interdit (il n'y a pas de menace réelle pour la société), le mariage avec un(e) étranger(e) — dans le sens d'inconnu(e) ou de personne dont on n'a pas eu le temps et l'occasion de tester le caractère et la moralité — est fortement déconseillé. Christiane Desroches Noblecourt rapporte cette mise en garde d'un vieux maître de l'ancienne Egypte à son élève :

"Garde-toi de la femme étrangère que personne ne connaît dans la ville." (33)

On retrouve exactement la même maxime dans la bouche d'un célèbre sage wolof du XVe siècle, Kothie Barma Fall :

"Jigeeni ana yow ana man, soppal waaye bul woolu". (34)

De nombreux contes témoignent du caractère vivace de cette recommandation. Ainsi, dans le conte wolof de Fari l'ânesse, un homme finit humilié et tourné en ridicule parce qu'aveuglé par sa beauté, il épouse une étrangère que personne ne connaît dans le pays et qui se révèle être une ânesse. Dans cet autre conte, la mise en garde s'adresse cette fois aux femmes qui se laissent séduire et épouser par un inconnu. Là encore le châtiment est le même : l'imprudente se retrouve unie à un animal (35). L'imagerie est parlante. L'étranger peut se révéler être un animal, c'est-à-dire quelqu'un qui est encore à l'état de nature, un individu non socialisé, donc asocial.

Il ne faudrait toutefois pas confondre ces mises en garde avec de la xénophobie. Ce serait une monumentale erreur car une des vertus cardinales des civilisations noires est l'hospitalité. Si on lit attentivement la Bible, le prétendu

(32) Le terme wolof *nawle* exprime parfaitement cette exigence car le *nawle*, que l'on traduit comme "l'égal", est en fait, si l'on procède à une traduction littérale, la personne avec laquelle on partage les mêmes valeurs: *bokk li ñuy naw*, (l'alter ego).

(33) Op. cit. p.215.

(34) "La femme que tu ne connais ni d'Eve ni d'Adam, aime-la mais ne lui accorde pas ta confiance".

(35) V. annexe 4, *Le droit ceddo du mariage : illustration au travers d'un conte populaire d'Afrique de l'Ouest.*

martyre des Hébreux en terre égyptienne est démenti par les faits mêmes qui y sont rapportés. M. Laperruque l'atteste (36) :

"*Jusqu'au moment de l'Exode (d'après la Bible) les Hébreux furent bien traités par les Egyptiens.* Certains faits précis, en plus de ceux déjà cités, peuvent être relevés : c'est Pharaon qui demande à Joseph d'aller chercher sa famille et il leur donnera "ce qu'il y a de meilleur dans le pays d'Egypte" (Gen.,45, 18, 20). Il lui donne même des chars pour que le voyage soit plus confortable (Gen.,45, 19, 23). Lorsque toute la famille arrive sur les bords du Nil, les frères de Joseph présentés au Roi lui disent que la famine sévit en Canaan. Pharaon répond que le pays est à eux et qu'*ils seront établis sur les meilleures terres* (Gen., 47, 6)..."

En terre noire, l'étranger est d'abord un invité de marque. *Gan buur la* ("l'invité est un(e) souverain(e)"), disent les Wolof. L'explorateur français Gaspard Théodore Mollien en témoigne avec éloquence et stupéfaction admirative :

"*L'hospitalité est pratiquée si généralement parmi les nègres qu'ils ne la considèrent pas comme une vertu, mais comme un devoir imposé à tous les hommes ; ils l'exercent avec une générosité qui n'a pas de bornes, et ne s'en font pas un mérite.*" (37)

Son émerveillement devant tant d'hospitalité est tel qu'il ne peut s'empêcher d'en refaire extensivement l'éloge, quelques pages plus loin :

"Quel pays civilisé offrirait un tel exemple d'hospitalité ? Sans argent, sans ordre du souverain, sans recommandation, on est toujours sûr, en Afrique, de trouver une hôtellerie. D'ailleurs, *ce n'est pas un gîte qu'on*

---

(36) *De l'Egypte ancienne à la Bible,* Lauzeray international Paris 1977, p.48 (c'est nous qui soulignons). Les juifs n'ont jamais été asservis en Egypte, ils y vivaient même plutôt bien puisque dans la Bible, *les murmures du peuple à Tabééra* NOMBRES 11, les "ex-esclaves" s'exclament *"Nous étions si bien en Egypte !"*, (c'est nous qui soulignons). C'est en outre grâce à l'Egypte qu'ils ont été sauvés de l'extermination, ainsi que la fable de Joseph le démontre amplement, puisqu'ils sont entrés soixante-dix et qu'ils sont sortis six cent mille, sans compter les femmes et les enfants (dans la tradition des peuples sémites, v. NOMBRES 1, quand on effectue un recensement, on ne compte que les hommes valides, ainsi donc, si on rajoute les femmes, les enfants et les domestiques ils étaient probablement un à deux millions).

(37) Op. cit. p.105, (c'est nous qui soulignons).

accorde par commisération au voyageur inconnu et pauvre, comme il arrive très souvent en Europe ; ce n'est pas une botte de paille dont une avare pitié le gratifie ; si on lui donne à manger, on ne lui présente pas avec une dédaigneuse libéralité les restes de la table où l'on s'est assis ; au contraire, on le traite comme un ami ; pendant une demi-heure au moins on s'informe, avec une attention particulière, de l'état de sa santé ; on s'excuse de la médiocrité du repas qu'on lui offre ; on lui prodigue enfin toutes les marques de cette urbanité qui semble appartenir à une civilisation déjà fort avancée." (38)

Cela dit, les rapports d'alliance impliquent des relations bien plus suivies, intimes et profondes que celles que l'on entretient avec un invité, fût-il de marque. On peut en hôte parfait supporter les manquements à l'étiquette d'un visiteur (*gan yomb naa muñal*, il est aisé d'être patient avec l'hôte de passage, disent les Wolof) mais celui qui vient pour ne plus partir doit, pour que la cohabitation soit plaisante, connaître vos us et coutumes, les respecter, et si vous devez pouvoir dialoguer sans heurts avec lui (dans l'harmonie, on y revient toujours), les partager. Parce que la parenté africaine est un "ensemble de relations sociales fondées sur une communauté de vie, de pensées et de pratiques religieuses" (39), ne peuvent être intégrés dans ce système qu'une personne et un groupe partageant ces idéaux. La preuve que ce n'est pas l'étranger en tant que tel qui est dédaigné se retrouve dans le récit, le plus conté en Afrique de l'Ouest, du mariage d'une jeune fille avec un bel étranger. C'est l'inexistence de toute empreinte cicatricielle sur son corps qui distingue ledit étranger, une absence de cicatrice qui ne sert qu'à mettre l'accent sur la non-circoncision de l'inconnu (40). C'est une carence grave dans la

---

(38) Op. cit. p.136, (c'est nous qui soulignons). Ces faits se passent à une époque troublée où règnent l'insécurité et la misère, ce qui rend le comportement décrit d'autant plus remarquable. A comparer avec les paroles de *Chanson pour l'Auvergnat* de Georges Brassens.

(39) Guy Kouassigan, op. cit. p.203.

(40) "En effet cette absence de cicatrice n'est pas utilisée dans ces contes comme un critère de beauté et le terme utilisé pour désigner la cicatrice traduit bien la notion d'une marque laissée par une blessure et non celle d'une incision ou d'une scarification." Christiane Seydou, *Le mariage dans les contes africains*, op. cit. p.90.

mesure où, dans les sociétés où elle est pratiquée, l'ablation du prépuce est accompagnée d'un cérémonial et d'une série d'épreuves servant à marquer le passage de l'état de non-initié (non-civilisé proche de l'état de nature) à celui d'initié (aux règles qui gouvernent le monde et assurent le respect de l'Ordre et de l'Harmonie terrestre et cosmique). La circoncision est, de ce fait, une étape majeure sur le chemin de l'éducation vers toujours plus de sociabilité, de civilité, d'humanité. La personne (fille ou garçon) qui n'a pas franchi cette étape ne saurait donc être admise à entrer dans l'une des institutions familiales qui exige les plus hautes vertus morales, à savoir le mariage. Un éminent africaniste et égyptologue résume la question en ces termes :

"La circoncision est un code social réglant la vie sexuelle dans les sociétés africaines qui la pratiquent rituellement. Il faut avoir subi le rite de la circoncision pour avoir femme(s) et enfants honorés et honorables. La circoncision est ainsi une affaire de dignité sexuelle, de responsabilité familiale, de crédit social." (41)

Traitant de l'initiation en pays kikuyu, il apporte les précisions suivantes :

"...une dimension incommensurable était ainsi établie, grâce à l'initiation, entre l'homme et Dieu, entre le mortel immanent et l'immortel transcendant. La tribu — une communauté d'initiés — n'avait plus besoin d'un commandement central. Les vertus et privilèges de l'initiation sont ici détenus et partagés par tous, égalitairement : tous sont des Horus, et pas seulement le Pharaon." (42)

Ces réalités sont assez bien rendues dans l'analyse que fait Christiane Seydou des contes peuls sur le sujet (43) :

"Cet état d'incirconcis désigne d'emblée l'époux souhaité soit comme immature — sexuellement et socialement — parce que pas encore circoncis, soit comme totalement étranger à la culture puisque appartenant à une société qui ne pratique pas la circoncision. Rien d'étonnant dès lors à ce qu'un tel époux ne se puisse trouver qu'au sein du monde animal ou, autrement dit, au monde naturel, inculte et non socialisé (...) un homme

---

(41) Th. Obenga, Revue *Ankh*, op. cit. p.163-164.

(42) T. Obenga, *Les Bantu : Langues, peuples, civilisations*, op. cit. p.145.

(43) *Le mariage dans les contes africains*, op. cit. p.90.

incirconcis, c'est-à-dire un homme "à l'état de nature", n'est rien de plus, selon le conte, qu'un animal..."

Le risque, pour la femme qui entre dans pareille union, est en effet souvent formulé dans le conte en termes de danger latent de se faire dévorer par son époux-animal. Cette "dévoration" de l'épouse par son mari est très justement perçue par Christiane Seydou (44) comme l'indication de la mort sociale qui guette la femme unie à un étranger au régime matriarcal. Les systèmes patriarcaux sont effectivement des systèmes de "mort sociale" de la femme, qui, au mieux, n'est jamais plus qu'une mineure sous constante tutelle masculine. Dans la plupart des versions du conte, la jeune femme quitte son village et ses parents pour suivre son époux. Même si elle est accompagnée, comme le veut la tradition, d'une suite nombreuse, tous ces gens, qui sont pour elle une protection, disparaissent du fait des sortilèges du mari, au fur et à mesure qu'ils se rapprochent de sa demeure-tanière. Là, partageant le sort de l'épouse en régime patriarcal, la jeune femme se retrouve littéralement prisonnière d'un mari qui la traite comme une domestique et qui, au surplus, la terrifie.

Cette répugnance traditionnelle à engager une alliance avec un inconnu (une personne dont on n'a pas testé les mœurs et les mérites) ne peut donc pas être mise en doute. Ce qui est, en revanche, totalement faux, c'est de présenter de la même manière l'alliance entre personnes appartenant à des groupes socio-professionnels (castes) différents. Cette manière de voir est d'origine purement étrangère.

2) Les mésalliances d'importation : la prise en compte de l'appartenance socio-professionnelle du candidat au mariage

L'idée est tellement répandue, principalement en Afrique de l'Ouest, que l'on ne doit se marier qu'entre "égaux", c'est-à-dire entre personnes appartenant l'une et l'autre à la même catégorie sociale, que l'on a du mal à accepter que ce soit là une exigence relativement récente (par rapport à la tradition plusieurs fois millénaire qu'elle contredit et supplante). Mais ce n'est qu'un exemple supplémentaire de l'amnésie collective

(44) Op. cit. p.119.

dont nous souffrons au sortir (?) des quatre siècles traumatisants qu'a vécu le continent noir. En fait, ni dans l'Egypte pharaonique ni dans l'Afrique Noire précoloniale, nous ne trouvons d'éléments permettant d'asseoir la thèse selon laquelle on considérait déjà, en ces temps, le mariage entre personnes appartenant à des catégories sociales différentes comme une mésalliance. C'est même le contraire que l'on constate lorsque l'on fait quelque peu attention à notre histoire et à nos légendes.

Pour commencer par l'exemple écrit le plus ancien, un document de l'ancienne Egypte fait état du mariage entre la nièce d'un dignitaire égyptien (barbier du roi) et un ancien prisonnier de guerre, serviteur dudit dignitaire. Il n'y a eu là considération ni de classe ni de caste ; le document en question nous apprend que ce qui a conduit l'oncle maternel à approuver ce mariage de sa nièce, c'est le fait qu'elle lui ait déclaré être amoureuse de son serviteur (l'esclavage en terre pharaonique est aujourd'hui démenti par la plupart des égyptologues, d'ailleurs, la manière dont le captif Améniou a été traité par son maître égyptien en dit long sur l'humanisme africain et le statut de l'"esclave" en droit noir) (45), un cas qui n'est nullement isolé dans l'histoire égyptienne, puisque, nous dit Marcel Laperruque :

> "Les esclaves achetés aux marchands syriens, ou faits prisonniers, homme ou femme, sont *habituellement bien traités. Ils sont même souvent libérés par leur maître qui donne le fils ou la fille en mariage.* L'esclave, ou le prisonnier, libéré devient citoyen égal aux autochtones et est pourvu d'un état civil égyptien." (46)

Admirable et illustre continuateur de cette tradition noire toute d'humanisme et de générosité, le saint Prophète de l'islam a eu un comportement identique à celui du noble égyptien. En effet, c'est sa propre cousine, fille de la sœur de son père, qu'il donna en mariage à Zeyd Ibn Haaritha, un esclave qu'il avait lui-même affranchi (à l'instant même où on le lui avait offert) des années auparavant, avant d'en faire son fils adoptif.

---

(45) V. Ch. Jacq, op. cit. p.175.

(46) Op. cit. p.48, (c'est nous qui soulignons).

Un éminent traditionaliste sénégalais a relevé, à propos du peuple baoulé de Côte-d'Ivoire, le fait que:

"le propriétaire de l'esclave peut lui donner sa fille comme épouse, et ainsi l'esclave est affranchi..." (47)

Dans l'Afrique d'avant l'horreur et les bouleversements causés par le ravalement de ses habitants au statut de gibier (des "meubles" selon le Code noir de Louis XIV), il n'y avait pas d'esclaves, au sens sémito-occidental du terme, mais des prisonniers de guerre, des otages qui garantissaient le maintien de la paix (c'est d'ailleurs là l'étymologie du mot esclave en wolof : *jaam*—esclave provient du mot *jamm* —paix, car le *jaam* était celui qui servait à *jammoo*— faire la paix) .

Ni la richesse ni la condition sociale du conjoint n'étaient des critères de sélection dans la tradition noire. La seule richesse qui avait de l'importance était celle du cœur. Ainsi, quand un Egyptien indique à son fils comment choisir un bon parti pour sa fille, Mme Desroches Noblecourt nous apprend qu' il le décrit comme (48) :

"...un mari prudent, *mais pas (forcément) pour elle un mari riche.*"

Quand, des centaines d'années plus tard, le sage sénégalais Ousmane Guéye (1907-1994) se prononce sur la même question, il énonce que la condition première d'un mariage durable c'est d'abord l'amour (*bëgg)* ! (49). L'histoire africaine regorge d'exemples de cet idéal. Le professeur Obenga affirme que dans le royaume du Buganda on pouvait être princesse du sang et s'unir "à un manant, un roturier" (50).

Dans la tradition noire, on se marie par amour ou pour des raisons politiques, s'il en va de l'intérêt de la collectivité que l'on a l'honneur et la charge de diriger. La mise en avant des considérations de caste est un phénomène qui n'apparaît pas dans l'histoire précoloniale africaine. Ainsi, Djibril Tamsir

(47) Dembo Kanouté, *Authentique histoire de l'Afrique (tradition orale)*, tome II, p.49.

(48) Op. cit.p.202.

(49) *Namm xel taggat jikko,* OSAD Dakar 1997, p. 28.

(50) *Les Bantu : langues-peuples- civilisations*, op. cit. p.120.

Niane nous rapporte que Nana Triban, la propre sœur de l'un des plus grands souverains de l'Ouest africain, Soundjata Keïta (XIIIe siècle), avait épousé Soumaoro Kanté, un roi... forgeron! Quant à la sœur de Waagan Fay (fin du XIVe siècle), le fondateur de la dynastie Gelwaar du Sine (région du Sénégal), c'est un griot qu'elle prend pour mari (51). La manière péjorative dont Henry Gravrand rend compte de cette union reflète les préjugés, non pas des contemporains de la princesse, mais des narrateurs actuels. Le fait même que cette union ait eu lieu, avec la propre sœur du roi de surcroît (on sait la place importante qu'elle occupe dans les sociétés de droit matriarcal), montre plutôt que les griots, loin d'être une classe méprisée, étaient au cœur du pouvoir, une situation qui se vérifie dans tous les royaumes africains précoloniaux. Les griots tiennent immuablement les premières places auprès des dignitaires de la cour. D. T. Niane a résumé d'admirable façon le statut du griot dans l'Afrique africaine :

> "Si, aujourd'hui, le griot est réduit à tirer parti de son art musical ou même à travailler de ses mains pour vivre, il n'en a pas toujours été ainsi dans l'Afrique antique. Autrefois les griots étaient les Conseillers des rois, ils détenaient les Constitutions des royaumes par le seul travail de la mémoire ; chaque famille princière avait son griot préposé à la conservation de la tradition ; c'est parmi les griots que les rois choisissaient les précepteurs des jeunes princes. Dans la société africaine bien hiérarchisée d'avant la colonisation, où chacun trouvait sa place, le griot nous apparaît comme l'un des membres les plus importants de cette société car c'est lui qui, à défaut d'archives, détenait les coutumes, les traditions et les principes de gouvernement des rois. Les bouleversements sociaux dus à la conquête font qu'aujourd'hui les griots doivent vivre autrement : aussi tirent-ils profit de ce qui jusque-là avait été leur fief, l'art de la parole et de la musique." (52)

Cette position prééminente que détient le griot dans l'Afrique antique, l'Egypte ancienne la leur avait déjà reconnue. Plutarque rapporte qu'Osiris, après avoir organisé son pays, donné des institutions et des lois (53) :

---

(51) V. *La civilisation Sereer : Cosaan,* op. cit. p.312-313.

(52) Op. cit. p. 5-6.

(53) *Isis et Osiris,* traduction Mario Meunier, éd. de la Maisnie 1979, p.56, (c'est nous qui soulignons).

" ...parcourut la terre entière pour la civiliser. Il eut très rarement besoin de faire usage de la force des armes. Et ce fut, le plus souvent, par la persuasion, par la raison, *parfois aussi en les charmant par des chants et par les ressources de la musique*, qu'il attira vers lui le plus grand nombre d'hommes."

Dans la mythologie égyptienne, l'ancêtre dont le griot tient sa fonction et tire sa considération est Thôt. Fils de Narmer, l'unificateur de la vallée et de la Haute Egypte, Thôt est le porte-parole d'Amon (le Dieu Unique) et de son Représentant : le Pharaon. Il a le rôle qu'assument actuellement dans les religions orientales, islamique en particulier, les marabouts et les prêtres. Ils sont les substituts des griots, en ce sens qu'ils sont les interprètes de l'Esprit Supérieur, du Maître. La fonction du *géwél* (griot en wolof, littéralement "faites-lui place", "mettez-vous en cercle autour de lui") était de transmettre et d'expliquer la parole du Maître. On a donné ce nom à Moïse. C'est le prophète qui reçoit la volonté de Dieu mais c'est Aaron qui la transmet et, depuis, la caste des prêtres chez les juifs est constituée des descendants d'Aaron. Ils ont le titre et la fonction de chantres qui, comme l'ordonne David :

"...loueront Yahvé avec les instruments que j'ai faits pour (le) louer." (54)

et qui (55) :

"... prophétisaient au son des lyres, des harpes et des cymbales (...) sous la direction du roi."

En effet, le "tombeur" de Goliath et père de Salomon était joueur de lyre (sorte de kora) et chantre, avant même que d'être roi (56). En réponse au mépris affiché par son épouse Mikal, fille de Saül, qui, lors du transport de l'arche à Jérusalem, s'indigne de voir son roi de mari danser et s'ébattre "en chantant au son des lyres, des harpes, des tambourins, des

(54) I CHRONIQUES 23,5.

(55) I CHRONIQUES 25,1-2.

(56) "Or, quand un esprit de Dieu était sur Saül, David prenait la lyre et il en jouait : Saül se calmait et se trouvait mieux, et l'esprit mauvais se retirait loin de lui." I SAMUEL 16,23. A la mort de Saül "David chanta ce chant funèbre sur Saül et sur Jonathan, son fils. Il ordonna de l'apprendre aux fils de Juda ; c'est (le chant de) l'Arc." II SAMUEL 1,17-18.

sistres et des cymbales", David a cette remarquable répartie que ne désavouerait aujourd'hui aucun griot authentique (et qui, traduite en wolof, a la saveur particulière de l'humour, cinglant quand il le faut, des sages africains) :

"C'est devant Yahvé que je dansais ! Par la vie de Yahvé qui m'a choisi de préférence à ton père et à toute sa maison, pour m'instituer chef sur le peuple de Yahvé, sur Israël, je m'ébattrai encore devant Yahvé, et je m'abaisserai encore davantage, je serai vil à tes yeux, mais auprès des servantes dont tu parles, auprès d'elles je serai à l'honneur." II SAMUEL 6, 21-22.

Certes, où qu'ils soient de par le monde, dans le système juridique et social noir, les griots sont au-dessus de tous. Beaucoup d'actes rituels ne se faisaient pas sans *géwél*. Ainsi, en allait-il des cérémonies en vue d'attirer la pluie. On ne semait pas non plus sans la présence d'un *géwél*. C'est aussi en raison de leur sainteté qu'on les enterrait dans des conditions particulières, dans le creux d'un arbre (le baobab, au Sénégal) par exemple. Car, on estimait que l'âme des hommes saints ne reste pas sur la terre. Ce sont les hommes faibles spirituellement dont l'esprit reste sur terre. Quant aux esprits supérieurs, leur âme se libère et vogue en toute liberté dans l'espace intersidéral. Toutefois, quand la société s'est abâtardie, ce qui, auparavant, était manifestation de respect a totalement changé de signification.

Quant aux forgerons, comment oublier que dans la tradition noire, proches des esprits saints protecteurs de la communauté, "héros civilisateurs" (57), ils sont plus que de simples mortels ? Ainsi que le rappelle le professeur Obenga :

"Depuis les temps les plus reculés, le travail de la forge constitue, en Afrique *bantu*, un rituel à grands renforts d'esprits, de remèdes et de talismans : le forgeron est un *nganga* , c'est-à-dire un maître, un devin (...) Aussi, en Afrique *bantu*, le forgeron est-il associé aux prêtres (*nganga*) et aux chefs (*mfumu, kumu*)..." (58)

Ceci explique le nombre élevé de dynasties de forgerons dans les monarchies noires de l'Afrique précoloniale, comme

---

(57) *Les Bantu : langues- peuples et civilisations*, op. cit. p.58.

(58) *Les Bantu* ..., op. cit. p.57-58.

du Moyen-Orient antique. Salomon ne tirait-il pas une partie de sa gloire du fait d'être forgeron (59) ? Dans l'Afrique africaine, c'est-à-dire autonome, soit quand l'Afrique pensait et agissait par elle-même, la notion de caste n'avait pas cette connotation négative. Elle reflétait uniquement une division du travail, et il y avait des passerelles d'une "caste" (organisation socio-professionnelle) à l'autre. Chaque groupe était dépositaire d'un savoir à transmettre de parents à enfants, de maître à apprenti, d'Initié à novice. Chaque métier se développait sous l'empire et la protection d'un esprit saint (la matière : bois, fer, etc. a son esprit que l'ancêtre fondateur de la communauté entretient).

Quand la société traditionnelle fut détruite et les maîtres renversés, c'est l'homme "casté" (c'est-à-dire organisé en communauté socio-professionnelle et dépositaire d'un précieux savoir) qui en subit les conséquences néfastes. Il est ostracisé et calomnié parce que, ayant davantage à préserver, il est le dernier à accepter la conversion aux valeurs étrangères et la soumission aux nouveaux maîtres. Ce sont les hommes qui n'ont pas d'autre métier que les armes et la politique qui se convertissent les premiers, et cela depuis toujours. Quand l'Egypte est envahie par des conquérants étrangers, ce sont les prêtresses et les prêtres qui se font exterminer. N'échappent au massacre organisé que celles et ceux qui (comme celui qui deviendra Bouddha) prennent le chemin de l'exil.

Pour ce qui est de la formalisation et de la péjoration des castes, c'est sous Théodose le Grand, au IVe siècle de l'ère chrétienne, qu'ont été décrétées, à Rome, la féodalisation des castes et l'obligation pour les enfants d'apprendre le métier du père. Il s'agissait de limiter la liberté de passage d'une profession à une autre qui était la norme en Egypte. A Rome, les plus grands artisans étaient les juifs car l'accès à d'autres métiers leur était interdit. Ils étaient rejetés, mis au ban de la société et il est probable que c'est à partir de là que, dans l'empire romain, l'on a méprisé les métiers manuels. Cet empire s'étant étendu sur une partie de l'Afrique ainsi qu'en Orient, il est raisonnable d'en induire que la péjoration des castes nous vient donc du Sahara colonisé.

(59) I ROIS 7, 48-50.

Dans cet autre segment du monde noir qu'était l'Inde dravidienne, il n'y avait pas non plus de castes dans le sens péjoratif. Cela ne s'est produit qu'avec l'arrivée des Aryens vers 1700—1500 avant l'ère chrétienne. Ils ont détruit la société traditionnelle noire et imposé leurs propres valeurs, surtout au nord et au centre. La rigidification des castes, ainsi que leur utilisation comme instrument de discrimination et d'exclusion, a d'abord été une invention des conquérants leucodermes. Dans cette région, comme partout ailleurs (60), le contact entre peuples noirs sédentaires, effectivement organisés en groupements socio-professionnels, pour des raisons d'efficacité et non d'exclusion mutuelle (ces corps de métiers n'étaient nullement étanches) on pouvait tout aussi librement choisir de continuer dans la branche de son père ou de sa mère que d'exercer une autre profession), et peuples blancs nomades, sans artisanat structuré (hormis dans l' "art" de la guerre), s'est fait d'une manière douloureuse, à tous points de vue, pour les premiers. Quand l'élément blanc prend le dessus sur la majorité noire, il utilise la religion et les structures sociales en place pour véhiculer un message insidieux de haine et d'infériorisation du Noir (61). Artisans, pêcheurs et agriculteurs étant des Noirs, ces corps de métiers constituent les "basses castes" ravalées au statut d'inférieures au conquérant blanc, seigneur de guerre ou brahmane (prêtre).

Dans l'Afrique noire assaillie et attaquée de toutes parts par les marchands de chair, de fusils et de cultes nouveaux, l'aristocratie, l'élite pensante et agissante du continent était au

---

(60)V. l'Anc. Test. , specialement le DEUTERONOME.

(61)V. GENESE 9,18-27, SAGESSE 12,3-11. Ce processus d'infériorisation des Noirs est admirablement décrit par un auteur américain, le Dr. Khalid Abdullah Tariq Al-Mansour, qui explique que le système des castes a d'abord servi au conquérant indo-aryen à séparer les Blancs des autochtones noirs. Le but était de préserver la "pureté" de la race blanche, en empêchant les mariages interraciaux. Preuve supplémentaire en est donnée, nous dit-il, par le fait que le terme sanskrit qui se réfère aux castes "varna" signifie "couleur". Repris par les voyageurs portugais, il devient "casta", du latin "castus", qui signifie : "pur"! *The seven african arabian wonders of the world : the Black man's guide to the Middle East,* 1st edition 1991, The first african arabian press, Library of congress, number 811128, p.9.

premier rang pour défendre la terre et les valeurs noires, faites de bravoure, de fierté et de refus total de la soumission. Pour abattre la résistance noire, il fallait abattre ses chefs, ses promoteurs : les “Initié(e)s”, les “gens de caste”. Il suffit de viser la tête et tout corps, aussi puissant soit-il, s’effondre. A la faveur du règne de la terreur instauré dans une Afrique transformée en immense et atroce terrain de chasse au “gibier humain”, aventuriers et “*baadolo* ” (gens du peuple sans éducation poussée) prennent le pouvoir, en association avec ceux qui les fournissent en armes et en conseils empoisonnés enveloppés du manteau de l’islam ou du christianisme. Les résistants de la première heure, les piliers du monument des extraordinaires valeurs culturelles, humaines et religieuses noires, sont impitoyablement combattus, pourchassés et vilipendés. Pour empêcher que leurs appels à la résistance soient entendus, on en fait des parias (un terme dont l’origine — nom donné aux “Intouchables”, les représentants des “basses castes” en Inde — corrobore et résume nos propos). C’est ainsi que, jusqu’à nos jours, il n’y a de “problème des castes” en Afrique que là où l’islam esclavagiste s’est solidement implanté, un islam, faut-il le préciser, qui n’est guère celui du Saint Prophète. Jamais cet homme qui n’était que Douceur, Bonté et Générosité n’a conservé ou vendu un seul esclave, ou, a fortiori, entrepris une guerre dans le but d’en acquérir. Sa vie durant, il n’a cessé de prêcher (et de pratiquer) le message islamique d’égalité de toutes et de tous, nonobstant les différences de sexe, de race ou de statut social.

Dans notre matière, un des effets de l’acculturation a été l’accroissement du rôle du père et de l’autoritarisme dans le processus matrimonial, autant de comportements étrangers à la tradition noire qui, une fois ses critères de sélection posés, s’en remet pour ce qui est de leur utilisation au bon vouloir des femmes et des aspirants au mariage. Seules les règles qui protègent les fondements spirituels du groupe social concerné sont impératives. Ainsi en est-il du tabou de l’inceste, mais nous avons vu que même cet interdit peut être partiellement levé quand il y va de l’intérêt du corps social tout entier (le mariage entre Pharaon et sa demi-sœur par exemple). Les autres critères de sélection du couple idéal ne sont donnés qu’à titre incitatif, mais non coercitif. Le professeur Samba Traoré met très justement en garde contre une vision du droit africain en tant qu'ensemble "constitué de règles susceptibles d'être imposées par la contrainte" (62). Pour comprendre en quoi pareille perception est erronée, il faut se mettre dans le contexte de la pensée et des valeurs culturelles africaines où ce n'est pas la force mâle et brutale qui est le fondement de l'organisation sociale mais l'idéal d'Harmonie, qui rejette l'idéologie de la confrontation. Au "Il faut se battre", "Que le plus fort gagne" indo-aryen s'oppose le "Parlons-nous", "discutons jusqu'à nous entendre" égypto-africain. Les Wolof disent *ñak déggoo amul ñak a waxtaan a am* ("Il n'y a jamais de mésentente mais uniquement un déficit de communication"), mais ils conseillent aussi : *Tèrè mu të, bayyil mu gis* ("Laisse l'obstiné(e) rencontrer les conséquences de son entêtement"). Cette recommandation s'applique à tous les domaines, y compris celui de l'union matrimoniale, le dernier mot revenant en la matière aux personnes chargées de procéder à l'étude des caractères et du cœur des candidats pressentis.

§ II. Les artisans du choix

Le mariage ne saurait être une question qui n'intéresse que deux individus visant chacun la réalisation de fins égoïstes. Dans les communautés noires, l'être humain ne meurt pas seul, ne vit pas seul. Il ne souffre pas seul, parce qu'il ne se réjouit pas seul. Tout événement, heureux ou malheureux, enclenche, automatiquement, le système de la "solidarité-participation" de tous. Il découle de cet état de fait que chaque engagement social majeur lie, en plus des principaux concernés, leurs familles respectives (y compris les ami(e)s). En effet (63) :

> "Qu'ils se soient vus, aimés et choisis mutuellement et librement, ou qu'on les ait désignés l'un à l'autre, ou choisis l'un pour l'autre, les futurs conjoints sont pénétrés de la même réalité : à savoir qu'en tout état de cause, il ne saurait y avoir d'union conjugale entre eux sans l'accord des principaux responsables de leurs deux familles — elles-mêmes devant être "unies" par le mariage de leurs enfants respectifs."

---

(62) Op. cit. p.52.

(63) *Sens et signification des cérémonies traditionnelles,* S. S.-M. Kañji, (inédit).

Ainsi, qu'il s'agisse du jeune homme ou de la jeune fille, ce sont les tantes maternelles (ou paternelles) qui, d'ordinaire, se chargent de choisir, pour leur nièce ou leur neveu, le partenaire jugé par elles dignes de mêler son sang avec le leur (B). Cependant, l'avis des futurs conjoints sera toujours pris car leur consentement est indispensable (A).

A- LES INTERESSES EUX-MEMES

Il n'est plus discuté (si tant est que cela l'ait jamais été) que contes, proverbes et maximes véhiculent les valeurs de civilisation des communautés qui les produisent et les répètent. Ils sont des instruments de propagation d'idéaux et de normes de conduite reflétant la mentalité profonde des peuples qui les ont façonnés et auxquels ils s'adressent. Ils servent à promouvoir un certain comportement, à justifier des prises de position, à alléger des angoisses, à transmettre des modèles ou à glorifier un idéal. Les féministes occidentales l'ont si bien compris qu'elles sont nombreuses à fustiger les contes de fées qui enracinent, dans le mental des petites filles le mythe du prince charmant, mâle sauveur de la femme obéissante et docile, encore qu'il lui soit permis d'être coquette et manipulatrice quand il s'agit de battre la concurrence et de se faire remarquer du prince (Cendrillon “oublie” son minuscule soulier — article hautement érotique, lorsque l'on sait qu'à l'époque où ce conte a été popularisé les chevilles des dames suffisaient à mettre les hommes en émoi, sans parler du fétichisme qui, jusqu'aujourd'hui, entoure la chaussure féminine chez certains Occidentaux — sur les marches du perron du palais du prince, Peau d'Âne laisse tomber sa bague dans le gâteau destiné au prince...).

Pour mieux illustrer notre propos, procédons à une brève comparaison des contes africains et européens traitant du choix du conjoint. Voici le schéma d'un conte connu dans toute l'Afrique de l'Ouest, et peut-être même au-delà. Il traite de la jeune fille qui veut un mari dépourvu de toute cicatrice. Comme elle est très belle (ou fille de chef), ils sont nombreux à se présenter à l'inspection, mais un seul, un étranger que personne ne connaît dans le village, passe le test. Quand, après leurs épousailles, les jeunes mariés gagnent le domicile de l'époux, ce dernier se révèle être un animal, et la jeune fille se repent amèrement. Cependant, loin de se résigner à son sort, elle préfère la mort (sur-le-champ ou en tentant de fuir) plutôt que de vivre avec une bête. L'héroïne de ce conte africain est donc une forte tête qui agit avec une liberté et une responsabilité qu'elle assume jusqu'au bout. Elle formule elle-même ses exigences en matière matrimoniale et fait son choix parmi la foule de prétendants sans attendre d'être choisie.

Quelle est la situation de l'héroïne à marier dans les contes européens ? Qu'il s'agisse de Blanche-Neige, Peau d'Âne, La Belle-au-Bois-Dormant, Rapunzel ou Cendrillon, elles vivent toutes, avant leur mariage, isolées et cloîtrées (dans une cabane au fond des bois, un château entouré de ronces, une tour imprenable, les dépendances de la maison familiale...). Toutes ne seront délivrées de leur anonymat, ou insignifiance sociale, que si elles ont réussi à attirer, et à garder, l'attention d'un jeune homme beau et riche (lui devant ainsi, en retour, reconnaissance, obéissance, respect, dévotion...). Quant aux héroïnes qui ne sont pas présentées comme des prisonnières du sort délivrées par un prince charmant, elles sont souvent mariées contre leur gré à... une bête (hérisson, grenouille, la Bête, de la Belle et la Bête...) ! Après une cohabitation forcée d'une certaine durée, et parfois bien des épreuves, l'époux-animal finit par reprendre son apparence humaine d'origine. Est-ce la femme qui a apprivoisé la bête que semblait être son époux ou se serait-elle résignée à sa bestialité, n'y voyant plus que le comportement normal d'un mari ?! C'est en tout cas ce dernier message que semblent véhiculer ces contes puisque l'idée en est que c'est à force de vivre aux côtés de l'époux-animal et de l'avoir dans votre lit que vous vous ferez à ses manières et à son apparence, au point qu'elles ne vous dégoûteront plus. Détail piquant, l'époux-animal des contes occidentaux doit toujours son état à un sort jeté par une méchante sorcière. L'allusion aux récits terrifiants que les femmes plus âgées, et revenues de leurs illusions romantiques, peuvent faire aux plus jeunes de leurs expériences avec les hommes — de la nuit de noces brutale (hormis l'injonction faite aux filles de garder les jambes bien serrées jusqu'au mariage et l'avertissement à l'endroit des garçons que l'onanisme rend débile, l'éducation sexuelle n'était au programme ni de l'Eglise, ni des écoles) à la tutelle de fer — nous semble claire. Au vu de ce bref exposé, lorsque Veronika Görög-Karady pose l'interrogation suivante à propos des contes peuls:

"la présence insistante d'une héroïne à personnalité forte, autonome et volontaire serait-elle ou non l'indice d'une pratique sociale autorisant la femme à avoir son mot à dire par rapport à son destin matrimonial ?" (64)

La réponse est indiscutablement oui. Cette affirmation explique et justifie un environnement où le rôle des parents n'est pas de contraindre mais de conseiller et, surtout, d'inculquer à leurs enfants le sens des responsabilités, c'est-à-dire d'accepter d'assumer les conséquences de leurs actes et de leurs choix *(Tere mu të bayyil mu gis).*

Christiane Seydou note (65) à propos d'une variante du conte de la jeune fille, qui s'est mariée sans tenir compte de l'avis défavorable de ses parents, et se donne la mort lorsqu'elle découvre l'humiliante et terrible vérité sur la nature animale de son époux :

"Ces deux premières versions nous semblent marquées au sceau du *pulaaku* (le code de conduite peul) dont on sait qu'esprit d'indépendance et sens de l'honneur sont deux des vertus cardinales : quoi de plus typique d'un comportement peul, en effet, que cet entêtement de la fille à disposer totalement de son destin, tant dans le choix de son conjoint que dans la sanction extrême à laquelle, convaincue de son erreur, elle se voue elle-même sans une hésitation, revendiquant ainsi sa seule et entière responsabilité." (66)

Ce comportement, que Christiane Seydou ne reconnaît qu'aux seuls Peuls, est commun à tous les peuples noirs. Le code moral noir transcende en effet les ethnies. Quelle que soit

---

(64) *Le mariage dans les contes africains,* op. cit. p.12.

(65) Chose curieuse qui montre la différence, sinon l'opposition, des valeurs de chacune de ces civilisations, l'héroïne noire préfère mourir (ou fuir en bravant mille dangers, avec l'aide mystique de ses parents) plutôt que de vivre aux côtés d'un animal, tandis que dans les contes européens, ce sont les parents eux-mêmes qui, en connaissance de cause, offrent leur fille à un animal.

(66) Op. cit. p.91.

la langue dans laquelle elle est enseignée, la tradition de chaque peuple noir a brillamment rendu compte de son attachement aux vertus morales de rectitude, de respect de soi et d'autrui (67). Répétons-le (68) :

"Dans l'Afrique traditionnelle — et ce depuis le Code Isiaque — la femme, en tant que personne, jouit, à côté de l'homme (oncle, frère, époux) et comme celui-ci, d'une liberté et d'une égalité que ne limite que son sens aigu de l'honneur, du devoir et de la responsabilité. *C'était l'époque de la civilisation de la Vertu, et non celle de la "peur de Dieu" et de l'hypocrisie.* Civilisation de la spiritualité et non celle de la "Religiosité" — celle-ci étant souvent faite de mimétisme, c'est-à-dire de réflexes conditionnés générateurs d'actes répétitifs déspiritualisés."

Les sociétés noires n'étant pas, loin s'en faut, des sociétés de ségrégation, filles et garçons se côtoient continuellement. En outre, de nombreux événements sont organisés afin que les jeunes gens (des deux sexes) de villages adjacents ou même plus éloignés aient l'occasion de se rencontrer et de se connaître. Dès lors des sentiments germent et croissent, des idylles se nouent qui éventuellement aboutissent au mariage (69). Le thème du mariage d'amour revient si fréquemment dans les mythes, dans les contes et dans les légendes, que l'on est autorisé à en déduire que les

---

(67) V. *La philosophie morale des Wolof,* op. cit. Plutôt la mort que la déchéance, c'est une des valeurs incontestées du code moral noir. Pour n'en citer qu'un exemple, prenons celui, célèbre au Sénégal, des femmes de Ndeer (Waalo) qui, le 5 mars 1820, encerclées par une bande armée de Maures pillards et esclavagistes qui avaient attendu que les hommes aient quitté le village pour attaquer, se battirent comme des lionnes pour protéger la retraite de leurs enfants, avant de s'immoler par le feu plutôt que de se laisser capturer par l'ennemi.

(68) *Des droits de la femme africaine d'hier à demain,* op. cit.p.14.

(69) Henry Gravrand décrit comment la fin de l'hivernage était l'occasion de réjouissances et de rencontres pour les jeunes Sereer libérés des contraignants travaux champêtres. Des championnats de luttes menaient les jeunes hommes tout beaux et pomponnés, et leur cortège de "supportrices" élégamment apprêtées, d'un village à l'autre. "C'est au cours des nuits de ces luttes rituelles que s'ébauchaient les projets de mariage, ou que l'on rendait publiques les unions décidées par les familles à la fin de l'hivernage." Op. cit. p.300.

sentiments des intéressés l'un pour l'autre jouaient une part non négligeable dans la conclusion des unions. Certains mariages d'amour sont même glorifiés. Ainsi en est-il au Sénégal du mariage entre un séduisant lutteur sereer et Téning Diom mère de Waagan Fay, le fondateur de la dynastie Gelwaar du Siné-Saloum, et nièce de Maysa (<Ma-Isë/Isis, un prénom d'origine égyptienne) Waaly Jon le fondateur du royaume du Sine. La tradition rapporte que (70) lorsque Téning s'est ouverte à son oncle des sentiments qu'elle portait au jeune lutteur, celui-ci qui, pour des raisons politiques d'intégration à la population autochtone, regardait avec faveur les mariages entre Gelwaar (originaires du Gabou) et Sereer (autochtones) approuva avec empressement le choix de sa nièce. L'abbé Gravrand rapporte un autre mariage d'amour mythique concernant cette fois un des fils de ce roi de légende. Comme sa grand-mère Téning Diom, Diata Waagaan Fay se marie une première fois par amour, mais son épouse meurt et il reste longtemps inconsolable. Il finit tout de même par en aimer une autre qu'il épouse en secondes noces. Quand la mort lui enlève celle-là aussi, il perd carrément la tête ! Un beau jour, à cheval et en tenue de combat, il s'élève vers les cieux pour combattre le Tueur Suprême, *Roog Sèen* ("Dieu qui est partout et nulle part" : les religions noires sont toutes, sans exception, monothéistes). Il n'en serait toujours pas revenu...(71). L'histoire de l'amour du séduisant prince pour chacune de ses épouses est tellement belle qu'elle doit certainement remuer le cœur de plus d'un(e) jeune Sereer en âge de se marier (72).

L'amour est donc bien un sentiment qui se trouve au cœur de l'union matrimoniale. Les images d'un couple enlacé que nous donne des époux la statuaire africaine, à commencer par celle de l'époque pharaonique, sont à cet égard éminemment parlantes. Non seulement les jeunes gens sont autorisés à choisir eux-mêmes leur conjoint, mais encore les mariages d'amour sont encouragés.

---

(70) V. H. Gravrand, op. cit. p.299-300.

(71) Op. cit. p.331.

(72) A l'instar de leurs ancêtres égyptiennes dont le romantisme est attesté par les nombreux poèmes d'amour recensés par les égyptologues ; v. *Chants d'amour de l'Egypte ancienne*, éd. La table ronde, Paris 1996.

Ce conte bambara recueilli par Charles Monteil en est une autre illustration. Il débute ainsi :

Fils de *fama*, il quitta la maison du *fama* (chef), son père, pour aller dans un autre pays. Il arriva à la ville d'un (autre) *fama* dont la fille se trouvait (à ce moment) sur la terrasse de la maison. Il descendit de cheval près du puits et abreuva sa monture.

La fille du *fama* envoya pour observer (cet étranger) une de ses domestiques. Elle (la domestique) lui dit : "Homme, d'où viens-tu ?" Il dit "Je viens de loin. Je suis fils de *fama*. " La domestique dit : "La fille du *fama* te fait dire que tu es le bienvenu."

Il entra dans le village et (y) prit l'hospitalité. La fille du *fama* dit qu'elle veut l'épouser. Il dit : "C'est bon !" On les unit, il l'épouse. (73)

Un homme noir, et le plus illustre des hommes, le Saint Prophète de l'islam, a explicitement affirmé ce droit pour la jeune fille de se marier par amour. En atteste ce cas célèbre (74):

"...la courageuse Khansaa bint Khidaam ou Khidzaam (...) alla trouver le Prophète pour lui dire : "je vous demande de me départager avec mon père — Qu'y a-t-il entre ton père et toi ? lui demande le Prophète.

— Voici, répond-elle : j'aime un homme, avec qui je veux me marier. Mon père, lui, veut m'obliger à me marier avec un homme de son choix. Et le Prophète de faire appeler le père de Khansaa pour lui dire : *Laisse-la épouser l'homme qu'elle aime* (ou pousse-la vers son amour)."

La même liberté de choix a été constatée en Afrique du Sud, chez les Khoï, encore appelés Hottentot. Le professeur Elikia Mbokolo nous dit à leur sujet que :

"Les femmes Khoï jouissaient d'un statut social relativement élevé: *elles choisissaient leur mari,* dirigeaient l'entretien de la hutte et, surtout, disposaient du lait qu'elles seules pouvaient traire et qui était à la base de l'alimentation familiale." (75)

Les jeunes gens peuvent se choisir très tôt ; ainsi en est-il chez les Bambara où c'est lors de son admission dans une

---

(73) *Les Bambara du Ségou et du Kaarta,* op. cit. p.381.

(74) *Des droits de la femme africaine d'hier à demain*, op. cit. p. 47-48.

(75) *La dispersion des Bantou,* op. cit. p.17, (c'est nous qui soulignons). Nous retrouvons la corrélation, à la base du matriarcat, entre le statut élevé de la femme et sa mainmise sur les instruments de survie (là-bas les céréales, ici le lait).

confrérie, le *n-Tomo*, qui réunit les garçons de 14 à 21 ans environ, que chaque *n-Tomo-den'* doit se choisir sa *n-golo-moso :* "c'est l'amie de cœur avec laquelle il n'a pas que des rapports platoniques." (76)

Lorsque l'initiative de la demande n'a pas été prise par la jeune fille, elle dispose de moyens discrets (car la discrétion est une valeur hautement appréciée dans des sociétés où permettre à chacun de garder la face est un devoir moral) de faire connaître son sentiment. Ces moyens sont variés mais le fait qu'ils existent (à l'état de fossile puisque la plupart des auteurs qui en rendent compte déclarent que les parents ne tiennent plus compte de l'opinion des promis) atteste de ce qu'à l'origine le consentement des futurs conjoints était, comme nous l'avons montré, indispensable. La description faite par Marie Augustine Ndombet du mariage coutumier, tel qu'il se déroule aujourd'hui au Gabon, est caractéristique de cette évolution :

"...le mariage coutumier est dénué de toutes considérations personnelles et le consentement de la future épouse importe peu.

La formule rituelle, qui, en droit moderne, consiste à demander à l'épouse si elle consent à prendre pour époux X..., et inversement, demeure dans la tradition, sous cette forme : une cérémonie prénuptiale représentée par les membres de la famille des futurs conjoints devait déterminer le consentement de la future mariée.

Le jeune homme remet à la jeune fille un objet précieux. *Si cette dernière consent au mariage*, l'objet est par elle remis à son père. Dans le cas contraire, cet objet est rendu immédiatement au jeune homme." (77)

L'existence de ce cérémonial est une preuve suffisante de ce que le mariage n'était pas une affaire discutée et décidée par les familles au-dessus de la tête des intéressés, mais que l'avis de ces derniers était déterminant. Le respect du jugement des aînés étant à la base de l'éducation noire, il est certain que,

---

(76) *Les Bambara du Ségou et du Kaarta*, op. cit. p.239.

(77) *La civilisation de la femme dans la tradition africaine*, op. cit. p.331-332, (c'est nous qui soulignons). Anciennement, l'objet en cause était remis à l'oncle maternel ou au frère utérin. Chez les Wolof du Sénégal également, c'est par la manière dont une jeune fille accepte le "premier don" (*may ngu jëkk)* de son prétendant qu'elle signifie son acceptation ou son refus de sa candidature ; v. *La famille wolof,* op. cit. p.103.

couplé à l'affection et à la confiance que l'on porte à la mère, le choix que cette dernière fera pour son enfant ne sera pas aisément remis en cause par lui. Qui peut influencer, conseiller, mieux que la mère ? Elle représente la figure terrestre la plus vénérée dans toutes les cultures noires (au point que certains auteurs ont assimilé son statut à celui d'une divinité) (78). Toutefois, conseiller n'est pas imposer et, en dernier ressort, la décision d'accepter ou non l'union proposée appartient à la fille et au garçon pressentis pour être conjoints, comme cela a été observé chez les Bassari et les Coniagui au Sénégal oriental, ainsi que chez les Gbaya de l'Afrique centrale :

> "...les jeunes, garçons et filles, sont dans une large mesure maîtres de leur destin matrimonial, le garçon choisissant la fille qu'il veut courtiser et la fille, tout en se laissant conseiller par ses parents, gardant le droit de décision..." (79)

Le rôle qu'elles jouent dans la famille fait de la mère et des sœurs aînées (qui sont des "mères-adjointes" pour les plus jeunes) les personnes les plus appropriées pour connaître les sentiments de la fille ou du garçon en âge de se marier, puis pour agir en conséquence.

B- LES MERES ET LES SŒURS

Qu'il s'agisse de faire connaître son souhait ou de mettre en œuvre l'organisation du mariage, c'est à l'élément féminin de la famille qu'il faut s'adresser et principalement à la mère ou à la sœur aînée. C'est à la mère que revient l'initiative de fiancer son nouveau-né (80) ou d'attendre qu'il (ou elle) grandisse avant d'entreprendre les démarches en vue de lui trouver un bon conjoint. Si les fiançailles en bas âge n'ont pas eu lieu ou ont été rompues, le garçon ou la fille qui aura fait son choix sans assistance maternelle devra néanmoins passer par elle pour faire sa demande officielle.

---

(78) V. infra, "le culte de la mère".

(79) *Le mariage dans les contes africains,* op. cit.p.13.

(80) Dans la série de contes où une fille (non encore née) est promise en mariage à un "monstre" en échange d'un service, c'est toujours la mère qui fait la promesse de donner sa fille en mariage. *Le mariage dans les contes africains,* op. cit. p.63 et 87.

De la demande en mariage à sa conclusion, tout sera fait sous la direction et la supervision des femmes. Ayant un statut proche de celui de la mère, l'oncle maternel est tenu au courant à toutes les étapes de la procédure. Restreint au début (discrétion oblige tant qu'on en est à tâter le terrain et à sonder les sentiments de chaque côté), le cercle des personnes appelées à participer à la formation de l'union projetée va aller s'élargissant jusqu'au jour de l'engagement définitif. Après avoir été les négociatrices des termes de l'union envisagée, à la date des noces, les femmes — mères (tantes maternelles et sœurs aînées) et pères de sexe féminin (tantes paternelles) — vont être, de part et d'autre, les grandes ordonnatrices de la cérémonie. Le mariage est une affaire privée menée à son terme entre femmes. De ses prémices à sa conclusion, il ne s'y mêlera ni père, ni prêtre, ni autorité politique ou judiciaire. Cette place prééminente des femmes noires dans le processus matrimonial est attestée dans toutes sortes de documents, à commencer par un des plus lus, la Bible. A propos d'Ismaël, fils de la Noire égyptienne Agar et du Noir mésopotamien Abraham, il est écrit dans LA GENESE (21, 21) que, lorsqu'il fut en âge de se marier :

> "*sa mère lui prit une femme* du pays d'Egypte." (81)

C'était une pratique courante en Egypte ancienne, à en juger par ce poème qui évoque le rôle de "marieuse" de la mère (82) :

> "Mon bien-aimé de sa voix a troublé mon cœur.
> Il m'a laissée en proie à mon anxiété.
> Il habite tout près de la maison de ma mère.
> Mais pourtant je ne sais comment aller vers lui !
> Pour lors peut-être ma mère pourra-t-elle agir ?
> Il me faut aller lui (en) parler (la voir) ..."

Ce qui est mis en évidence par ces quelques vers, c'est la place accordée au sentiment amoureux dans l'institution du mariage, ainsi que l'entière liberté de la jeune fille que ne guide ntque les élans de son cœur. La mère (ou l'oncle maternel, comme dans le cas précité du barbier royal) ne fait qu'apporter

---

(81) C'est nous qui soulignons.

(82) *La femme au temps des pharaons*, op. cit.p.197.

son concours à la réalisation du vœu exprimé. Ce rôle purement formel des parents se retrouve dans ce conte où le père rappelle à sa fille qui vient lui annoncer son choix, que :

"il avait toujours dit qu'il ne chercherait pas à lui imposer un mari et qu'il serait d'accord pour celui qu'elle voudrait, fût-il un morceau de bois." (83)

Les parents ont une fonction non de contrainte (même purement morale) mais d'assistance. Partant de là, le rôle de la mère dans le processus matrimonial est, principalement, celui d'agent intermédiaire entre son enfant et celui (ou celle) qu'il (ou elle) s'est choisi (e). Cela apparaît nettement dans le conte bambara-malinké du "roi qui veut garder sa fille": l'homme qui rend la fille du roi enceinte envoie sa mère parlementer avec le roi pour l'obtention de la main de la princesse. Dans le conte camerounais intitulé *La fille dans une calebasse* et rapporté par une conteuse peul, c'est encore et toujours la mère qui est consultée (par le père et le fils) pour entreprendre les démarches en vue du mariage de son fils. Parce qu'un conte qui ne renverrait pas au vécu profond de ses auditeurs n'aurait pas grand sens pour eux, il est important de citer ces passages car ils illustrent, mieux que tout discours, le rôle prépondérant de la mère en la matière :

...Il rentra et envoya un messager à sa mère — lui, le jeune prince—il envoya un messager à sa mère pour qu'elle demande à son mari l'autorisation d'aller voir son fils le soir. La mère dit au roi :

"Le fils a demandé que je vienne.

— D'accord, dit le roi. Si tu y vas, dis-lui de se chercher une femme, parlez-en. *Celle qu'il aime, je la lui donnerai en mariage.*"

La mère y alla. Son fils dit :

"La raison pour laquelle je t'ai appelée, c'est que toi, ton père est roi. Si mon père refuse et dit qu'il ne prépare pas le mariage pour moi, toi, tu as des moyens du côté de ton père, tu me donneras ce qu'il faut pour mon mariage.

— C'est bien, lui dit-elle.

— La calebasse, la fille que la femme d'Un tel a eue, j'épouserai cette calebasse.

— Mais mon enfant, tu es le seul que Dieu m'a donné. Ne m'offense pas.

---

(83) *Le mariage dans les contes africains*, op. cit. p.92 note (5).

— Sinon, je m'en vais, dit-il.

— Non. *Tu sais toi-même ce que tu fais. Si ton père refuse ce mariage, je l'arrangerai pour toi.* Si ton père le refuse, je l'arrangerai."

Elle vint informer le roi. Le roi dit :

— "*Kuntu billahi* ! Moi, c'est un seul enfant que j'ai eu, et il dit que c'est une calebasse qu'il prendra comme première femme !

— Pourquoi pas ? N'est-ce pas qu'il sait lui-même ce qu'il fait ? Peut-être qu'elle possède des vaches et qu'elle bat le lait pour en faire du beurre ? Laisse-le, marions-le.

— C'est bien conclut le roi.

La mère réunit ce qu'il fallait et alla tout de suite demander la calebasse en mariage. (...) La mère demanda donc la fille pour son fils, il l'épousa. (84)

Tout en accédant à la demande de son fils, la mère rappelle les critères qui comptent dans le choix d'une épouse : "elle sait battre le lait", donc elle est travailleuse, "elle possède des vaches", autrement dit, elle a les moyens d'assurer son autonomie matérielle (85). Pour le père, tout ce qui compte c'est que son fils épouse celle qu'il aime. Il est néanmoins souligné que, quoique non convaincus du bien-fondé du choix exprimé (il s'agit tout de même d'une "calebasse" !), les deux parents

---

(84) *Le mariage dans les contes africains,* op. cit. p.170, (c'est nous qui soulignons).

(85) La notion que la femme mariée doit être dépendante de son mari est totalement étrangère à la tradition noire. Thelma Awori expose les conséquences déplorables pour la femme de l'adoption, du fait du christianisme et de la colonisation, des concepts étrangers suivants : 1- les femmes doivent être prises en charge par les hommes, 2- les femmes doivent épouser des hommes d'un statut social supérieur , du point de vue des diplômes comme du salaire, 3- la place des femmes est à la maison (dans la cuisine), 4- le culte de la chasteté, de la monogamie, et son corollaire le concept (déroutant pour la pensée noire) d' "enfant illégitime", "The myth of the inferiority of the african women", *La civilisation de la femme dans la tradition africaine,* op. cit. p.44-45. Dans le même ouvrage (p.516) Mme Dzagbe Cudjoe Calvoressi fait à propos des Anlo du Ghana une remarque qui, traditionnellement, valait pour toutes les femmes noires :"*A wife was expected to be in a position to provide her own basic needs and she was not expected to be a financial burden to her husband*" .

s'entendent pour le respecter. Leur fils est adulte, donc responsable ("il sait ce qu'il fait" rappelle deux fois la mère). En dépit de quelques références formelles à l'autorité du mari, que l'on sent bien être de peu de poids (respect en surface du rôle que l'islam fait jouer au père et au mari), il est clair que c'est la mère qui est en charge de l'organisation du mariage de son fils. Economiquement indépendante de son mari, comme son fils le souligne, elle est également libre de disposer de sa fortune à son gré. Sont donc fermement dessinés dans le conte les rôles de confidente et de conseillère de la mère (ce qui explique les nombreux cadeaux et l'attention dont elle est généralement entourée par les prétendants de sa fille), ainsi que la place assez effacée du père qui n'est qu'informé de la décision de son fils. Une fois les sentiments des futurs conjoints connus, les préparatifs du mariage et la demande elle-même sont du ressort de la mère. Aucune charge ne s'assumant en solitaire, elle va être secondée par les sœurs aînées et les tantes de son enfant. Mme Devès rappelle à notre mémoire cette réalité noire :

> "...il lui est reconnu (à la femme) une place toute spéciale dans la conclusion des mariages. La femme, aussi loin que l'on remonte dans l'histoire du Sénégal, faisait et défaisait traditionnellement les mariages. On lui reconnaissait ce droit." (86)

Chez les Sereer du Sénégal, ce rôle prépondérant de la mère se retrouve dans le mythe de Bande Ñambo, la fondatrice désignée de plusieurs villages dans l'estuaire du Saloum. Lorsque sa fille tombe enceinte, c'est elle, et non son mari et père de la jeune fille, qui s'occupe de "régler l'affaire" :

> "...la mère de la fille exigea du coupable une forte amende dans un délai très court. Le fautif répondit qu'il n'avait pas d'argent mais qu'il irait en chercher. La mère lui dit : D'accord, mais tu me laisses un témoin (87), et si tu ne reviens pas dans le délai fixé, il sera mis à mort." (88)

Le jour des noces sera souvent l'aboutissement de démarches qui se seront étalées sur des années, le processus matrimonial pouvant être assimilé à cet égard à un véritable

---

(86) *La civilisation de la femme dans la tradition africaine,* op. cit. p.319.

(87) Comprendre : un otage.

(88) H. Gravrand, op. cit p. 178.

parcours d'obstacles, spécialement pour le garçon qui est astreint à différentes prestations matrimoniales répondant, chacune, à un objectif précis.

SECTION 3. LES PRESTATIONS MATRIMONIALES : UNE PREUVE ET DES EPREUVES

Les prestations matrimoniales sont constituées par l'ensemble des biens et des services qui seront requis du prétendant à une union conjugale. Ces prestations sont diverses et variées en raison du fait que, pour les peuples noirs, tout est occasion d'échanges de cadeaux, de services ou tout simplement de civilités. Un sociologue le confirme (1) :

> "Le nombre considérable des dons et contre-dons (de biens comme de services), ayant pour but de tisser et consolider des liens sociaux, exprime traditionnellement le souci majeur des Wolof de maintenir, d'élargir et d'approfondir la communauté de vie, la cohésion du groupe."

C'est dans cette optique qu'il faut interpréter les différentes prestations qui vont être dues à l'occasion d'un mariage. Celle qui marque officiellement la conclusion de l'union conjugale est constituée par la remise de ce qu'il est désormais convenu d'appeler la dot (§I). Mais au préalable, le gendre prospectif se sera acquitté de toutes sortes d'obligations dont, notamment, les travaux à effectuer pour les beaux-parents (§II).

§ I. Le gage d'alliance et de reconnaissance : "la dot"

La plus controversée des prestations matrimoniales est celle que l'on appelle la dot. Les nombreuses confusions et erreurs auxquelles elle a donné lieu débutent d'ailleurs avec cette qualification de "dot", une appellation qui ne rend pas compte de la nature exacte de cette prestation en droit noir. Les errements des différents ethnologues et chercheurs africanistes occidentaux auraient peut-être été évités si, au lieu de plaquer sur le système juridique noir des concepts procédant de formats de pensée et d'organisation sociale qui lui sont

(1) A. B. Diop, op. cit. p.143.

totalement et foncièrement étrangers, ils s'étaient plutôt préoccupés de traduire les termes mêmes qui, dans les langues noires, désignent les dons faits à l'occasion d'un mariage. Charles Monteil avait pourtant prévenu (2) :

"...l'on est naturellement porté à appliquer aux institutions indigènes les noms et les caractéristiques fondamentales d'institutions, européennes notamment, que l'on tient, *a priori*, pour similaires. *Transportée de la sorte sur un plan étranger à sa genèse et à son évolution,* la coutume indigène est déformée ; elle ne peut garder sa physionomie propre que dans le plan indigène où elle s'est constituée et développée."

C'est avec cet avertissement comme fil conducteur que nous allons étudier ce à quoi correspond véritablement la "dot" en droit noir (B). Auparavant, nous allons consacrer quelques développements à la réfutation argumentée de l'assimilation de la "dot" africaine à un quelconque prix d'achat (A).

A- LES IDEES FAUSSES SUR LA "DOT" EN DROIT NOIR

Quelle est la signification du concept de dot en France ? Dans le *Petit Larousse* (1982), il s'agit de :

"Biens qu'apporte une femme en mariage, ou donnés aux époux par les parents ou par des tiers en vue du mariage."

Le *Lexique des termes juridiques* de Guillien et Vincent propose :

"Au sens large : donation en vue du mariage. Au sens strict : sous le régime dotal, biens apportés par la femme qui sont inaliénables et insaisissables et soumis à l'administration du mari."

G. Cornu le définit dans le *Vocabulaire juridique* ainsi :

"(sens large) Biens donnés à l'un ou à l'autre des époux par contrat de mariage. Désignait naguère, sous le régime dotal, les biens apportés par la femme en se mariant et dont le mari avait l'administration et la jouissance en vue de subvenir aux charges du mariage."

Voilà donc ce que ce terme de "dot" signifie dans la langue et le droit français. Est-il transposable tel quel dans l'environnement culturel et juridique noir ?

---

(2) Op. cit. p.2, (c'est nous qui soulignons).

1) Une dotation

Chez les peuples indo-aryens, la dot sert, principalement sinon exclusivement, à "doter" la femme, soit à la pourvoir de biens suffisamment importants pour inciter un homme à la prendre pour épouse. Aussi est-il significatif de noter que ces biens venaient avec la femme et étaient "administrés" par le mari. Dans la littérature grand public occidentale le "coureur de dot" est un personnage aussi connu que la vieille fille, célibataire parce que pauvre. En Inde, les faits divers relatifs à des femmes brûlées vives par leur belle-famille, pour n'avoir pas versé intégralement la dot promise, sont légion. C'est donc sans se tromper que l'on peut en déduire que, dans ces sociétés, les parents dotent leurs filles afin de compenser leur infériorité congénitale et la charge qu'elles représentent, pour la société en général et pour les hommes qui assureront leur tutelle en particulier (rappelons qu'après avoir été sous tutelle de son père, la femme indo-aryenne passe sous celle de son mari ou, à défaut, sous celle de son oncle paternel ou de son frère ; de sa naissance à sa mort, son statut est assimilé à celui des incapables — malades mentaux et mineurs).

Peut-on, en transposant ce raisonnement, considérer qu'en remettant des biens cette fois non plus à l'époux (par femme interposée) mais à l'épouse, il s'agit pour l'homme de compenser son infériorité et de rendre sa demande plus attrayante parce qu'accompagnée de suffisamment de biens matériels ? La réponse négative a dû sembler tellement évidente aux "spécialistes" occidentaux en cultures africaines que cette question n'a semble-t-il jamais été posée, ou même simplement envisagée, par eux. L'homme inférieur à la femme et devant compenser son infériorité par des cadeaux de valeur ! L'idée ne pouvait pas les effleurer, parce que, comme disent les Wolof : *Loo xamul xamoo ko* ("ce qu'on ne connaît pas, on ne le connaît pas", ce qui veut dire qu'on ne peut ni en parler, ni même s'en faire une idée un tant soit peu précise).

Traitant du regard que les chercheurs du XIXe siècle et leurs successeurs ont posé sur la différence des sexes chez les aborigènes d'Australie, Mme Glowczewski fait la très pertinente remarque suivante :

"la relecture des premiers chercheurs du XIXème siècle et de leurs successeurs a dévoilé les fondements idéologiques de leurs théorisations de la dichotomie sexuelle (...). Le regard des anthropologues, hommes ou femmes, est toujours menacé par ce genre de mésinterprétation, car *il semble soumis à ne voir que ce que son modèle lui permet.*" (3)

Bien que notre interrogation initiale s'impose, du fait même de l'utilisation de ce terme de dot, de préférence à tout autre, pour qualifier certains des cadeaux remis par le futur gendre, la réponse en est indiscutablement un non sans équivoque, dans la mesure où, en droit noir, les biens matériels ne sauraient permettre à une personne d'acquérir ce que ni son ascendance, ni son caractère, ni son travail ne lui auront donné. La réalité de cette valeur de civilisation noire n'a toutefois pas dissuadé ceux qui se targuaient de connaître les peuples noirs, au point d'écrire ou de faire des documentaires à leur sujet, d'en arriver, on ne sait comment, à l'assimilation de la dot à un prix d'achat de... la femme !

2) Le prix d'achat de la mariée

L'idée s'est popularisée, jusqu'à être ancrée dans de nombreux esprits, sans avoir pourtant jamais été vérifiée, que les "biens donnés par l'époux par contrat de mariage" étaient chez les Noirs le prix d'achat (*bride price*) de la mariée par le marié. On pourrait se demander d'où vient pareille interprétation — quand on sait que le droit occidental auquel a été empruntée cette notion de dot ne la considère pas un seul instant comme un prix d'achat du mari — si la réponse n'était pas si tristement évidente : l'idéologie raciste des uns et la bonne foi insuffisamment vigilante des autres. Comme beaucoup de préjugés populaires, il est difficile de désigner, d'une façon certaine, la personne qui a, en premier, semé la graine du mensonge et de la falsification en la matière. Ce qui est sûr, c'est qu'elle date de l'occupation de l'Afrique par la soldatesque blanche et ses poissons pilotes. La propagande qui a accompagné l'holocauste du peuple noir a opéré avec, comme arme principale, le dogme du statut inférieur, arriéré,

(3) *Côté femmes- approches ethnologiques,* op. cit., p. 23-24, (c'est nous qui soulignons).

sauvage, animal, primitif...des Noirs (4). Comment le dire autrement ? :

"Dans tout système de terreur, les fonctionnaires doivent avant tout voir dans leurs victimes des êtres inférieurs aux humains..." (5)

Le dogme du statut de Primitif ainsi posé, il fallait le consolider avec des "preuves", soit les récits fabriqués, ou falsifiés, du comportement (bestial, démoniaque, imbécile, "niais, enfantin", corrigeaient sentencieusement ceux qui se voulaient indulgents) des Noirs, des récits étalés dans des comptes rendus de voyages et des études pseudo-scientifiques, où le vrai était dénaturé et le faux prêché. Qu'il soit "savant", prêtre, monarque, président ou soldat, chaque occupant a caché son entreprise destructrice sous le même discours absolutoire de noble philanthropie : "nous devons les pacifier (traduction : exterminer (6)) parce qu'ils pratiquent l'esclavage" (mais qui l'a institué, puis l'a perpétué avec les

---

(4) V. les livres, illustrations typiques de ce qu'a été l'entreprise coloniale d'un bout à l'autre du continent noir, de trois courageux auteurs : Albert Londres, *Terre d'ébène (la traite des Noirs)*, éd. Le serpent à plumes ; Adam Hochschild, *Les fantômes du roi Léopold, un holocauste oublié*, éd. Belfond ; Colette Braeckman, *Terreur africaine—Burundi, Rwanda, Zaïre : les racines de la violence*, éd. Fayard.

(5) Adam Hochschild, op. cit. p.148, (c'est nous qui soulignons).

(6) "Le 1er mars, pour tirer vengeance de la trahison dont s'étaient rendus coupables les villages de la rive droite de la Tawé, nous brûlâmes les grands villages de Ndombo, Ntiago, Khombay, Mbilor. Nous faillîmes prendre en bloc la population fugitive de ce village, malheureusement le hasard nous fit suivre un sentier qu'ils venaient d'abandonner et nous ne prîmes qu'une quinzaine de prisonniers. Mais *rien n'égale la terreur que notre poursuite inspire à ces malheureuses populations* entraînées dans cette guerre par quelques chefs vendus aux Maures. En somme, depuis dix jours, nous avons pris 2 000 bœufs, 30 chevaux, 50 ânes ainsi qu'un très grand nombre de moutons, 150 prisonniers ; tué environ 100 hommes à l'ennemi, *fait un butin considérable et brûlé 25 villages.* Tout cela ne nous a coûté que 3 hommes tués, 8 blessés et 3 chevaux perdus. " Tel est le compte rendu d'une expédition de "pacification" de la plume même de l'un de ses champions, Faidherbe, en annexe dans *Le royaume du Waalo— Le Sénégal avant la conquête* de Boubacar Barry, Karthala 1985, p.341, (c'est nous qui soulignons).

travaux forcés sous l'occupation française (7), belge, anglaise, portugaise, allemande, hollandaise, espagnole... ?), "c'est faire œuvre pieuse que de les catéchiser car ils vont nus comme des bêtes, traitent leurs femmes comme du bétail et mangent de la chair humaine"... L'historien Ibrahima Baba Kaké a fait un compte rendu désabusé de ce en quoi a exactement consisté l'œuvre civilisatrice de l'homme blanc en Afrique :

"Pour disposer de cadres subalternes indispensables (commis de factorerie ou d'administration) quelques écoles sont créées. On y dispense un enseignement très élémentaire, visant à inculquer aux jeunes Africains le mépris de leur culture et de leur peuple, l'admiration et la soumission à l'égard du Blanc. Au Congo Belge, l'enseignement est à peu près entièrement abandonné aux missions. Au Cameroun et en A.E.F. (Afrique Equatoriale Française) jusqu'à la Deuxième Guerre Mondiale, la République Française "laïque" n'hésite pas à laisser l'essentiel des tâches d'enseignement aux missions subventionnées à cet effet." (8)

En résumé, il fallait "civiliser" (dans les faits : exploiter, massacrer, mutiler, violer, piller) ces Primitifs esclavagistes, cannibales et idolâtres. C'est dans ce triste contexte de propagande raciste que l'on a assimilé la "dot" africaine à un

---

(7) "Les chalands auraient pu s'appeler des corbillards et les chantiers des fosses communes. Le détachement de Gribingui perdait soixante-quinze pour cent de son effectif. Celui de la Likouala-Mokassa, comprenant mille deux cent cinquante hommes, n'en vit revenir que quatre cent vingt-neuf. D'Ouesso, sur la Sanga, cent soixante-quatorze hommes furent mis en route. Quatre-vingts arrivèrent à Brazzaville, soixante-neuf sur le chantier. Trois mois après, il en restait trente-six. Pour les autres convois la mortalité était dans ces proportions." Albert Londres, op. cit. p.247-248.

(8) *Combats pour l'histoire africaine*, op. cit. p. 235-236. La relecture des manuels scolaires de l'époque coloniale serait plus qu'édifiante. Voici une dictée, tirée d'un manuel d'instruction élémentaire rédigé par un inspecteur français de l'enseignement, dont se souvient mot pour mot, près de soixante ans après, un éminent membre de la classe politique sénégalaise : "Depuis que nous avons interdit l'anthropophagie aux Noirs, ils n'ont plus beaucoup d'occasion de manger de la viande. Un jour, les chasseurs ont réussi à abattre un éléphant (...). Pendant trois jours et trois nuits les claquements de mâchoires des Noirs ont résonné dans la forêt". Cela se passe de commentaires !

prix d'achat. Ne nous rendons cependant pas coupables des mêmes fautes que celles que nous dénonçons. Expliquons, prouvons en quoi cette idée d'achat de la femme noire est totalement fausse.

Qui dit achat dit acquisition d'un bien dont on devient propriétaire. La propriété étant un des droits que le législateur occidental considère comme sacré, les auteurs de cette partie du monde devraient savoir, mieux que quiconque, les prérogatives qui s'attachent à ce droit, prérogatives — d'*usus* (droit d'utiliser le bien), d'*abusus* (droit d'en disposer librement, c'est-à-dire vendre, transformer ou détruire) et de *fructus* (droit de disposer des fruits du bien) — que le droit indo-européen n'a pas manqué de reconnaître pleinement, même quand le "bien" auquel elles s'attachaient marchait debout sur ses deux jambes. S'il est donc des parties du monde où l'on ne connaît pas les conséquences et la signification exactes de la fixation et du versement du prix d'achat d'un être humain, ce n'est certainement pas en Occident. Or, les ethnologues, anthropologues ou autres spécialistes autoproclamés du monde non européen ont-ils seulement cherché à savoir si leurs qualifications correspondaient à la réalité observable (9) ? En droit noir, et dans la réalité des faits, l'homme a-t-il sur l'épouse qu'il a "achetée", ne serait-ce qu'un seul des droits dont *le Code noir* du "Roi-Soleil" (10) a fait de manière si précise (et effrayante d'inhumanité) le compte ?

L'homme a-t-il le droit d' "utiliser" sa femme ? Assurément, que l'on désigne par euphémisme les relations sexuelles ou l'obligation d'aider son mari (dans les travaux champêtres par exemple), ce droit d' "utiliser" son conjoint existe, mais il n'est pas l'apanage du mari, il est aussi

---

(9) Parmi les exceptions notables, il faut citer Charles Monteil qui, lui, écrit que : "La dot, c'est ce qui est remis en contre-partie de la livraison (sic!) de la femme. Il est constant que la femme ainsi livrée ne change pas de condition : *libre avant, elle est encore libre après le paiement de la dot.*" (c'est nous qui soulignons) op. cit. p.206.

(10) V. Louis Salla-Molins, *Le Code Noir ou le calvaire de Canaan*, Paris PUF 1987.

pleinement reconnu à l'épouse. Les insuffisances du mari (il n'est pas/plus en mesure de s'acquitter de sa part dans l'entretien du ménage, il ne veut pas/plus ou ne peut pas/plus avoir des relations sexuelles avec son épouse (11)) sont des motifs reconnus de divorce. Quel est alors ce bien acquis qui est autorisé à invoquer les mêmes droits que son maître ?

Qu'en est-il du droit de "disposer des fruits" du bien acquis ? Commençons par le statut des enfants de la femme mariée. Quel est le droit qui est conféré sur eux à celui qui a payé la dot-prix d'achat de la mère ? Le droit qu'ils portent son nom ? Que nenni ! Le patronyme n'a remplacé le matronyme que très récemment, par l'effet conjugué de l'islamisation et de l'Occupation (12). Le droit qu'ils vivent avec lui et lui obéissent en toutes choses ? C'est encore non ! Les enfants sont sous l'autorité conjointe de leur mère et de leur oncle maternel (13). Le père est respecté mais ni le sort (hérédité, situation sociale) ni la fortune de ses enfants ne dépendent de lui (14). Quant aux fruits du labeur (récolte du champ personnel, artisanat, élevage...) de la "bête de somme" (comme certains chercheurs occidentaux se sont plu à qualifier la femme africaine) ils sont entièrement à la disposition de ladite bête (15). Son "mari-propriétaire" n'est pas admis à en exiger, pour son compte personnel, la plus infime partie.

Voyons enfin cet attribut suprême du droit de propriété qui est le droit de disposer librement de son bien, qu'il

---

(11) Pour Abdoulaye Bara Diop, qui a étudié dans le détail la famille et la société wolof, il ne fait aucun doute que "l'insatisfaction sexuelle de la femme (...) était bien une raison de séparation", op. cit. p.207. Christiane Desroches Noblecourt relève même le cas de cette femme "chanteuse de Thot qui prit l'initiative de divorcer d'avec son mari...à la demande de son amant.", op.cit. p.196.

(12) V. Cheikh Anta Diop, *L'unité culturelle de l'Afrique Noire,* op. cit. p.67. V. infra, "Matrilinéarité : L'enfant illégitime, une notion inconnue".

(13) V. infra, "Toute-puissance maternelle : autorité majeure de la mère sur l'enfant".

(14) V. infra, "Matrilinéarité : l'enfant illégitime, une notion inconnue".

(15) V. infra, "Le couple : une cellule ouverte".

s'agisse de le transformer, de l'altérer, de le vendre, de le louer, de le donner ou même de le détruire totalement. En droit noir, le mari n'a pas le droit de causer la plus petite blessure (physique ou morale) à sa femme. L'époux n'a aucun droit de correction sur sa femme. Il n'est autorisé ni à la battre ni à l'injurier. Chacune de ces offenses est non seulement un motif valable de rupture du lien matrimonial, mais aussi ouvre droit à dommages et intérêts. Confirmation nous en est donnée par Abdoulaye Bara Diop qui relève à propos du divorce en droit wolof les faits suivants (16) :

"Quand le mari, de son côté, se montrait de caractère trop difficile *(wex)* et faisait subir des sévices à sa femme, celle-ci pouvait demander et obtenir le divorce avec la compréhension ou même l'appui de ses beaux-parents, témoins du comportement de l'époux sans pouvoir y remédier."

Plus loin, il apporte cette importante précision qui montre combien le respect de la femme était ancré dans les esprits :

"Remarquons, cependant, que dans la tradition la femme était rarement l'objet de sévices..." (17)

On peut retrouver cette tradition jusqu'en Egypte pharaonique. Christiane Desroches Noblecourt nous livre un document (datant du règne de Ramsès II) qui porte le serment fait par un gendre à son beau-père :

"Qu'Amon vive, que le souverain vive ! Si jamais je répudie (ou *si j'injurie) la fille de Ténèrmonthou, je serai passible d'une centaine de coups et je perdrai tous les biens acquis en commun.*" (18)

Près de trois mille après, en milieu wolof, voici les assurances que le représentant du mari fait au beau-père de ce dernier (19) :

"Je fais la promesse qu'elle sera bien traitée, elle ne reviendra pas ici pour se plaindre de la moindre chose, ni à propos de nourriture, ni à propos d'habillement. On ne la battra pas, on ne lui fera pas de mal..."

---

(16) Op. cit. p. 209.
(17) Op. cit. p.237.
(18) Op. cit.p.211 (c'est nous qui soulignons).
(19) Propos relatés par Abdoulaye Bara Diop, op. cit.p.129.

En fait, l'obligation de bien traiter sa femme est d'autant plus impérieuse que cette personne, soi-disant acquise avec le paiement de la dot, est totalement libre de mettre fin à l'union matrimoniale dès qu'elle le décide. Mme Desroches Noblecourt a fait état de la situation "plus rare, mais aussi valable, dans laquelle se trouve un époux répudié par sa femme..." (20).

Quant à reconnaître à l'époux un quelconque droit de vie ou de mort sur sa femme (même adultère !), l'idée est plus qu'incongrue en droit noir, elle est carrément une abomination. Dans la tradition noire, le mauvais comportement de l'épouse n'autorise pas le mari à toucher un seul de ses cheveux. Trompé, l'époux n'a le choix qu'entre passer l'éponge et demander le divorce ou/et des dommages-intérêts à l'amant. Un exemple cocasse du formidable respect dont jouit ce "bien acquis" nous est donné par l'explorateur français Gaspard Théodore Mollien. Cet Occidental du XIXe siècle rend compte, de manière distinctement ironique, du comportement des épouses "poules" (21) :

"Elles obéissent, mais seulement lorsqu'elles le veulent, et les maris sont souvent obligés de céder ; quelquefois elles les menacent de les conduire chez le chef du village pour divorcer : si les choses en viennent à ce point, elles ont recours aux larmes pour toucher leur juge. "Pourquoi maltraites-tu ta femme? dit celui-ci au mari. Une femme est un être faible, sans force, sans appui, tandis que l'homme possède tout ; va rappeler la tienne et, pour apaiser sa juste colère, fais-lui un présent." Jamais la paix n'est signée qu'il n'en coûte au mari un bœuf ou un esclave."

Alors vraiment, si la dot est un prix d'achat, l'homme noir est une bien piètre dupe qui accepte de céder des biens, plus ou moins importants, pour une acquisition que l'on ne peut ni emporter à son gré (22), ni maltraiter, ni vendre, ni échanger, et qui, de surcroît, a plein droit sur les fruits de son

(20) Op. cit. p.213. V. infra, "Le couple une cellule ouverte".

(21) Op. cit.p.171.

(22) En droit noir, le principe est que le domicile conjugal est le domicile de l'épouse ; cette dernière ne suivra son mari que si d'une part elle le veut bien et que d'autre part sa famille accepte de la laisser partir. V. infra, "Le domicile conjugal : le principe de l'uxorilocalité".

labeur et de son ventre, en plus d'être pleinement autorisée à exiger les mêmes droits et prérogatives que son "mari-propriétaire" et à mettre fin à l'union de sa propre initiative. Thelma Awori confirme :

"Marriage does not give a husband rights to treat his wife like a slave. Father-in-laws could demand compensation if they felt their daughter had been cruelly treated by her husband. Divorce could be initiated by either side in most societies. If a woman feels her rights have been infringed upon to an unacceptable extent, she may return to her family. If she wants to marry another man she may leave her husband and go to her new favourite." (23)

Samba Traoré fait remarquer de son côté que (24) :

"Khalil (Mukhtasar) n'a pas dit que la dot était le prix de vente de la femme, mais que la dot était fixée dans les mêmes conditions que le prix de vente. Mais si cela avait été vrai en droit musulman ce serait un placage dangereux sur le modèle africain. *La dot ne peut être un prix de vente parce que la femme cherchée ne quitte pas sa famille comme une esclave achetée.* Même après le mariage, elle continue à appartenir à son lignage-ka ou clan-xabiila d'origine, dont elle garde le nom, les cultes et interdits notamment."

Nous en revenons donc à nos déclarations initiales : la considération de la dot comme prix d'achat d'une femme ne repose sur rien de plus concret que le socle des préjugés tenaces, si tenaces que, même en réfutant cette notion de "dot-prix d'achat", certains auteurs s'appuient encore implicitement sur elle lorsqu'ils assimilent la dot à une compensation matrimoniale.

3) Une compensation matrimoniale

Telle est principalement la thèse défendue par Guy Kouassigan (25) qui, en partant de la réalité du statut élevé de la femme dans les sociétés africaines et du fait que le mariage de celle-ci entraîne une perte considérable (en force de travail) pour sa famille, considère que l'une des finalités de la dot est

---

(23) "The myth of the inferiority of the african women", *La civilisation de la femme dans la tradition africaine*, op. cit.p.39.

(24) Op. cit. p.58 (c'est nous qui soulignons).

(25) Op. cit. p.215-216.

de compenser cette perte. Adopter un tel point de vue revient à ignorer que :

"...il ne s'agit pas, dans le mariage africain, de rééquilibrer les forces de travail par la dot. La dot n'a pas cette fonction, ni même la capacité. Le rééquilibrage des forces entre lignages et clans ne se fait pas par prestations ou compensations matérielles.*Ces prestations, même fabuleuses comme on en voit de nos jours, n'ont au fond aucune valeur.* La compensation, donc le rééquilibrage des forces, se fait par la circulation des femmes entre groupes, à court, moyen, et long terme. Donner une femme à un groupe, c'est s'attendre à en recevoir de lui soit au niveau de la même génération soit au niveau d'une génération future. Généralement la compensation s'opère au niveau des enfants de la femme. Ce système est d'ailleurs favorisé par les mariages préférentiels entre enfants de frère et sœur." (26)

Si la dot peut effectivement atteindre une valeur appréciable, cela ne change en rien sa destination et sa nature, à savoir un cadeau qui, lorsqu'il est accepté, atteste d'un engagement. Pour user d'une métaphore, disons que la dot est la signature, sur le contrat (verbal) de mariage. Qu'elle soit fleurie, ampoulée ou simple et sobre, une signature reste ce qu'elle est : une validation de l'engagement pris et accepté. Il en va de même de la dot ; qu'elle soit constituée par un objet sans grande valeur monétaire ou par une fortune (en têtes de bétail ou en espèces sonnantes et trébuchantes), sa vocation reste la même : sceller une alliance, tout en exprimant un témoignage de vive reconnaissance à l'endroit des parents en particulier, et des alliés en général, pour l'honneur que représente l'acceptation d'une union avec une des leurs.

Finalement, si l'on tenait absolument à assimiler ce "cadeau matrimonial" à une pratique occidentale, ce serait à celle de "l'alliance". Que l'anneau soit en or et serti de diamants ou en métal vulgaire, sa symbolique ne change pas. Ainsi, dans la tradition noire, la "dot", ou, terme plus approprié, le "cadeau prénuptial" est, tout simplement, un gage d'alliance et, particularité du monde et de la pensée noirs, un témoignage de reconnaissance à l'endroit des beaux-parents.

---

(26) Samba Traoré, op. cit. p.59.

B- LA NATURE VÉRITABLE DE LA "DOT" DANS LA TRADITION NOIRE

Elle revêt principalement deux fonctions, dont l'une dérive de l'autre. La "dot" symbolise en premier lieu l'alliance effectuée (1). La fidélité des époux étant une des obligations du mariage, en prouvant le lien conjugal, la dot prouve également la paternité de l'époux (2).

1) Un gage d'alliance et de reconnaissance

Dans un ensemble juridique, soit la masse des règles qui régissent la conduite des individus dans un domaine donné, une cohérence certaine, sinon une certaine cohérence, doit pouvoir être identifiée. Refuser ou négliger d'identifier l'idéologie, ou les principes directeurs qui donnent corps à l'ensemble et font que les normes qu'il contient s'éclairent et se complètent mutuellement, c'est prendre le risque de passer systématiquement à côté de la signification véritable de nombreuses institutions ou pratiques. Ainsi en est-il de la dot africaine, lorsqu'elle est examinée à travers des paramètres étrangers à la culture noire. Commençons donc par poser ce trait fondamental des sociétés noires, à savoir la convivialité. Chacun fait assaut d'hospitalité, de savoir-vivre et de cordialité, dans ces sociétés qui privilégient par-dessus tout les relations sociales harmonieuses et détendues. "Les petits cadeaux entretiennent l'amitié". Cela est si vrai que les occasions de donner et de recevoir sont innombrables dans la tradition noire. Le professeur Assane Sylla en a dressé une liste conséquente :

"Le sens de la *taranga* se manifeste aussi sous forme de cadeaux que l'on offre dans certaines circonstances, comme à l'occasion des fêtes annuelles et des fêtes familiales : mariage, baptême, circoncision et même à l'occasion de funérailles. Ce sont par exemple : 1.— *reeru gòro* : repas exceptionnellement riche et copieux qu'une femme offre périodiquement à ses beaux-parents. 2.— *añu njëké* : somme qu'une femme offre à ses belles-sœurs au cours d'un baptême ou d'un mariage. 3.— *sangu* : vêtements et somme d'argent remis aux cousins et cousines d'une personne décédée, à l'occasion des funérailles. 4. — *ndéwénël* : cadeaux offerts aux enfants à l'occasion des fêtes annuelles. 5. — *yeelu maam* : part réservée (argent ou objet) aux grands-parents au cours des festivités. 6.— *wallu badiène* : part réservée à la tante paternelle. 7. — *Ndawtal* :

contribution que l'on verse à un ami ou à un parent qui organise une fête familiale. 8. — *jaxal* : contribution que l'on verse à un ami ou à un parent frappé d'un deuil. 9. — *sëricë* : cadeau qu'une personne de retour de voyage offre à ceux qui viennent le féliciter." (27)

Estimer, dans ce contexte, que le cadeau fait à la mariée sert à l'acheter, est aussi incongru que de considérer chacun des cadeaux qui viennent d'être décrits comme les prix d'achat de chaque donataire. Abdoulaye Bara Diop nous indique dans quel sens il faut les comprendre (28) :

"Le nombre considérable des dons et contre-dons (de biens comme de services), ayant pour but de tisser et de consolider des liens sociaux, exprime traditionnellement le souci majeur des Wolof de maintenir, d'élargir et d'approfondir la communauté de vie, la cohésion du groupe."

De nombreux chercheurs se sont focalisés sur un seul de ces dons. Ils l'ont appelé "dot" ou "prix d'achat de la mariée". En toute bonne foi, ou aveuglés par leurs préjugés, ils n'ont pas vu que le processus matrimonial est jalonné de dons de toutes sortes. Chez les Wolof, nous avons : le "cadeau de salutations" *(nuyoo)* , le "premier don" *(may-gu-jëkk)* ou "cadeau de première visite", le "cadeau de la vierge" (sans être obligatoire, la virginité au mariage se saluait par un cadeau) dont les égyptologues font mention (29). Les Wolof l'appellent *ndampaay* ou *mbërënti*. La même multiplicité de dons se retrouve en République centrafricaine avec : "la poule qui engage l'alliance", "la dot composée d'un troupeau de cabris et d'un certain nombre de barres de fer", et les "petits cadeaux (nattes, pagnes, tabac...)" que le futur mari offre, ce même jour à tous les membres de la future belle-famille." (30) Le cadeau n'a pas à être somptueux —*Teranga du tuuti* (aucun cadeau n'est sans valeur) disent les Wolof — ; ce qui compte c'est le symbole. Toutefois, en l'acceptant, le donataire devient moralement l'obligé du donateur. Et pour ne pas être en reste, il doit faire en sorte de surpasser ce dernier en générosité.

(27) *La philosophie morale des Wolof,* op. cit.p.86.

(28) Op. cit. p.142.

(29) V. Ch. Desroches Noblecourt, op. cit. p.205.

(30) Paulette Roulon-Doko, *Le mariage dans les contes africains,* op. cit. p.176-177.

Aussi chaque don suscite-t-il un contre-don. Mais il faut savoir que chaque don a une signification précise et symbolique suivant le contexte et les protagonistes. C'est ainsi qu'accepter une offrande de la part du prétendant de sa fille revient à s'engager à être débiteur de plus qu'un simple contre-don, puisque le prétendant a clairement fait part de ses intentions en remettant son cadeau. En donnant le "cadeau prénuptial" en présence de témoins des deux familles, le fiancé ne cherche pas à acheter qui que ce soit, il s'acquitte simplement d'un devoir moral de bonne et belle conduite. Cela est si vrai que c'est cette notion même de devoir moral qui, en wolof, compose le nom donné à ce qui a été traduit, l'on ne sait pourquoi (esprit de facilité ?) par dot. Voici ce que le professeur A. Sylla écrit à ce sujet :

"...la notion de devoir moral est exprimée en wolof par le terme *warigar* qui est une contraction de l'expression *wareefu gor*, le devoir du *gor* (l'être honnête, la personne qui, en toute circonstance, accomplit son devoir). Le *warigar* désigne aussi la dot que tout prétendant doit offrir à sa bien-aimée. Il accomplit ainsi un geste digne du *gor*, un geste qui prouve qu'il désire l'épouser (...). Les parents de la jeune femme, après avoir reçu l'argent (ou les objets) versés au titre du *warigar*, en prélèvent une partie qu'ils offrent en retour aux parents du prétendant chargés de transmettre cette somme *(njukël)*. Ce faisant, ils prouvent qu'ils ont le sens de la *taranga* (hospitalité chaleureuse)." (31)

La même pratique (don et contre-don) est observée chez les Peul du Cameroun par Ursula Baumgardt (32). Samba Traoré fait les observations suivantes à propos de la "dot" en droit soninké (33) :

"La *tamma* soninké n'est ni une dot, ni un douaire. Ce n'est qu'un symbole dont le versement engage une alliance matrimoniale. A partir de ce moment, on assiste à la naissance d'un réseau de droits et d'obligations de part et d'autre, mais beaucoup plus du côté de la famille *receveuse-muurundaana*. (...) La tamma à l'origine est une pièce de coton tissé,

---

(31) Op. cit. p. 85-86.

(32) *Le mariage dans les contes africains*, op. cit. p.139 note 6.

(33) Op. cit. p.57-58. Chez les Baluba, l'objet symbolisant l'engagement d'alliance était un "objet en cuivre, bracelet, croisette...", Mme Ngoma Musao-Ma-Kashala, *La civilisation de la femme ...*, op. cit. p.85.

remise par la famille receveuse à la famille donneuse de femme (34). C'est l'acceptation matérielle du *tamma, tamma-ragande* (attraper, prendre, accepter) qui engage l'alliance. La tamma est donc une cotonnade tissée consistant en un pagne de huit bandes de cinq coudées, et trois coudées à part qui font un total de quarante-trois coudées. Une fois ce pagne-tamma attrapé, la fille est réellement promise et les offres éventuelles d'autres prétendants doivent en principe être rejetées."

Ursula Baumgardt (35) qualifie très justement l'envoi des cadeaux matrimoniaux à la famille de la jeune épouse d' "acte qui sanctionne socialement l'engagement." C'est aussi le point de vue développé par Guy Kouassigan (à l'issue de considérations moins justifiées sur le rôle de la dot) :

"A défaut d'écrit, la dot est une preuve de l'accord entre les deux familles sur le mariage et de la régularité de ce dernier en la forme et au fond. C'est la preuve de l'existence et de la régularité des nouvelles relations sociales qui naissent entre les deux familles par l'union des deux époux comportant des réseaux de droit et d'obligations réciproques." (36)

Cependant, de la même manière qu'en recevant un cadeau de son prétendant, la jeune fille signale son engagement auprès du donateur, en rendant ce même cadeau elle indiquera sans équivoque sa décision de ne pas se lier ou de rompre les préliminaires. Ceci explique que la femme qui prend l'initiative de la rupture, avant la consommation du mariage, doit rendre le cadeau qui symbolisait son acceptation de l'union. L'homme qui décide unilatéralement de mettre fin à son mariage, dans les mêmes conditions (non consommation de l'union), est juridiquement autorisé à réclamer la restitution du cadeau qu'il a fait. Agir de la sorte serait toutefois manquer aux valeurs fondamentales d'honneur, de générosité et de beauté dans la conduite qui lui auront été inculquées depuis sa petite enfance. En effet, un cadeau ne se reprend pas et il est recommandé, autant aux hommes qu'aux femmes, de ne pas s'accrocher de

(34) A l'origine, on ne "donnait" pas la femme, c'est plutôt à elle que l'on donnait un mari. On disait en wolof : *may na ñu ko jëkër* — on lui a donné un mari.

(35) Op. cit. p.138-139.

(36) Op. cit. p.216.

manière indigne aux biens matériels de ce monde (37). Guy Kouassigan présente les choses de la manière suivante:

"Le mariage est essentiellement un contrat et le divorce s'interprète comme une sorte de résolution de ce contrat conduisant à la "restitutio in integrum". (38)

Il manque toutefois une précision importante, car tous les divorces ne s'analysent pas en une résolution (annulation rétroactive : on efface tout ce qui a eu lieu pour remettre chaque partie en l'état où elle se trouvait antérieurement au contrat). Certains sont des résiliations (on maintient le passé ; la rupture ne vaut que pour l'avenir). Il n'y a donc d'obligation de restitution qu'en cas de non-consommation du mariage, et à condition que la faute en soit imputable à l'épouse ou à sa famille. D'autre part, la restitution ne sera jamais *in integrum* (restitution de la totalité de ce qui a été perçu) ; on ne rend que le *warugar*, soit le gage d'alliance. Les dépenses et cadeaux annexes, on ne les rend ni ne les rembourse. Quant à considérer que la valeur élevée de la dot pouvait servir à renforcer des unions qui auraient été autrement fragilisées, c'est encore une fois traiter de la question hors contexte (39). L'erreur provient probablement de l'assimilation de l'Africaine à sa consœur sémite. Dans l'univers moyen-oriental où la répudiation était pratique courante et légale, dans sa mise au point de stratégies lui permettant de se protéger contre l'arbitraire de son époux, la femme musulmane a utilisé ce legs de ses devancières noires. Rappelons avec Cheikh Anta Diop que :

"...l'Arabie fut d'abord habitée par des populations méridionales,

---

(37) Ces valeurs de comportement sont ainsi traduites en wolof : *Alal i adina jaralumako* ("Je ne mets pas l'attrait pour les biens de ce monde au-dessus de l'honneur"), *Jomb naa ko* ("Pour rien au monde je ne ferais cela"), *Rus naa ko* ("Mon sens de l'honneur me l'interdit"), *Baal naa ko lépp lu ma ci deffoon* ("Je lui fait don de toutes les dépenses que j'ai consenties pour elle")...

(38) Op. cit. p.258.

(39) C'est l'opinion professée par G. Kouassigan qui estime que : "puisque la rupture des liens conjugaux entraîne la restitution de la dot, la menace permanente de cette restitution est un moyen d'assurer la stabilité des mariages." Op. cit. p.216.

sédentaires et agricoles ayant préparé la voie aux nomades dans les différents domaines du progrès. Dans cette première société, la femme jouissait de tous les avantages corrélatifs au régime matriarcal : la preuve nous en est donnée par le fait qu'elle pouvait être reine. Le règne de la reine de Saba qui dominait à la fois l'Ethiopie et l'Arabie méridionale, fut le plus glorieux et le plus célèbre de l'histoire de cette région. Le triomphe de l'élément nomade nordique s'accompagnera d'une prépondérance du système patriarcal teinté d'anomalies apparentes, survivances du régime antérieur. Ainsi, la dot est donnée à la femme, comme dans le régime matriarcal. Ce fait ne peut s'expliquer qu'en invoquant l'influence du sabéisme sur la société islamique." (40)

Le prix élevé de la dot est la seule arme que l'épouse orientale est en mesure de faire jouer pour obliger son mari à y repenser à deux fois avant de la chasser de son foyer. En revanche, chez les peuples noirs où la rupture de son mariage ne change rien au statut financier de la femme ni au respect qui lui est dû, la femme n'a rien à craindre d'une répudiation qui ne lui fera perdre ni un toit, ni la garde de ses enfants, ni ses biens propres, ni sa part de ceux acquis en travaillant aux côtés de son mari (41). Ces propos de Mme Desroches Noblecourt sont édifiants :

"Si une femme richement mariée était répudiée sans l'avoir mérité, elle devait récupérer le "cadeau-pour-la-femme", sans compter l' "argent-pour-devenir-épouse". A cela s'ajoutaient les "biens personnels de la femme" (ou leur valeur), le "capital-d'alimentation", et même une part du patrimoine personnel de son mari (ce qui était appelé les "biens de-père-et-de-mère)..." (42)

Au surplus, en droit noir, la rupture définitive ne peut intervenir, quelle que soit la personne qui en a pris l'initiative, qu'à l'issue d'un long processus fait de tentatives de conciliations répétées avant que, des deux côtés, chaque famille accepte que le désir de vivre ensemble des conjoints est

(40) *L'unité culturelle de l'Afrique Noire*, op. cit. p.95. Cette thèse est reprise, développée et amplement illustrée dans *The seven african arabian wonders of the world (the black man's guide to the Middle East)* par le Dr Khalid Abdullah Tariq Al-Mansour.

(41) V. infra, "Les effets du divorce".

(42) Op. cit. p.212.

bien mort (43). En aucun cas, la "dot africaine" ne saurait donc être une simple transposition de la dot occidentale ou même orientale. Chaque institution doit être analysée dans le contexte où elle a vu le jour et est pratiquée. En conséquence de quoi, et au vu de toutes les constatations qui viennent d'être faites, "cadeau prénuptial" ou "don d'alliance" et non pas dot ou "prix d'achat de la mariée" devrait être le nom donné aux prestations matrimoniales qui scellent, chez les peuples noirs, l'engagement de se prendre mutuellement pour conjoint. Comme son nom l'indique, ce "cadeau prénuptial" annonce les noces à venir ; c'est la raison pour laquelle le versement de la dot sert de preuve de la paternité. Le père de l'enfant est en effet présumé être l'homme qui a versé la dot.

2) Une preuve de la paternité de l'époux

Traitant de la véritable signification de la dot, Guy Kouassigan la présente ainsi :

"...selon les coutumes négro-africaines, la dot est non seulement une condition de validité du mariage, mais encore établit une preuve du maintien des liens conjugaux et une présomption de paternité. Les enfants auxquels la femme donne naissance sont présumés être de l'œuvre de l'homme qui a versé la dot tant que celle-ci n'a pas été remboursée pour consacrer le caractère définitif de la rupture des liens du mariage." (44)

Un auteur nous informe qu'en milieu zoulou :

"Le don d'un important bétail (troupeau), au mariage, fait de l'homme le père de tous ses enfants, qu'il soit ou non leur géniteur." (45)

L'accent a beau être mis sur la valeur du don, il nous semble que ce serait une erreur de penser que c'est le nombre plus ou moins élevé de têtes de bétail qui détermine le statut de père, laissant croire à une sorte de mise aux enchères du lien de filiation. En fait, ce qu'il importe de relever, c'est qu'indépendamment de son montant, c'est le cadeau prénuptial ou "dot" qui sert à identifier le père des enfants d'une femme. Tel est aussi le cas chez les Wolof :

"Sa fonction essentielle — explicitée par des informateurs — était,

(43) V. infra, "La procédure et les protagonistes du divorce".

(44) Op. cit. p.139.

(45) Abdoulaye Bara Diop, op. cit. p.203.

entre autres, de réaliser l'appartenance des enfants au lignage agnatique du mari (la femme procréant pour le compte de celui-ci)." (46)

La précision entre parenthèses ramène à cette idée de dot-prix d'achat, cette fois non plus de la femme, mais des enfants de cette dernière, une théorie développée par un auteur occidental (Max Gluckman) et que Abdoulaye Bara Diop résume de la manière suivante :

"...le type de filiation détermine, essentiellement, le montant des prestations matrimoniales et le taux de divorces. Dans les régimes patrilinéaires accentués, les biens transférés sont élevés et le divorce est rare et difficile. Dans les autres, ces biens sont peu importants et le divorce est fréquent et facile."

Dans le même ordre d'idée, Mme Desroches Noblecourt impute la monogamie et la faiblesse du taux des divorces dans l'Egypte antique au fait que se marier coûte cher et divorcer aussi (47). Cette obstination des auteurs occidentaux à analyser la qualité des relations familiales, de parenté ou d'alliance, sous l'angle du "combien ça coûte ?" est assez curieuse, à moins qu'on ne la voie comme un bagage culturel difficile à déposer. L'accumulation de richesses est, effectivement, le principal moyen d'atteindre une certaine sécurité dans les sociétés à morale individualiste où règnent le chacun pour soi et l'exclusion totale du miséreux (les sans-toit, clochards, vagabonds ou réfugiés étaient jetés en prison dans de nombreux pays d'Europe). Après avoir présenté un bref et saisissant tableau du sort cruel fait, dans le passé, au pauvre errant, dans différentes monarchies européennes (48), Cheikh Anta Diop résume ainsi la situation de l'Indo-européen en comparaison avec celle de l'Africain (49):

"Il semble que c'est le collectivisme africain décrit dans le chapitre précédent, la sécurité matérielle et morale qui en découle pour chaque individu, qui rend inutile, presque superflue, l'accumulation de richesses excessives (...). La thésaurisation, l'usure, toutes les formes de concentration excessive de biens par l'individu, ne sont que le reflet de

(46) A. B. Diop, op. cit. p.205.

(47) Op. cit. p.212.

(48) *L'Afrique Noire précoloniale*, op.cit. p.139 et s.

(49) *L'Afrique Noire précoloniale*, op.cit. p.151.

l'angoisse sociale, de l'incertitude pour le lendemain, une sorte de parade pour soi et les siens à l'égard du cruel destin (...). Aucune marge de sécurité : celui dont les moyens d'existence s'épuisent sombre sous le regard indifférent des autres. Cette froideur sociale déborde largement l'époque du capitalisme moderne pour couvrir, depuis Athènes jusqu'à nos jours, toute l'histoire de l'Europe."

Dans les sociétés noires où la sécurité n'est pas fonction de l'avoir, la rareté des divorces s'explique autrement que par leur coût matériel. Le fait que l'on n'épousait jamais un(e) inconnu(e), la recherche assidue de la bonne entente de tous, et la consolidation constamment entretenue des liens de famille et d'alliance étant la règle chez tous les peuples noirs, il serait plus logique d'étudier la question des motifs de la fréquence ou de la rareté des divorces sous cette optique, plutôt que de tout voir en termes de gains ou de pertes de biens matériels. Dans la civilisation noire, la sécurité est assurée par le groupe, la famille, les compagnes et compagnons de classe d'âge. "C'est l'être humain qui apporte le salut à l'être humain" disent les Wolof (traduction littérale de l'adage *nit, nitey garab am*), c'est-à-dire que la garantie contre l'adversité se trouve, non point dans l'accumulation des biens terrestres, mais dans celle de relations sociales solides et de qualité. Siga Sow en atteste dans sa description des fonctions du lignage :

"...*5—Fonction de solidarité* : elle épousait des formes variées : simple entraide devant l'adversité, le devoir de tout membre du lignage était de prêter assistance à un parent qui se trouvait en détresse (collectivisme africain). — *Solidarité morale : l'importance sociale et morale d'une personne ne dépendait point de sa richesse mais du nombre de personnes qu'elle pouvait mobiliser dans des circonstances données* (baptêmes, mariage, décès)." (50)

Le professeur Clémentine Faïk-Nzuji analyse sous le même angle le proverbe luba suivant : *Babidi mbapité. Nkaaya ndutatu* (Deux, c'est tout. Un, c'est rien) (51) :

"Dans la société luba, comme dans toute société bantoue, la personne humaine n'est pas présentée comme une monade isolée. Elle vit

---

(50) *La civilisation de la femme...*, op. cit. p.344, (c'est nous qui soulignons).

(51) *La culture africaine- le symposium d'Alger ...*, op. cit. p.370.

— et c'est une nécessité fondamentale pour elle — en communion avec les autres. Elle n'est pas individu ; pour elle, vivre, c'est "vivre avec", par les autres et grâce à eux (...). Rien n'exprime donc mieux que ce petit proverbe le sens africain de la solidarité."

Dans l'éducation traditionnelle, il était admis par tous que : *Am nit a gën am alal* (les relations sont plus utiles que les biens). Ainsi enseignait-on à l'enfant : "quand ton compagnon se met à la poursuite des biens matériels, toi, cherche-toi des relations" (*Boo anndee ak sa moroom muy wut alal, yow wutal nit ña)*. Abdoulaye Bara Diop met l'accent sur le fait que :

"Il est courant de dire que, dans les sociétés traditionnelles, le mariage avait pour but de réaliser davantage l'alliance de deux familles que l'union de deux individus. Cette vérité contribuait à rendre le divorce difficile chez les Wolof." (52)

L'égyptologue Christian Jacq observe avec pertinence que :

"La plupart des mariages, reposant sur un libre engagement des partenaires, furent solides et durables." (53)

Par ailleurs, considérer qu'il y aurait une sorte de droit plus étendu sur les enfants de l'épouse, sous prétexte que l'on aurait payé pour cela, c'est fermer les yeux sur la réalité et la force du lien qui lie les enfants à leur mère, même dans les sociétés qui en sont venues à une certaine patrilinéarité. Que l'on considère ou non que la femme procréé pour le compte de son mari dans les sociétés où les prestations matrimoniales sont nombreuses et coûteuses, un fait demeure : les enfants restent, dans tous les sens du terme, ceux de la mère (54). Abdoulaye Bara Diop n'explique-t-il pas le lévirat pratiqué dans ces communautés comme fondé sur le désir de garder les enfants dans la famille paternelle ? Selon ses propres termes (55) :

"L'explication donnée de cette coutume est, pour le patrilignage, de

---

(52) Op. cit. p.206.

(53) Op. cit. p.221.

(54) V. infra, "Le statut des enfants".

(55) Op. cit. p.206.

pouvoir garder les enfants (nés et à naître). Pour ceux qui existent déjà, ils risqueraient d'être perdus, en fait, pour la famille du père en suivant leur mère remariée ailleurs."

Le peu de poids de la fortune offerte soi-disant en échange des enfants de la femme ne saurait être mieux démontré, puisqu'en toute hypothèse (divorce, décès du mari, ou autre) les enfants suivent leur mère. Il est toutefois des obligations autrement plus astreignantes que les quelques objets ou têtes de bétail à fournir en cadeau. Ce sont les travaux à effectuer régulièrement pour le compte de sa future belle-famille. L'exécution de différentes besognes au profit de ses beaux-parents (ou l'offre de cadeaux) ne s'arrête pas avec la réalisation du mariage. L'obligation morale perdure pendant le mariage, et, dans certaines circonstances, même après dissolution de celui-ci, surtout par décès de l'épouse. Ce devoir d'aide et d'assistance fait partie intégrante du processus matrimonial. L'objectif est d'éprouver un caractère, de mesurer des qualités et de jauger des défauts.

§ II. Les épreuves d'aptitude et de sincérité : les travaux pour le compte des beaux-parents

Comme nous l'avons vu plus haut, ce qui compte dans la sélection d'un conjoint, ce n'est guère la fortune du prétendant, mais ses attaches familiales et surtout ses qualités intrinsèques (il est "civilisé", c'est-à-dire "humanisé" dans le sens où il a intégré les valeurs comportementales noires. C'est ainsi que l'épreuve des travaux à accomplir (en compagnie de ses amis et camarades de classe d'âge) pour les futurs beaux-parents va permettre à ces derniers, ainsi qu'à leur fille, de juger du vrai caractère du prétendant (on n'épouse pas un inconnu).

Avant toutes choses, c'est le caractère qui fait la valeur de l'individu. Et si l'on a de fortes chances du fait de son ascendance d'être une personne de valeur, il faut tout de même prouver que l'on a su se montrer digne du sang transmis par la mère et de l'éducation qu'elle vous a donnée (*Juddu bu rafet ndey ak baay, fayda boroom*, on doit la belle naissance à ses mère et père, tandis qu'on ne doit qu'à soi-même sa dignité). Parmi ces valeurs fondamentales dont toute personne (homme ou femme) doit impérativement faire montre, on compte : l'honnêteté, la droiture morale, l'ardeur au travail, la maîtrise de son tempérament et de ses appétits, la générosité, le sens de l'honneur et du respect à accorder à sa personne et aux autres, etc. (56). Seule une fréquentation assidue du prétendant peut permettre d'évaluer chez lui ces qualités nécessaires au règne de l'ordre et de l'harmonie dans la société, à commencer par sa plus petite représentation, la famille. Aussi est-il de tradition chez de nombreux peuples noirs, qu'avant d'être définitivement agréé, agrément qui se traduit par le versement et l'acceptation de la dot, le prétendant se rende souvent chez ses futurs beaux-parents. L'oisiveté étant décriée, il ne peut rester les bras croisés à se faire servir. Celui qui veut se faire accepter comme gendre doit participer à tout labeur et à toute tâche pouvant profiter aux parents de l'élue de son cœur. Voici la procédure telle qu'elle a été observée chez les Gbaya Bodoè, en République Centrafricaine (57) :

"Une jeune fille peut être courtisée par plusieurs garçons. Chacun d'entre eux tâchera bien sûr de lui plaire mais aussi de satisfaire aux exigences de ses parents. Ceux-ci en effet veulent pour leur fille un époux qui soit prévenant et attentif, petit mangeur et surtout travailleur. Ils profitent donc des nombreux séjours que le gendre se doit d'effectuer chez eux pour tester son comportement et juger de sa valeur. Il va aider aux travaux des champs, aller à la chasse avec son beau-père, chercher du bois de feu pour sa belle-mère et aussi bavarder de longues heures avec eux pendant les veillées, toutes ces tâches constituant "le travail pour les beaux-parents". Une telle situation, surtout s'il y a plus d'un prétendant, ne peut durer indéfiniment et arrive le jour où, pressée par ses prétendants, la fille doit désigner celui qu'elle veut épouser."

---

(56) Traduction en wolof : *ku yiw la, ku jub la, ku goré la, ku laab biir la, ku am jom la, ku am fulla la. Nitteel* ! (comporte-toi en être humain!), dit le Wolof à la personne qui se conduit mal. En fait, le degré d'humanité (dans le sens de civilisé) est fonction de l'acquisition des qualités suivantes : *jub* — honnêteté, *xam addina* — (avoir du) savoir-vivre , *rafet jikko* — (avoir) bon caractère, *yaatu* — générosité , *laabiir* — clémence, *dëgër fit* — courage, *jom* — sens de l'honneur, *bañ gacce* — refus du déshonneur, etc.

(57) P. Roulon-Doko, *Le mariage dans les contes africains*, op. cit. p.176.

Plus loin, Mme Roulon-Doko souligne l'importance de l'ardeur au travail en résumant ainsi la morale d'un des contes analysés (58) :

"Un gendre (prétendant) vient, qui ne travaille pas vraiment, tandis que celui-ci fait le travail à fond : le père voit ce qu'il en est. *C'est le travail accompli, le travail bien fait qui décide la jeune fille à prendre pour époux celui qui travaille beaucoup.*"

Tel est le type de contrat qui a lié Moïse à son futur beau-père (59). Le Coran (sourate XXVIII) le rapporte en ces termes (Traduction de Régis Blachère) :

22/23 Quand il fut arrivé au point d'eau de Madian (60), il y trouva une troupe de gens abreuvant (leurs bêtes) ,

23 tandis qu'à l'écart, deux femmes éloignaient les leurs. "Que vous arrive-t-il ?", demanda (Moïse à ces femmes) — "Nous n'abreuverons (nos bêtes) que quand ces bergers seront partis, car notre père est un vieillard chargé d'ans ."

24 Moïse (repoussant les bergers) fit boire (le troupeau des deux femmes), puis se retira à l'ombre, en disant : "Seigneur ! J'ai besoin du moindre bien que Tu fasses descendre vers moi !"

25 Or l'une des femmes vint à lui, marchant avec timidité. "Mon père", dit-elle, "t'appelle pour te récompenser d'avoir abreuvé (nos bêtes)." (Moïse) vint à lui et lui fit son récit. "Ne crains rien !", lui dit (le vieillard). "Tu as échappé au peuple des Injustes".

26 — "Cher père !", dit une (des femmes), "engage-le (comme berger) ! Le meilleur de ceux que tu as engagés est cet (homme) fort et sûr!"

27 (Le vieillard) dit : "Je vais (plutôt) te marier à l'une de mes filles que voici, à charge que tu te loues à moi durant huit années. Si tu achèves dix (années) , ce sera à ta discrétion. Je ne veux point peser sur toi

---

(58) P.199, (c'est nous qui soulignons).

(59) Il s'appelle Jethro dans l'Ancien Testament et Chuaïb dans le Coran. C'est un patriarche chef de sa communauté pour la Bible, un Envoyé pour le Coran. Un des enfants d'Ismaël — mari d'une Egyptienne et fils d'Agar l'Egyptienne — s'appelle Madian ; Chuaïb fait partie de l'ascendance de cette lignée, ce qui en fait un Noir. Sa fille, Sephora, que Moïse va épouser, est aussi une Noire. D'ailleurs la Bible (NOMBRES 12,1) nous dit que c'est une des raisons pour lesquelles le peuple juif se serait retourné contre Moïse.

(60) Ville entre l'Egypte et l'Arabie.

et tu me trouveras, s'il plaît à Dieu, parmi les gens intègres !"

28 "Marché conclu", répondit (Moïse), "et quel que soit celui des deux termes que je m'assigne, (il n'y aura) nulle pression sur moi. Allah est garant de ce que nous disons."

On retrouve dans ce passage tous les traits saillants de la culture noire : la liberté d'aller et venir des femmes, l'indifférence du statut social dans le choix du conjoint, le rôle de simple intermédiaire du père (c'est sa fille qui lui demande d'engager Moïse, lui indiquant de la sorte ses sentiments), l'importance accordée aux qualités morales (Moïse aide les jeunes filles spontanément, sans attendre ni demander de rétribution), les conditions librement négociées du mariage, l'absence de toute intervention d'une autorité politique ou religieuse (le mariage est un accord passé entre les intéressés, un engagement moral qui suffisait dans les sociétés noires pétries du sens de l'honneur et du respect de la parole donnée). Comment ne pas penser au barbier égyptien qui donna en mariage à sa nièce son ancien prisonnier de guerre qui, lui aussi, avait été longtemps à son service ? Que dire également, toujours en Egypte ancienne, des cas rapportés par Théophile Obenga, de gendres qui ont la même activité professionnelle que leurs beaux-pères, une situation qui s'explique aisément par le fait que, pour être en mesure de s'acquitter de l'obligation d'aider efficacement ses futurs beaux-parents, il est plus commode, sinon impératif, de pratiquer le même métier qu'eux. Ceci conduit le professeur Obenga à faire l'observation suivante :

> "De tels arrangements professionnels endogamiques entraînent une stratification de la société par niveaux généalogiques perpétuant des professions (des métiers, des charges, des fonctions, des travaux, etc.) qui reproduisent constamment la société elle-même. Reproduction familiale et reproduction professionnelle sont donc intimement liées. C'est l'une des causes de la stabilité de la société égyptienne." (61)

Rien dans les institutions et les pratiques des peuples noirs ne peut être compris si on fait abstraction de leurs valeurs culturelles. La première de ces valeurs consiste à placer l'être humain au-dessus de toute chose (à commencer par les biens

(61) Revue *Ankh*, op. cit. p.144.

matériels). Les statues gigantesques que les peuples noirs ont laissées partout où ils se sont installés en portent témoignage, qu'il s'agisse des colosses pharaoniques, des statues de l'île de Pâques ou des têtes olmèques de près de trente tonnes en Amérique du Sud. Ce qui compte d'abord et avant tout, c'est l'être humain (mais aussi l'être végétal et animal). La richesse n'est pas une fin en soi. La fortune ne sert qu'à faire le bien et à aider son prochain moins fortuné. Les Wolof disent : *Alal fanxul dee gacce lay faj* ("les biens matériels ne préservent pas de la mort, ils nous permettent d'écarter la honte — de faillir à un devoir de bienfaisance"). Aussi est-ce totalement aberrant d'assimiler, dans ce contexte, "la dot africaine" à autre chose qu'à un don marquant un engagement précis, et une reconnaissance certaine.

Donner, échanger, communiquer, aider, aimer, respecter, tels sont les verbes que conjuguent le mieux, dans leurs échanges collectifs et individuels, les peuples noirs. Une des institutions où ils prouvent le mieux leur aptitude, désir et volonté de mettre en pratique ces notions, est le domaine du mariage. A l'instar des couples pharaoniques, dont les colossales statues les présentent côte à côte et enlacés à la face du monde et des cieux, tels sont les époux dans les sociétés de culture strictement noire. En effet, en droit noir, l'union matrimoniale n'est pas une prison où se nouent des rapports de forces qui écrasent toujours les mêmes (la femme et les enfants), mais un contrat d'amitié, d'entraide et de solidarité.

CHAPITRE II.

L'UNION MATRIMONIALE : UN PACTE SOCIAL D'AMITIE ET D'ENTRAIDE

L'union matrimoniale est, d'abord et avant tout, un pacte social, c'est-à-dire qu'elle constitue un contrat passé non pas entre des individus mais entre un groupe de personnes, qui se trouvent chacune engagée par le mariage conclu. La conception noire du mariage est parfaitement décrite par G. Kouassigan en ces termes (1) :

"Il y a de nouvelles relations d'alliance et de parenté qui en naissent. Le mariage n'est pas le point de départ d'une nouvelle famille constituée par les époux et éventuellement leurs enfants. Il est plutôt un mode d'établissement de liens contractuels entre deux grandes familles préexistantes..."

Les obligations découlant de ce pacte sont fort diverses ; certaines sont négociées. Tout n'est cependant pas ouvert à discussion. Ainsi ce qui relève de la loi naturelle ou divine, comme la suprématie de la mère et de son lignage dans tout ce qui se rapporte à ses enfants (section 3) ou l'égalité entre l'homme et la femme dans le couple (section 2), est-il gravé dans l'esprit et le cœur de chacun. En revanche, les pourparlers et les arrangements sont admis pour ce qui concerne des questions de simple organisation domestique, telles que : qui va rejoindre qui ? Ou la détermination du domicile conjugal (section 1).

SECTION 1. LE DOMICILE CONJUGAL : LE PRINCIPE DE L'UXORILOCALITE

En droit noir, c'est au mari de rejoindre le domicile de sa femme, et non l'inverse. Tel est le principe : le domicile conjugal est le domicile de l'épouse (§I). Si la virilocalité s'est peu à peu imposée, n'étant pas le principe, elle ne jouera jamais de façon automatique. Elle est, jusqu'à nos jours, l'objet d'interminables transactions, de procédures et de "comédies" qui rejouent les difficultés et les atermoiements qui ont présidé aux premiers départs, contraires à la norme, de l'épouse pour le domicile de son mari (§II).

(1) Op. cit. p.213.

§ I. Le domicile conjugal : le domicile de l'épouse

La demeure des mariés est, dans tous les sens du terme, la maison de la femme. Elle l'est en ce sens que c'est au mari de se déplacer s'il veut cohabiter (que ce soit de manière temporaire, épisodique ou permanente) avec son épouse (A). Elle l'est encore dans la mesure où le foyer conjugal est sous l'entière responsabilité de la femme (B).

A- AU SENS PROPRE : L'EPOUSE PROPRIETAIRE DE LA MAISON

Si l'on en revient à la source première de toute l'organisation politique et sociale des sociétés noires, soit la place primordiale de la femme en tant qu'élément assurant le mieux la survie (alimentaire, sanitaire, mais aussi spirituelle et métaphysique) du groupe, on comprend aussitôt que sa présence au sein de la communauté est indéniablement un atout. Par son travail, ses fonctions rituelles et sa fécondité, elle en assure la prospérité, un point de vue synthétisé dans le rapport de la commission économique au colloque d'Abidjan de juillet 1972 et intitulé *La civilisation de la femme dans la tradition africaine* :

> "La femme est l'élément moteur de la production au double plan d'agent de production et de reproduction."(2)

Colette Houéto a signalé dans sa communication les réalités suivantes :

> "Présente sur le chantier de l'activité artistique, *la femme était aussi au centre de l'économie.* (...) Après les travaux agricoles et domestiques diversifiés, un éventail de travaux s'offrait à elles ; elles fabriquaient du beurre végétal, du savon, exploitaient le sel. La teinturerie, la poterie étaient des métiers qu'elles exerçaient en groupes,..." (3)

Dans le même sens, Mme Ngoma Musao-Ma-Kashala a fait observer que (4) :

---

(2) Op. cit. p.572.

(3) Op. cit. p.58.

(4) Op. cit. p.81 (c'est nous qui soulignons).

"Dans l'économie, la femme luba joue un rôle très important. *C'est elle qui est pratiquement la source de la nourriture, de l'habillement, du commerce.* Le mari, lui aussi, a ses attributions : guerrier, maçon, cultivateur, chasseur, pêcheur, etc. Mais il y avait parmi eux des paresseux qui, si les femmes faisaient grève, mouraient de faim. Chez les femmes, l'oisiveté était un terme inconnu."

Un proverbe yoruba dit :

A lazy woman pleases none ; a lazy woman is not respectable. Even if I was given a lazy woman as a gift I would refuse to marry her.

Vis-à-vis de l'épouse, voici ce que le sage négro-égyptien Ani a exigé du mari (5) :

"Admire son labeur et tais-toi."

Eduquée dans la conscience de sa valeur et de ce qu'elle apporte aux siens, évoluant au sein d'une famille où elle est aimée, respectée et libre de ses mouvements, la femme n'a, pour tous ces motifs, aucune raison de quitter le cocon familier, chaleureux et sécurisant, de ses proches pour s'en aller rejoindre un homme. Le voudrait-elle que sa famille s'y opposerait : elle est bien trop précieuse. Qui la veut n'a qu'à venir à elle. Aussi construit-on à la jeune fille en âge de se marier ses appartements, soit sa maison, avec chambre, cuisine ou autres dépendances, et son mari vient l'y rejoindre. L'ancienneté de ces faits dans la tradition noire est attestée dans les documents que nous a laissés l'Egypte antique. Nous en avons des témoignages sous la plume de deux égyptologues. La première souligne le fait que :

"...s'il advenait que le gendre ait accompli des actes malhonnêtes, le beau-père le chassait de la maison." (6)

Traitant du divorce et du sort des biens privés de la femme, le second affirme (7) :

" Dans le cas où la demeure de famille en faisait partie, le mari se trouvait dans l'obligation de la quitter et de trouver un nouveau domicile."

---

(5) *Les Egyptiennes*, op. cit. p.210.

(6) Ch. Desroches Noblecourt, op. cit. p.212.

(7) Ch. Jacq, op. cit. p.166.

Cette affirmation est fondée sur le déchiffrement de documents tels que celui-ci (8) :

"Le *Papyrus Salt 3078* traite du cas d'une femme qui promet à son mari, si elle le chasse de la maison parce qu'elle aime un autre homme..."

Autrement dit, le mari habitait chez ses beaux-parents si son épouse y demeurait aussi ou bien au domicile de son épouse si cette dernière avait une maison à elle. De toutes façons, les deux habitations étaient rarement éloignées, parents et enfants habitant généralement dans la même concession que l'on étendait au fur et à mesure en fonction des besoins de la famille. Il n'était d'ailleurs pas rare que les femmes construisent elles-mêmes leur demeure ou alors "mettent la main à la pâte" de manière significative. Tel est le cas chez les Nguni, les Tswana et les Sotho d'Afrique du Sud. Le professeur Elikia Mbokolo écrit à leur propos que :

"...une même répartition des tâches se fait entre les sexes : aux hommes de fournir le cadre de bâtons et de rondins, aux femmes de travailler l'argile et la bouse de vache pour édifier les parois." (9)

A propos des Bergdama (ou Damara), d'Afrique du Sud, le même auteur nous apprend que :

"Cette famille habite des cases à dôme faites de branchages et d'herbes assemblés, qui sont disposées en cercle pour former le village. *Ces demeures appartiennent aux femmes, et les hommes vivent dans des grottes ou des abris naturels* proches." (10)

D'après le professeur Mbokolo, il en va de même chez les San (ou Bochiman) :

"Les demeures ne sont souvent que des cavernes ou des niches dans les rochers : parfois, les femmes san construisent des abris en branches recouverts d'herbe." (11)

De ces différents exemples, il émerge une idée qui serait certainement à creuser, mais que faute d'éléments suffisants nous ne pouvons que soulever : la construction d'habitations

(8) Ch. Jacq, op. cit. loc. cit.

(9) *La dispersion des Bantou*, op. cit.p.26.

(10) Op. cit. p.18 (c'est nous qui soulignons).

(11) Op. cit. p.14.

ne serait-elle pas (en plus de l'agriculture et de la poterie) une découverte des femmes ? Cela pourrait contribuer à expliquer ce principe tellement ancré dans les esprits et la tradition noirs que le domicile du couple est le celui de l'épouse dans tous les sens du terme. C'est au point qu'en cas de divorce la femme qui habite chez son mari est autorisée, chez les Wolof, à emporter sa case et tout ce qu'elle contient avec elle. Cette manière de faire se retrouve encore chez les Noirs de la diaspora. Roger Bastide fait état du "système familial nègre des Caraïbes, mais qui se retrouve aussi dans toute l'Amérique Noire" (12), à propos duquel il fait remarquer que :

"...étant matrilocaux, les enfants restent dans la maison maternelle, quel que soit l'homme qui vient cohabiter avec leur mère." (13)

Parmi les deux types d'unions couramment pratiquées en Guadeloupe, un autre auteur fait état en premier lieu "*des foyers matrilocaux où la femme est le chef de famille et où l'homme n'est qu'un visiteur...*" (14). Car, et c'est l'autre aspect de la question, où qu'il se trouve, la femme est la maîtresse du domaine familial.

B- AU SENS FIGURE : L'EPOUSE "MAÎTRESSE DE MAISON"

Dans beaucoup de langues africaines, à commencer par l'égyptien ancien, épouse et maîtresse de maison sont des termes synonymes (15). Au Togo, la première épouse est appelée *ahueno* ("maîtresse de maison"), nous dit Marie Sivomey (16). Au Sénégal, un dicton wolof dit : *Aawo buuru kërëm* ("première épouse est maîtresse (souveraine) de sa maison"). Au Congo-Kinshasa, chez les Baluba, ce sont quasiment les mêmes qualificatifs qui sont employés :

---

(12) *La civilisation de la femme dans la tradition africaine,* op. cit. p.127.

(13) Op. cit. p.135.

(14) Veronika Görög-Karady, *Le mariage dans les contes africains,* op. cit. p.14 (c'est nous qui soulignons).

(15) V. Th. Obenga, revue *Ankh,* op. cit. p.143. Mon ami, feu le docteur Doudou Guéye, considérait les épouses de ses amis comme les cheffes de leur maison. Il appelait ma femme, à chaque fois qu'il me rendait visite, "*borom kër gi* — la maîtresse-propriétaire de la maison" (S. S.-M. Kañji).

(16) *La civilisation de la femme dans la tradition africaine,* op. cit.p.498.

"La première femme s'appelle *Mukelenge mwadi* ou *Mwadi mukulu*. On l'appelle aussi *Kuinshikwa lubanza*. *Mwadi mukulu* veut dire donneur de l'ordre ; *Mukelenge*, selon Patrice Mufuta, est gouverneur, dignitaire. Quant à *Kuinshikwa Lubanza*, cela veut dire la fondation de l'ensemble de maisons que forment le polygame, ses femmes et ses enfants." (17)

Que cela dérive de ce que, dans la majorité des cas, la demeure des époux appartenait effectivement à la femme est possible. Ce qu'il est, en tout état de cause, important de noter, c'est que même dans les hypothèses où elle rejoint son mari et que la résidence conjugale est donc virilocale, la femme conserve la haute main sur la gestion du domaine familial. Il est certainement utile de souligner avec Christian Jacq le fait que :

"Le mot égyptien *per*, que nous traduisons par "maison", signifie aussi "le domaine" (18) ; la "maîtresse de maison" règne, en réalité sur une maisonnée qui ne se restreint pas à son noyau familial proprement dit, mais peut comprendre domestiques, animaux, terres cultivables, voire activités artisanales." (19)

S'ensuivent plusieurs exemples de l'exercice, par la femme, de ses charges de maîtresse de maison. Nous avons retenu celui-ci :

"...alors qu'un propriétaire avait résilié le bail d'un de ses fermiers, sa femme désapprouva cette décision et convainquit son mari de changer d'avis. Aussi fut-il obligé d'écrire au fermier "Je t'avais annoncé que je ne te permettrais plus d'exploiter ma terre. Mais mon épouse, la maîtresse de maison, m'a dit : ne lui retire pas ce champ et permets-lui de continuer à l'exploiter." (20)

Le professeur Clémentine Faïk-Nzuji fait, à propos des femmes du Kasaï (Congo-Kinshasa), cette remarque qui vaut

---

(17) Mme Ngoma Musao-Ma-Kashala, op. cit. p.77.

(18) "Le mot *pr, per,* "maison", signifie aussi : "famille", "ménage", "propriété" (de famille)" Th. Obenga, Revue *Ankh*, op. cit. p.158. En wolof, *per* veut dire : clôtures. *Per-yaa,* c'est la grande maison. En wolof, *per* est un collectif, le singulier est *fer*. D'où *Fari* et *Faryaa* (pharaon).

(19) Op. cit. p.211.

(20) Op. cit. p.250.

pour toutes les femmes vivant dans des sociétés régies par le droit noir :

"Dans la société luba, le mariage est considéré pour la fille comme une prise de pouvoir : elle acquiert les droits et les devoirs de la gestion de la famille et devient *le chef du domaine familial.*" (21)

Le rôle primordial de la femme dans l'approvisionnement en nourriture (et plus généralement l'acquisition et la gestion de richesses) est une réalité dans toutes les sociétés africaines. Même si aujourd'hui, avec l'influence de l'islam et du christianisme, le terme de *borom kër* ("propriétaire de la maison") est désormais attribué chez les Wolof à l'homme, l'expression *Aawo buru kërëm* ("première épouse est souveraine dans sa maison") est là pour attester de ce qu'il en était à l'origine. L'exemple égyptien est par ailleurs une preuve incontestable de l'enracinement dans la culture noire de cette fonction de l'épouse.

Si, à l'origine, le principe était que l'époux demeure chez sa femme, des circonstances exceptionnelles pouvaient le contraindre à résider dans son clan (il en est le dirigeant par exemple). En ce cas, il pourra, après négociations, persuader son épouse de venir le rejoindre puisque, du fait de ses fonctions ou responsabilités, l'inverse ne lui est pas permis.

§ II. La virilocalité négociée

Le fait pour l'épouse d'aller retrouver son mari n'étant pas, quelles que soient les circonstances, un droit dont ce dernier pouvait se prévaloir mais une faveur que lui accordaient son épouse et sa belle-famille, il ne pouvait avoir lieu qu'après de longues négociations, des pourparlers durant lesquels, bien entendu, le mariage n'était pas suspendu, la femme restant chez ses parents ou chez elle, et son mari venant la retrouver aussi régulièrement qu'il le souhaitait. On pouvait observer cette situation dans l'Egypte ancienne. Selon Mme Desroches Noblecourt (22) :

"Cela n'était pas courant, mais pouvait arriver : un homme, s'étant

(21) Op. cit.p.371 (c'est nous qui soulignons).

(22) Op. cit. p.216.

lié à une femme par le mariage, n'habitait pourtant pas avec elle. Chacun des conjoints vivait au domicile de son père."

Chez les Baluba du Kasaï (Congo-Zaïre), voici comment la légende rend compte de la question du changement du domicile conjugal :

"Tout remonte au "*sanga Lubanga*" où les Luba vivaient ensemble.

Le régime était matriarcal, l'homme allait chez la femme "*Kulubuka*" planter sa lance, ce qui montre qu'*il vient se mettre au service de la femme et de sa famille*. Tous les hommes quittaient leur village et rejoignaient le village de leur femme.

La femme mariée gardait son statut de *muana mulele* (jeune fille). Elle pouvait faire tout ce qu'elle voulait, aller avec n'importe qui. Avec l'incertitude de déterminer qui était leur père, les enfants eurent beaucoup de difficultés. Il y eut beaucoup de désordres et de maladies vénériennes.

Alors intervint une résolution. Au lieu que ce soit l'homme qui aille chez la femme, ce fut la femme qui alla chez l'homme, et c'est le cas chez les Baluba jusqu'à nos jours. Il y eut une compensation, la femme ne devait pas tout perdre ; l'homme devait, pour l'avoir, faire beaucoup de démarches et avoir durement travaillé. Le terme luba de *Kwendela mukaji* , aller vers la femme, est à l'origine de la dot très élevée chez les Baluba du Kasaï." (23)

Ce récit du passage de l'uxorilocalité à la virilocalité en société baluba décrit une réalité bien africaine, abstraction faite de son explication contemporaine et certainement pas d'origine, tant elle est en contradiction flagrante avec le respect dont jouissait la femme et en particulier la mère. Jamais le matriarcat n'a été synonyme de promiscuité ou de mœurs dissolues ; c'est là une invention due à des chercheurs et à des missionnaires qui ne pouvaient voir la femme autrement qu'avec leurs yeux d'Occidentaux issus de sociétés où la femme ne pouvait être que *Vierge* Marie, Eve *Pécheresse et Tentatrice* ou Marie-Madeleine *Prostituée* (et repentie). Néanmoins, cette légende baluba établit que le principe était bien l'uxorilocalité et que la virilocalité, intervenue bien plus tard, ne s'est pas faite de manière naturelle, comme allant de soi avec le mariage. Il a fallu une résolution d'abord, et de

(23) Mme Ngoma Musao-Ma-Kashala, op. cit. p.85 (c'est nous qui soulignons).

rudes et longs pourparlers ensuite, sans compter un séjour prolongé chez les beaux-parents à exécuter pour eux toutes sortes de besognes. Et il ne faut surtout pas croire que l'on acquiert avec le versement de la dot un bien que l'on est libre d'emmener et qui est tenu de suivre. La dot scelle l'engagement d'alliance et non la fin de la liberté pour la femme de vivre où elle veut et d'aller et venir à sa guise. La preuve en est que le versement de la dot est rarement concomitant avec le départ de la femme pour le domicile de son époux. Il se passera souvent des années avant que ce déplacement ait lieu. Le fait n'a pas manqué d'attirer l'attention de l'africaniste Charles Monteil, qui note que :

"Il s'écoule un temps parfois fort long — plusieurs années dans certains cas — entre l'époque des accordailles et celle de la livraison (!) de la femme." (24)

En effet, si le mariage donne à chaque conjoint le droit exclusif d'avoir des relations sexuelles avec l'autre (25), il ne donne à aucun des époux celui d'obliger l'autre à le suivre. Aussi, le mari qui souhaite que sa femme le suive doit se soumettre à toutes sortes d'épreuves, auxquelles participe d'ailleurs son groupe familial, puisqu'il va bénéficier, autant que l'époux, de l'arrivée de la mariée en son sein. Les simulacres de rapt qui se jouent à l'occasion du départ de la mariée, dans certaines ethnies, sont certainement une façon de rappeler l'exaspération du marié que l'on fait "tourner en bourrique", et qui, après s'être acquitté de prestations et d'épreuves en tous genres, finit par enlever son épouse, puisque tous les prétextes sont bons pour refuser de la laisser partir. Voici la relation qu'au XIXe siècle l'abbé Boilat a fait de ce type de cérémonie chez les Sereer :

"Les parents du futur demandent solennellement la jeune personne à ses parents réunis, auxquels on laisse une barre de fer (monnaie du pays) et une calebasse de vin de rondier (syn. rônier). La future n'est jamais présente au mariage; on ne l'en prévient pas, ou elle est censée l'ignorer.

---

(24) Op. cit.p.197.

(25) D'où la présomption de paternité qui suit le versement de la dot, preuve que le mariage est conclu. C'est aussi en vertu de ce droit que l'union avec une seconde femme ne peut se faire sans l'autorisation expresse de la première épouse ; v. infra.

La demande étant exaucée, les deux familles sortent hors du village, se cachent sous les arbres et attendent le moment où la future épouse est très attentive au travail des champs. Tout à coup, un des parents du prétendu pousse un cri: la voilà ! La voilà ! La fiancée, effrayée, lève la tête et se sauve au travers de la campagne, ses parents la suivent, feignant d'aller à son secours ; les autres courent pour la saisir. Elle est enfin fatiguée, elle s'arrête pour reprendre haleine ; on la prend par force, on l'emporte. Une bataille commence entre les deux familles, et souvent on se fait beaucoup de mal : ceux-ci croient qu'elle n'ira pas, les autres jurent qu'elle ira ; la captive pleure de toutes ses forces. La foule arrive au village, on enferme la mariée dans une case pendant un mois ; défense au marié d'y mettre le pied. Il est seulement obligé de la nourrir comme il faut pendant ce temps-là. La retraite terminée, le mari vient prendre sa femme et la conduit chez lui, sans tumulte ni bruit. Les parents les viennent féliciter, et les saluent en se retirant : il est bien entendu que la plupart d'entre eux ont eu déjà des enfants avec leurs futures, ce qui n'empêche en rien cette cérémonie indispensable pour légitimer les enfants." (26)

Abstraction faite des quelques erreurs d'analyse (ce n'est pas le "rapt" de la femme qui "légitime" les enfants du couple, mais le don du gage d'alliance, la barre de fer et la calebasse de vin ; de plus, tous les enfants étant légitimes de naissance en droit noir (27), cette prétendue "légitimation" n'est en fait que la reconnaissance officielle du statut de père de celui qui a versé la "dot"), il est clair avec cette description que le départ pour le domicile du mari est souvent très tardif (le couple a eu le temps d'avoir des enfants) et surtout ne se fait jamais spontanément. En dépit des prestations matrimoniales dûment acquittées, il faut encore persuader (par la négociation d'abord et la démonstration de force ensuite) la mariée de suivre son époux et sa famille de la laisser partir. Le même type de scène : rixes, course-poursuite et finalement enlèvement de l'épouse est décrit par Charles Monteil (28). Boubacar Hama Beïdi relate, sur deux pleines pages, les interminables atermoiements et va-et-vient de la mariée peule (au Niger) avant qu'elle se décide à rejoindre pour de bon le

(26) *Esquisses sénégalaises,* Karthala 1984 p.101-102.

(27) V. infra, "Le statut des enfants : l'enfant illégitime, une notion inconnue".

(28) Op. cit. p.201-202.

domicile de son époux (29). Tout (jeu de cache-cache, longueur des négociations, multiplicité des prestations exigées, simulation de rapt au moment du départ de l'épouse...) indique que si la famille de la mariée finissait par accepter l'installation de la femme au domicile de son époux, elle le faisait à son corps défendant. Le professeur A. B. Diop l'a constaté :

"Cette cérémonie finale — dénommée *eggale* — est importante, en ce sens qu'elle marque une sorte de rupture douloureuse entre l'épouse et sa famille et, principalement, du couple intime mère-fille ; par contre, elle se traduit, pour le mari, par l'acquisition effective d'une femme dont le rôle de maîtresse de maison et de mère est très estimé." (30)

Cette installation de la femme au domicile de son mari était accompagnée de multiples conditions et précautions mystiques (31). Elle n'était de plus jamais définitivement acquise, la femme étant libre à tout moment de quitter la demeure de son époux pour s'en retourner chez les siens. Charles Monteil apporte la très importante précision suivante :

"s'il a été convenu, et c'est même *une clause tacite,* qu'elle (l'épouse) ne quitterait pas le territoire de la tribu, *il (l'époux) ne peut l'emmener au loin.*" (32)

Ibn Batouta note également que la femme noire est libre et responsable. Elle choisit librement son conjoint qui vient la rejoindre chez elle. Et si elle entendait aller vivre chez son époux, ses parents s'y opposeraient (33). Répétons-le, en droit noir, le fait pour la femme d'habiter chez son mari est une faveur que sa famille et elle lui accordent, faveur dont il doit se montrer digne s'il tient à la conserver. Car, dans la tradition noire, l'union matrimoniale n'est ni une prison, ni une pénitence. Chaque conjoint doit être en mesure de s'épanouir pleinement dans son couple, chacun établissant avec l'autre des rapports d'égal à égale et non de subordonnée à supérieur et maître.

---

(29) *Les Peuls du Dallol Bosso- coutumes et mode de vie,* éd. Sépia, p. 42 et s.

(30) Op. cit. p.124.

(31) V. Abdoulaye Bara Diop, op. cit. loc. cit.

(32) Op. cit. p.208 (c'est nous qui soulignons).

(33) V. *Les droits de la femme d'hier à demain* , op. cit. p.18.

SECTION 2. LE STATUT DES CONJOINTS : DES PARTENAIRES AUTONOMES

Aimez-vous l'un l'autre, mais ne faites pas de l'amour une entrave:
Qu'il soit plutôt une mer mouvante entre les rivages de vos âmes.
Emplissez chacun la coupe de l'autre mais ne buvez pas d'une seule coupe.
Partagez votre pain mais ne mangez pas de la même miche.
Chantez et dansez ensemble et soyez joyeux, mais demeurez chacun seul,
De même que les cordes d'un luth sont seules cependant qu'elles vibrent de la même harmonie. (1)

S'aimer dans la joie, la solidarité et l'entraide tout en demeurant indépendants et autonomes, voilà le principe cardinal qui gouverne le mariage noir. Il ne s'agit, pour aucun des époux, de se fondre dans l'autre, de perdre la dualité pour en faire une unité. Le couple est "une cellule ouverte" (§III), l'union sexuelle "un contrat d'aide réciproque" (§II), et les époux "des égaux liés par un pacte d'amitié et de fidélité" (§I).

§ I. Le mariage : un pacte d'amitié et de fidélité

Un des aspects véritablement remarquables du droit noir du mariage consiste dans l'obligation qui est faite aux époux de se traiter avec amitié et familiarité (A). Mais il est une autre obligation qui incombe à l'un comme à l'autre des époux, c'est le devoir de fidélité (B).

A- LE MARIAGE : UN PACTE D'AMITIE

Que les relations entre conjoints soient dépourvues de réserve, de solennité ou de pompe, est plus qu'une simple faculté, c'est un devoir, et celui-ci s'étend, au-delà des époux eux-mêmes, à tous ceux et à toutes celles que l'union en cause a transformés en maris et femmes potentiels.

---

(1) Khalil Gibran, *Le Prophète*, traduction de Camille Aboussouan.

De fait, les sociétés noires ont mis en place une union qui, en plus des deux mariés, contraint une foule de personnes à se traiter comme de vieux amis, tenus d'échanger les plaisanteries bon enfant que partagent les vrais "potes". La bulle d'affection taquine, de tendresse moqueuse et de familiarité gouailleuse qui enveloppe et imprègne tous les échanges à l'intérieur du couple (1) englobe avec autant de densité les compagnes (sœurs, cousines, amies) et compagnons (frères, cousins, amis) de la classe d'âge des conjoints (2).

1) Les époux : des camarades

Les relations entre époux ne sont pas des relations de déférence mais d'aisance. Le conjoint est d'abord et avant tout un(e) ami(e), une sœur, un frère, un(e) camarade. Traitant de la famille wolof, un auteur écrit :

> "Nos informateurs nous ont unanimement avoué que mari et femme, même sans être des cousins croisés, peuvent plaisanter, doivent entretenir des relations de familiarité, écartant la honte ou la réduisant en tout cas." (2)

Même si les relations entre époux sont faites, comme cela est de mise entre personnes bien nées, de respect mutuel, en aucun cas ce respect ne doit conduire à un comportement guindé ou compassé. Que ce soit dans l'intimité ou en public (à moins que le cadre ou les circonstances ne s'y prêtent pas), les époux n'ont pas à répugner à se chahuter et à échanger moqueries et railleries (3). Cela est si vrai que, lorsqu'ils se désignent de manière formelle, les époux n'utiliseront pas des appellations telles que "madame mon épouse" ou "monsieur mon mari" (*my lord*, *my lady*). Dans le livre du savoir-vivre noir, l'épouse est : "ma sœur", "la maîtresse de maison", "la

---

(2) A. B. Diop, op. cit. p.65 ; v. la description que fait Christiane Desroches Noblecourt des figurations du couple Néfertiti et Toutânkhamon "...dans des attitudes aussi familières où l'affection évoquée entre les êtres paraît déborder d'un amour intensif et permanent.", op. cit. p.62.

(3) Le sage négro-égyptien Ptahotep donne comme recommandation "si tu épouses une femme, qu'elle soit joyeuse de cœur...Une femme au cœur joyeux apporte l'équilibre" (maxime 37) rapportée par Ch. Jacq, op. cit. p.170.

mère de (prénom de l'aîné(e) des enfants)", ou "l'aimée, la chérie de (prénom de l'époux)". De la même manière l'époux est nommé "mon frère", "le père de (Un(e) tel(le))" ou "l'aimé, le chéri de (prénom de l'épouse)". Au Sénégal, la mère wolof dit au mari de sa fille :

> *"Ndaw si du sa jabar, sa jigeen la"* ("cette femme n'est pas ton épouse, c'est ta sœur"). (4)

La persistance de ce trait culturel, au-delà du temps et des bouleversements subis par le monde noir, a été évoquée par Cheikh Anta Diop :

> "...Du reste cette situation n'a pas changé depuis l'Antiquité ; les couples qu'on voit sur les monuments africains de l'Egypte sont unis par une tendresse, une amitié, une vie intime commune, absolument introuvable dans le monde eurasiatique de l'époque : Grèce, Rome, Asie..." (5)

Si les époux sont qualifiés de frère et sœur, c'est afin de mieux marquer leur droit réciproque à être traités avec les égards, la tendresse, l'affection et le respect que partagent les enfants d'un même lit. Cette constante des civilisations noires est tellement étrangère aux civilisations indo-aryennes que bien des égyptologues occidentaux s'y sont trompés, prenant pour un mariage réel entre frère et sœur ce qui n'était qu'une volonté d'assimilation du comportement des époux à celui des personnes de même statut que lie l'affection la plus profonde et la plus désintéressée (6). C'est toutefois là une erreur que n'ont commise ni Christiane Desroches Noblecourt ni Christian Jacq (7). Ils soulignent chacun le fait qu'en Egypte ancienne :

> "Les amants, les époux s'appellent couramment "mon frère", "ma sœur"."
>
> "De nombreux textes évoquent l'épouse comme "la compagne vénérée par son mari", "la sœur bien-aimée chère à son cœur". (...) "C'est bon et heureux quand elle prend ta main" affirment les sages"

---

(4) *La famille wolof,* op. cit.p.140. Précisons que, de manière générale, toutes les femmes de la même classe d'âge que lui sont les sœurs (*jigeen)* de l'homme noir.

(5) L'unité *culturelle de l'Afrique Noire,* op. cit. p. 121.

(6) V. Ch. Jacq, op. cit. p.168 et s.

(7) Ch. Desroches Noblecourt, op. cit. p.166 ; Ch. Jacq, op. cit. p. 170.

Fidèle au code de conduite du monde noir, auquel lui et son clan (qoraïchite) appartiennent, le Saint Prophète de l'Islam a eu ce comportement fait de familiarité et de chaude camaraderie avec toutes ses épouses, en particulier avec Aïcha. De plus, dans un hadith authentique, mais très peu cité (8), il demande aux hommes de bannir les rapports bestiaux, de faire précéder leur désir de relation par l' "envoi d'un messager" : caresses, baisers et autres tendresses.

La statuaire africaine, qui figure tant de couples tendrement enlacés, en est un autre exemple. Les recommandations du sage noir Ptahotep, transcrites par le scribe Ani, résument les règles du bon comportement marital :

> "Si tu es sage, garde ta maison, aime ta femme sans mélange, nourris-la convenablement, habille-la bien. Caresse-la et remplis ses désirs. Ne sois pas brutal, tu obtiendras bien plus d'elle par les égards que par la violence. Si tu la repousses, ton ménage va à vau-l'eau. Ouvre lui tes bras, appelle-la, témoigne-lui ton amour." (9)

Les règles qui gouvernent la bonne intégration sociale de la personne étant inculquées dès la plus tendre enfance, par des jeux de rôles auxquels sont associés les enfants, l'idée est très tôt intégrée que le conjoint n'est pas un seigneur et maître, et que l'épouse n'est pas une domestique soumise, mais qu'ils sont tous les deux des "copains tendrement complices" (10) qui doivent s'aimer dans l'allégresse et la tendresse. En effet, dans toute l'Afrique de l'Ouest, l'enfant aura, dès sa naissance, autant de maris et d'épouses que de grands-parents (pères, mères et assimilés des parents). Ces derniers étant les "conjoints pour rire" de leurs petits-enfants, ils leur apprennent dans une atmosphère détendue, de manière toujours gaie et ponctuée d'éclats de rires, les devoirs d'un époux vis-à-vis de son épouse, et vice-versa et plus encore (le grand-père a le rôle de rival de son petit-fils, et la grand-mère est la coépouse de sa petite-fille). A. Raphaël Ndiaye décrit avec justesse et

---

(8) De Abou Mansour Addaylami, cité par Al Gazaaly dans le tome II, p.57 de *Ihyaa.*

(9) *La femme au temps des pharaons,* op. cit. p.214.

(10) Il est important de s'y prendre très tôt car, disent les Wolof, *Nit ki li nga ko tamal mooy wéy* (l'habitude est une seconde nature).

exactitude la tendresse qui imprègne ces relations, ainsi que leur importance pour l'enfant :

"Mais grand-mère est là, grand-père aussi : présence irremplaçable pour servir parfois de relais au père et à la mère et apporter à l'enfant un témoignage d'affection dont nous savons à présent qu'il est fondamental, et pour recevoir par transfert l'expression — fondamentale — de l'affectivité de l'enfant. Alors grand-père dit à sa petite fille : voici ma petite femme, et grand-mère au petit garçon : voici mon petit mari. Et les enfants tout heureux et tout fiers acquiescent et répètent : grand-père est mon époux, grand-mère est mon épouse." (11)

Mais les grands-parents ne sont pas les seuls à interpréter ces rôles. Le conjoint de la sœur ou du frère aîné est aussi pour les cadets et cadettes un mari ou une épouse.

2) Les jeunes frères et sœurs des conjoints : "des époux et épouses pour rire"

Dans les sociétés de droit noir, le sens de la communauté est si élevé que chaque personne doit participer au plus près à tout ce qui touche la collectivité, à commencer par sa famille. Peu de charges s'assumant seul, en s'engageant dans les liens du mariage on fait participer toute sa famille, et lorsqu'on se marie, on ne devient pas le conjoint d'une seule personne mais d'une multitude. Dans la tradition noire en effet, on utilise de manière systématique la technique du statut assimilé. Cette technique sert à résorber les distances naturelles entre les individus, et à imposer dans le vécu des personnes un comportement et des obligations qui ne vont pas nécessairement de soi, mais qui vont contribuer à renforcer l'appartenance au groupe et l'insertion dans le tissu social communautaire. De la même manière que les sœurs et les cousines de la mère s'appellent "mère" , les frères et les cousins du père "père", les cousins "frères", les cousines "sœurs", etc., les belles-sœurs se font appeler "épouse" et les beaux-frères "mari". Cette "horreur des distances parentales", typique de la mentalité noire, est soulignée par T. Obenga :

"Par exemple, le morphème préfixal français *beau* qui traduit le trait différenciateur de consanguinité, n'existe pas en égyptien et en négro-africain : "beau-père", "belle-mère", "beau-fils", "belle-fille", etc. (et aussi

(11) Op. cit. p.111.

des ensembles, comme ceux de l'anglais, n'existent pas non plus : *father-in-law, mother-in-law, son-in-law, daughter-in-law,* etc.). Ceci signifie que les Egyptiens ne se servaient pas d'un préfixe monosémique pour opposer la série des termes "consanguins" à celle des termes "non consanguins". *C'est capital au plan psychologique et sociologique (...) il n'y a pas en langue égyptienne de termes de parenté éloignée...*" (12)

Toujours dans la logique de l'assimilation, une différence est introduite entre aînés et cadets des conjoints. La sœur aînée étant une mère en second et le frère aîné une mère-mâle, ils garderont ce statut vis-à-vis du conjoint de la sœur cadette ou du frère cadet. Dès lors, les aînés jouissant d'un statut assimilé à celui des beaux-parents, ne sont maris et épouses que les beaux-frères et belles-sœurs moins âgés que l'époux ou l'épouse en titre. Un auteur nous assure que ces relations de plaisanteries, que chaque élément du couple partage avec les jeunes frères et sœurs de son conjoint, sont de mise à l'est, au centre et au sud de l'Afrique. Elles le sont également en Afrique de l'Ouest (13) :

> "La jeune sœur de la femme n'est ni une cadette ni une belle-sœur, c'est une cousine croisée réelle ou fictive, une épouse potentielle avec qui on noue des rapports très détendus. (...) l'épouse et le frère cadet du mari : ils plaisantent, luttent, s'appellent réciproquement "mari" et "femme"..."

De fait, la manière dont Abdoulaye Bara Diop décrit ces règles de comportement en milieu wolof est absolument identique au compte rendu fait par Thelma Awori concernant les Bantu et les peuples de l'Afrique de l'Est, du Centre et du Sud :

> *"The joking-relations common amongst many Bantu-people, people of East, Central and South Africa, where a young man could make the rudest jokes with his brothers and sisters-in-law who were younger than his wife but not with the older sister or mother who he must avoid confirms the rules of etiquette regarding speech..."* (14).

En droit noir, le mari d'une femme est aussi celui de toutes les sœurs cadettes de son épouse, tandis que l'épouse

---

(12) (C'est nous qui soulignons), op. cit. p.166.

(13) A. B. Diop, op. cit. p.71.

(14) *La civilisation de la femme...*, op. cit. p.37.

du frère est la femme de tous les jeunes frères et sœurs de l'époux. Cependant (tout comme lorsque les vrais époux s'appellent "frère" et "sœur") ces termes ne sont pas à prendre dans leur sens littéral, car tout aspect sexuel est exclu de la relation mari-femme qu'entretiennent belles-sœurs et beaux-frères. Il s'agit là simplement de termes de référence servant à les familiariser avec une possibilité (celle de leur mariage réel avec le conjoint de leur aîné(e) (15)). Il s'agit aussi de les associer à l'union matrimoniale de la manière la plus étroite possible. Le but est de raffermir les liens de famille en faisant en sorte que tous participent et se sentent tenus par l'engagement contracté. Il est toutefois important de noter la manière dont il est fait obligation à ces époux fictifs de se comporter : le statut d'assimilé imposant de calquer son comportement sur celui du modèle, c'est cela qui en fait la force et l'intérêt. Ainsi, en obligeant la catégorie des beaux-frères et belles-sœurs qui pourraient se marier à se traiter avec familiarité et aisance taquine, on leur présente en fait le modèle de ce que doivent être les relations entre mari et femme, un modèle dont l'apprentissage constant facilite l'adoption future en face du conjoint véritable. Il se peut même que ce dernier soit déjà une personne avec laquelle on a, de naissance, le devoir d'échanger franches taquineries et joyeuses plaisanteries. C'est par exemple la situation des cousins croisés au Sénégal :

> "En ce qui concerne les rapports mêmes des conjoints, nous avons vu que ces derniers sont, de préférence, des cousins croisés entretenant des relations de plaisanterie ; celles-ci ne s'effacent pas après le mariage. L'asymétrie dans les statuts demeure : le mari, fils de la sœur du père de l'épouse, est toujours l'inférieur ou le serviteur : *jaam.*" (16)

Cette obligation des époux de se traiter en amis, une obligation que l'on intègre dès le plus jeune âge et dont on ne cesse de faire l'apprentissage, est peut-être un des traits les plus marquants de la conception noire du mariage, qui est considéré, selon l'éloquente formule d'un auteur (17), comme

---

(15) Lévirat, sororat ou polygamie.

(16) *La famille wolof*, op. cit. p.65-66.

(17) Mme Olayinka Burney-Nicol, *La civilisation de la femme...*, op. cit. p.438.

un contrat fondant non pas une parenté, mais une amitié :

"The Akan people of Ghana take marriage to be a contract of friendship and not of kinship."

Une des bases de cette amitié est la fidélité que chacun a promise à l'autre, un engagement d'honneur qui exclut toute manifestation de jalousie, cette dernière étant considérée comme une marque d'irrespect.

B- LE MARIAGE : UN PACTE DE FIDELITE

La grande liberté d'aller et venir, qui est reconnue en termes identiques à l'homme et à la femme, la possibilité, voire même l'obligation pour chacun de nouer des relations d'amitié avec des personnes de l'autre sexe ont comme fondement la confiance dans la parole donnée. Dans la tradition noire, les amitiés homme-femme sont courantes et dénuées de toute arrière-pensée ou connotation sexuelle. La femme mariée peut avoir, en tout bien tout honneur, autant d'amis du sexe opposé (*camiñu yaa ma neex* , "frère de son cœur"en wolof) que son caractère aimable lui permettra de se faire. Il en va exactement de même pour l'homme marié. C'est l'ignorance de ce trait de culture qui a causé l'indignation d'Ibn Batouta lors de son voyage dans l'empire du Mali. Il s'offusqua du fait qu'un musulman pratiquant, le juge suprême de la province de Walaat, acceptait que son épouse s'entretienne en aparté avec un ami (18). C'est dès son plus jeune âge que l'on enseigne à la personne la plupart des vertus morales auxquelles est attachée sa communauté. Aussi n'y a-t-il pas lieu de se montrer suspicieux à l'égard de la personne bien éduquée. Christiane Desroches Noblecourt rappelle cette vérité qui se retrouve au cœur de toutes les cultures noires (19) :

"Un foyer harmonieux, de nombreux enfants, une femme aimante, tel était réellement le voeu que formulait la majorité des Egyptiens. L'amour conjugal représentait en général pour eux l'idéal à atteindre, et ils étaient aidés en cela par *l'application d'une morale qui leur avait été inculquée dès la première instruction et jouait, en Egypte, un rôle beaucoup plus important que dans toute autre civilisation de l'Antiquité.*"

---

(18) V. *Des droits de la femme d'hier à demain,* op. cit. p.18.

(19) Op. cit. p.214 (c'est nous qui soulignons).

Or, s'il est une vertu cardinale commune à tous les peuples noirs, c'est bien celui du respect de la parole donnée.*Gor kaddoom* (la personne honorable est celle qui respecte sa parole) disent les Wolof. C'est ce qui explique l'étonnement de Hind, l'épouse d'Abou Soufyaane (le chef militaire des Mecquois). Après avoir entendu de la bouche du Prophète les péchés qu'une musulmane doit s'abstenir de commettre : vol, adultère, meurtre des enfants, etc.(20), cette femme noire de noble naissance s'exclama "Comment ! Est-ce qu'une femme d'honneur peut commettre de tels actes ?" Cet attachement à la droiture morale est corroboré, si besoin en était, par cette remarque de Christian Jacq (21) :

> *"Le respect de l'épouse passe par la fidélité. Ne repose-t-elle pas sur la parole donnée, cette valeur centrale de la civilisation égyptienne ?"*

Ptahotep, un des sages de l'Egypte noire, fit cette recommandation :

> "N'épie pas ta femme dans la maison si tu sais qu'elle est vertueuse." (22)

Touchante attention, il n'était pas rare qu'un veuf, en témoignage à emporter dans l'au-delà, mette sur la tombe de son épouse une inscription la présentant comme "sa sœur, son aimée, *digne de confiance*" (23). Le professeur Ki-Zerbo a pu constater cette remarquable particularité des sociétés noires. En traitant du royaume du Macina, il note :

> "Noble, la femme pouvait intenter un procès pour manque de confiance contre un mari rentrant au domicile plus tôt que prévu." (24)

Digne représentant de cette tradition noire de respect absolu de la femme, le Prophète Muhammad interdisait à ses compagnons de jamais rentrer chez eux à l'improviste,

---

(20) CORAN sourate 60 verset 12.

(21) Op. cit. p.170, (c'est nous qui soulignons).

(22) Op. cit. p.213, autrement dit, l'épier, c'est mettre en doute sa vertu, donc l'insulter.

(23) Texte de la tombe thébaine de Nébamon (*Neb Amon)*, pour son épouse Tèye, cité par Ch. Jacq op. cit. p.214 (c'est nous qui soulignons).

(24) *Histoire de l'Afrique Noire,* Hatier Paris 1972 p.259 (c'est nous qui soulignons).

notamment la nuit (lorsqu'ils revenaient de voyage). L'obligation de fidélité, corollaire du respect de la parole donnée, s'imposait autant à l'homme qu'à la femme. Mme Desroches Noblecourt confirme :

"Le mariage était donc considéré comme l'idéal social et rien ne devait pouvoir entraver son déroulement harmonieux pourvu que les deux acteurs de ce simple "agrément mutuel" suivent la voie de Maât, donnée fondamentale de la conscience humaine. Aussi l'infidélité dans cette union revêt une telle gravité qu'on la présente aux fiancés comme le "grand crime". "(25)

Elle souligne que :

"L'un et l'autre des futurs époux étaient donc concernés, la justice pouvait frapper les deux coupables, aussi bien sur terre que devant un tribunal divin lorsque le passage vers la rive d'Eternité était demandé : "Je n'ai pas commis l'adultère", met-on dans la bouche de celui — ou de celle — qui récite la célèbre déclaration d'innocence" du chapitre CXXV du *Livre des morts*". (26)

S'adressant à l'esprit de sa défunte épouse qu'il croit en colère contre lui, cet officier de l'ancienne Egypte lui jure dans une lettre *post-mortem* :

"Je ne t'ai pas trompée !" (27)

Dans "L'Attestation d'Innocence" ou "Confession négative"(28) que le mort doit faire devant le tribunal de l'au-delà — dans la Salle de la Droiture (!) — figure en bonne place

---

(25) Op. cit. p.215.

(26) Op. cit. p.216. Précisons toutefois qu'on ne met rien dans la bouche de qui que ce soit. Le (la) défunt(e) doit pouvoir attester qu'il (elle) n'a pas commis le péché en cause.

(27) *La femme au temps des pharaons*, op. cit. p. 266.

(28) La confession est "négative" parce que, dans la culture noire, ne pas faire le mal prime faire le bien. Les Wolof disent : *bayyi lu bon moo gën def lu baax. Moo jiitu. Balangaa baax, da ngay jëkke jub. Moo tax, su ëlëggee, de fu ma lu bon mooy jiitu def naa lu baax.* ("Ne pas faire le mal c'est bien mieux que faire le bien. Cela vient en premier. Avant d'être bon, il faut d'abord être honnête. Raison pour laquelle on dira, d'abord, je n'ai pas fait du mal avant de dire j'ai fait du bien.").

l'affirmation suivante (29) :

"Je n'ai pas commis l'adultère."

Ainsi, le mariage consistant, entre autres obligations, en un devoir de respect, de confiance réciproque et de fidélité l'un à l'autre, ce serait faire injure au conjoint que de le surveiller, l'espionner, l'empêcher de sortir ou l'accuser à l'aveuglette d'adultère ou d'intention d'adultère. De tels comportements signifiant que l'on n'a pas foi en l'intégrité morale de l'autre, on met alors en cause ce qui tient le plus à cœur à la personne, dans toutes les sociétés de droit noir : sa réputation. En effet, de la part de l'homme comme de la femme, la jalousie est considérée comme un sentiment déplacé qui consiste en l'abaissement de soi-même et de l'autre. Quand on se respecte, on ne s'abaisse pas à épier l'autre. Mais, d'un autre côté, lorsqu'on met en doute la fidélité, c'est-à-dire l'honorabilité, de l'autre, il (elle) est en droit d'en être offensé(e) comme d'une injure. L'adultère est, cependant et indéniablement, une faute grave, quel que soit le conjoint qui s'en rend coupable. Hommes et femmes sont liés par le même code d'honneur. Toutefois, et il n'est pas inutile de le souligner, la jalousie, d'où qu'elle provienne, est un manquement tout aussi grave à ce même code d'honneur, un manquement peut-être même plus grave si l'on sait que l'accusation non prouvée d'adultère (généralement il suffit que l'accusé(e) nie sous serment pour être considéré(e) comme innocent(e)) entraînait une sanction plus sévère que l'adultère lui-même. Le mari coupable d'une telle offense devait verser des dommages-intérêts pour calomnie à son épouse. Mme Desroches Noblecourt écrit que, d'après un document de la Basse époque :

"Au cas où elle prononce le serment (d'avoir été fidèle à son mari), on ne relèvera rien contre elle, et il (l'époux accusateur) devra lui donner quatre talents et cent débèn d'argent."

En rapportant les suggestions d'un sage égyptien, Ankhshéshonq, à l'intention des maris "cocus", la célèbre égyptologue cache mal son étonnement devant des recommandations si éloignées de son environnement culturel (pourtant, aujourd'hui, aucun psychologue spécialisé dans le

(29) *Le livre des morts,* éd. Minerva, Genève 1984, p.93.

conseil conjugal ne tiendrait un discours différent) :

"Ne va-t-il pas jusqu'à conseiller à l'infortuné trompé de négliger l'offense et de divorcer simplement pour prendre une autre femme ! Il lui recommande également de faire un retour sur lui-même et de s'interroger : n'a-t-il pas été négligent envers son épouse ? Ne serait-il pas au fond passible d'un blâme ?" (30)

Il est encore à noter que, en aucun cas, du fait du respect dû à son sexe, la femme ne pouvait être soumise à un châtiment corporel. En effet, le pire que l'épouse convaincue d'adultère pouvait craindre c'était la dissolution de son mariage, rien de plus, et certainement pas un châtiment corporel de quelque nature ou gravité qu'il fût. Le crocodile qui, dans le conte égyptien, dévore les amants adultères n'est qu'une représentation du sort qui attend, lors de leur passage dans l'au-delà, ceux qui n'ont pas observé les règles de droiture. Être jeté au crocodile n'est donc pas un châtiment de l'adultère à prendre au pied de la lettre (31). Amadou Hampaté Ba rappelle à ce propos que, selon la coutume peule :

"...une femme libre ne recevait jamais de coups" (32)

Une observation confirmée par le professeur Ki-Zerbo dans son étude du royaume musulman du Macina, il a relevé que :

"*...la situation des femmes était assez avantageuse. Elles ne pouvaient jamais être battues. Les coups devaient être administrés par exemple sur le toit de la "case"*, sanction publique qui était ressentie par les intéressées comme très ignominieuse." (33)

Il n'en allait pas de même pour les hommes dans la mesure où l'on considérait que l'amant de la femme adultère n'avait que ce qu'il méritait, s'il se faisait surprendre et

---

(30) op. cit. p.210 et 218.

(31) Relation de ce conte par Ch. Desroches Noblecourt, op. cit. p. 209, qui semble assez indécise quant à la conclusion à en tirer.

(32) Cité par S. S.-M. Kañji, *Des droits de la femme africaine d'hier à demain* , op. cit.p.35.

(33) *Histoire de l'Afrique Noire*, op. cit. p.259, (c'est nous qui soulignons).

corriger par l'époux trompé (34) :

"Ce que le sage Ankhshéshonq (...) s'efforce d'enseigner est la position officiellement sanctionnée par la colère immédiate du mari trompé ou même de la famille proche : "quant à celui qui fait l'amour (méri) avec une femme qui possède un époux, il est tué (ou : il peut être tué) sur la marche de sa porte (à la femme)."

"Sur la marche de sa porte (de la femme)", le pourquoi de cette précision se lit sous la plume d'un chercheur traditionaliste sereer, Issa Laye Thiaw. Traitant de la punition de l'adultère dans la coutume sereer, il écrit que (35) :

"Le droit coutumier interdit formellement d'avoir des rapports sexuels avec la femme d'autrui ; il est très sévère sur ce point. En cas de flagrant délit, le mari avait le droit de tuer l'amant de sa femme, mais il n'avait pas le droit de le poursuivre au-delà du seuil de sa maison, car il était interdit de franchir le seuil du domicile de quelqu'un pour le tuer."

Les contes reflétant essentiellement le vécu de ceux auxquels ils s'adressent, Veronika Görög-Karady a pu observer à propos de ceux de Guadeloupe que :

"Dans les récits qui introduisent le trio classique : mari (légal ou non), femme et amant, ce dernier finit par être puni mais la femme réussit à sortir indemne de la situation d'adultère." (36)

C'est aussi une constante dans les contes wolof qui ont pour sujet l'adultère. Dans ces fables, souvent grivoises, le châtiment de l'amant passe du "passage à tabac" en règle à l'émasculation pure et simple. Quant à l'épouse, du fait que le mari n'a pas sur elle "un droit de correction", la honte d'avoir été surprise en flagrant délit de mauvaise conduite suffit comme punition. Sous la rubrique "condamnation théorique", Christiane Desroches Noblecourt évoque des textes égyptiens qui indiquent comme sanction de l'adultère l'émasculation de l'amant. Toutefois, quelle que soit la sanction préconisée par un texte, il ne sera pas du ressort de la puissance publique de l'appliquer car le divorce, comme le mariage, sont des affaires strictement privées qui ne concernent que les familles. Ainsi,

---

(34) *La femme au temps des pharaons*, op. cit. p.217.

(35) *Essai sur les rites et croyances sereer*, (inédit).

(36) *Le mariage dans les contes africains*, op. cit. p.14.

quand ils étaient saisis de plaintes d'adultère, les tribunaux égyptiens s'abstenaient de prononcer des peines, préférant faire la morale aux contrevenants, une solution qu'avec son bagage culturel Mme Desroches Noblecourt rapporte en la qualifiant de preuve de faiblesse ! (37)

Ce sont les différentes considérations exposées qui, non seulement expliquent que les femmes s'accommodent de la polygamie, mais également que les hommes, dans certaines parties du monde noir, admettent ce qu'un auteur a appelé "l'hospitalité sexuelle" (un exemple supplémentaire de l'extraordinaire et inégalé sens de l'hospitalité qui se pratiquait dans la tradition noire), c'est-à-dire la possibilité pour la femme qui l'accepte d'avoir des relations sexuelles avec le voyageur que son mari abrite, avec la permission de ce dernier. Mme Olayinka Burney-Nicol cite en exemple les Akan du Ghana, mais en précisant bien que le mari doit donner son consentement avant que son épouse puisse offrir ses faveurs les plus intimes à un hôte de passage (38). Pour ce qui est de la polygamie, il faut savoir que, dans le code juridique noir, elle ne peut exister qu'avec l'autorisation expresse de la première épouse, parfois même à la demande de cette dernière. Le pacte de fidélité qui soude le mariage ne sera donc pas remis en cause, ni dans ce cas, ni dans le précédent. Quand le partage des faveurs sexuelles de son conjoint avec un(e) autre se fait sur des bases saines de respect d'autrui (on ne se contente pas de l'informer, on doit avoir sa permission) et de complète transparence (la communauté est informée et ne désapprouve pas), il n'y a plus rien de "vil", de "déshonorant" ou de "déloyal" dans le comportement en question.

Bien qu'étant au cœur de l'union conjugale, amitié et fidélité ne sont pas les seules obligations qui naissent du mariage, il en est une autre qui est prise avec autant, sinon plus de sérieux, c'est l'obligation d'entraide. Comme le montre l'acceptation de la polygamie ou de "l'hospitalité sexuelle", femmes et hommes sont prêts, sous certaines conditions (respect par tous les protagonistes des règles gouvernant

(37) Op. cit. p.216-217.

(38) *La civilisation de la femme ...,* op. cit. p.438.

l'institution), à "partager" leur conjoint avec d'autres. En revanche, ce qui est rarement toléré, c'est un époux fainéant. Les défaillances de la femme, ou de sa famille, dans ce domaine ne sont pas mieux acceptées par les maris. En témoigne cet ostracon où une femme se plaint à sa belle-sœur que son mari menace de mettre un terme à leur mariage, parce qu'il n'est pas satisfait de la manière dont ses parents s'acquittent de leur part des charges du ménage. Elle écrit qu'il lui fait les reproches suivants :

> "Ta mère ne fait rien de positif. Tes frères et tes sœurs ne prennent pas soin de toi non plus. (...) Tu vois ce que tu m'as fait, depuis que je vis ici avec toi, alors que chacun envoie tous les jours aux siens du pain, de la bière et du poisson, bref tu dois dire quelque chose à tes parents, sinon tu devras t'en aller."(39)

Le mariage noir réunit des adultes responsables, capables de subvenir à leurs besoins respectifs, sans pour autant manquer au sacro-saint devoir de solidarité.

§ II. "L'union sexuelle : un contrat d'aide réciproque"

L'expression est rapportée par Roger Bastide (40). Elle traduit l'obligation pour les conjoints de se comporter en partenaires, associés dans une entreprise conjointe tendant à assurer leur bien-être individuel, ainsi que la prospérité de leurs familles respectives. Aucun des conjoints n'ayant de droit acquis à vivre aux crochets de l'autre, la charge de travail que requiert l'entretien de la famille devra être équitablement partagée (A). Cette association pourra éventuellement s'élargir et admettre des associées subalternes : tel est en effet le statut des autres épouses par rapport à la première femme en droit noir (B). Mais que le ménage soit monogame ou polygame, la règle première reste que la division du travail est le principe, l'oisiveté, ou, pire, le parasitisme, une abomination.

---

(39) *La femme au temps des pharaons*, op. cit. p. 207.

(40) *La civilisation de la femme dans la tradition africaine*, op. cit. p.134.

A- LES EPOUX : DES ASSOCIES

Dans la conception africaine du mariage, les conjoints ne forment pas une unité autonome, soit une famille parallèle et distincte du groupe familial d'origine de chacun des époux. Celui qui va rejoindre l'autre est au contraire tenu d'aider à l'exploitation de la propriété familiale, car le mot d'ordre n'est pas "chaque couple pour soi" mais "chacun pour et avec tous", un communautarisme qui n'exclut cependant pas le droit pour chacun de travailler pour son compte personnel, une fois remplies les obligations à l'égard du groupe. Ainsi y a-t-il généralement un champ collectif auquel tous les membres et dépendants de la famille doivent travailler, et des champs personnels pour chaque personne majeure, homme ou femme. Pour que ce travail de groupe couplé à des activités individuelles soit organisé de manière efficace, la répartition des tâches de chacun est précise et l'entraide continuelle. Ni le mari, ni la femme n'a à subvenir seul(e) à l'entretien du conjoint et de sa famille. Tous doivent apporter leur contribution de manière quasi systématique ; telle est la règle.

L'organisation familiale n'étant que la reproduction à plus petite échelle de l'organisation politique, la division des fonctions à l'intérieur du couple, ainsi que l'aide mutuelle que les conjoints se doivent, se retrouve chez le couple ordinaire (1) comme chez le couple royal (2).

1) Le couple ordinaire : complémentarité avec prédominance de l'épouse

S'il est un point qui fait l'objet d'un consensus assez rare pour être souligné, c'est l'écrasante charge de travail qui incombe aux femmes dans la tradition noire. Elles donnent l'impression d'être partout à la fois, dans les champs le dos (avec souvent un enfant serré contre lui) courbé sur leurs instruments aratoires, dans les marchés tenant des étals fournis, dans les rencontres familiales gérant le service et le cérémonial, dans les lieux sacrés opérant comme prêtresses du culte, dans les cours abattant de gigantesques pilons au centre de mortiers remplis de graines à réduire en farine... Médecins de l'âme et du corps, commerçantes, agricultrices, teinturières, potières, coiffeuses, un bébé sur le dos et/ou de lourdes charges sur la tête, elles s'affairent de l'aube à la nuit tombée, trouvant le temps et la force d'être en plus des maîtresses de maison accomplies. Il y a pourtant partage des tâches au sein du couple (a) mais du fait des aptitudes qui lui sont reconnues (lien spécial avec la Vie et le divin), les responsabilités de la femme sont plus nombreuses. Quant au mari, loin de s'acquitter des responsabilités qui lui incombent dans un "splendide isolement", il est tenu de faire un compte rendu minutieux de ses préoccupations et activités à son épouse (b), principalement afin qu'elle puisse l'aider de ses sages conseils, mais aussi en raison du fait que le devoir de solidarité n'admet pas qu'il puisse y avoir des cachotteries entre époux.

a- le partage des tâches

L'union conjugale repose sur une association où le maître mot est "à chacun selon ses aptitudes". C'est ainsi qu'à l'intérieur du couple, la division du travail se fera selon les aptitudes et fonctions de chaque conjoint. Parce que c'est la femme qui enfante, c'est elle qui sera responsable de l'entretien, de la garde et de l'éducation des enfants. Du fait de sa connaissance ancestrale des plantes alimentaires (41), c'est également elle qui sera chargée de préparer les repas. Semailles et sarclage des champs seront également de sa responsabilité car elle est considérée plus apte que l'homme à faire germer et protéger la vie (c'est pour la même raison que ce sera toujours une femme : épouse, sœur aînée ou mère, qui sera responsable des rituels assurant la protection spirituelle de la famille). Les conclusions de ce colloque intitulé *La civilisation de la femme dans la tradition africaine* résument parfaitement les fondements de ce statut de la femme noire (42) :

---

(41) Le professeur Elikia Mbokolo observe que chez les San ou Bochiman: "La cueillette fournit également une part importante de la nourriture. Elle est (contrairement à la chasse) réservée aux femmes, dont le rôle ira croissant avec la raréfaction du gibier.", op. cit. p.14. La femme ne chasse pas, parce que, en tant que donneuse naturelle de vie, elle ne doit l'ôter qu'en cas d'extrême nécessité. On comprend par là, pourquoi la femme africaine, en général, n'égorgera pas même un poulet.

(42) Op. cit. p.576 (c'est nous qui soulignons).

"Dans la vie économique, la femme est par définition la mère nourricière : c'est elle qui rend féconde la terre, voire les troupeaux ; elle anime le commerce parfois, et c'est toujours elle qui nourrit la société. (...) D'après les mythes anciens, la création de la femme est liée à l'origine de la mort. C'est au moment où la mort fut introduite dans le monde que Dieu créa la femme pour que la vie ne meure pas pour toujours. Depuis ce temps, dit la légende, les hommes meurent, et la vie continue sur terre. *La femme africaine apparaît ainsi comme celle qui donne la vie, qui sauve l'humanité, qui la nourrit et lui donne la chance de survivre dans l'histoire.*"

Cette place de donneuse et préservatrice de vie qu'occupe la femme dans toutes les mythologies noires fait d'elle la prêtresse en titre dans la plupart des rituels. Avant d'examiner son rôle en matière agricole, commençons par rappeler , avec Amadou Hampaté Ba, les faits suivants (43) :

"On lui sacrifie (la terre), car de sa fécondité dépend celle de tout l'univers. Aussi chaque village avait-il son sacrificateur, appelé "gérant de la terre"."

Une précision s'impose cependant, dans la mesure où il est difficile de rendre compte des réalités noires avec la langue française (il suffit qu'il y ait un seul prêtre — ou sacrificateur—, dans une assemblée de prêtresses, pour que le masculin l'emporte). Dans la tradition noire, les femmes occupent les premières places dans le sacerdoce. Marcel Laperruque le souligne avec force (44) :

"Dans l'Egypte ancienne, les femmes officiaient au temple en qualité de prêtresses, musiciennes, épouses divines. *Les plus hautes fonctions étaient occupées par des princesses.* Il n'y a pas d'exemple connu de femmes ayant eu accès au sacerdoce dans la religion juive."

Ce fait n'est guère isolé. Partout en terre noire, les femmes étaient considérées comme étant les gardiennes attitrées du culte. Le sociologue Abdoulaye Bara Diop, qui a réalisé des études parmi les plus approfondies sur la société

(43) Op. cit. loc. cit.

(44) (C'est nous qui soulignons) op. cit. p.113.

wolof, a noté à ce sujet les faits suivants (45) :

"Les cultes relatifs aux *rab* et aux *tuur* sont célébrés, aujourd'hui principalement, par des femmes appartenant à des familles détentrices des cultes à qui ils sont transmis héréditairement par la voie matrilinéaire. Les femmes apparaissent comme les meilleures gardiennes de ces croyances et pratiques dont elles sont les prêtresses, les officiantes, plus que les hommes."

Pour ces raisons, et pour en revenir à la précision concernant la citation de Amadou Hampaté Ba, les plus hautes fonctions religieuses étant dévolues aux femmes, en fait de sacrificateur il s'agissait donc le plus souvent d'une sacrificatrice. Elle avait généralement pour tâche de procéder à la bénédiction du sol et des semis, avant les semailles et après la récolte. Plus prosaïquement, c'est grâce à sa mainmise sur les sources de nourriture que la femme noire a assuré sa préséance sociale, son rôle dans la découverte de l'agriculture étant, comme cela a été étudié dans le prologue, à l'origine du matriarcat. C'est néanmoins dans le domaine des travaux champêtres que se manifeste, de la manière la plus éclatante, l'association dans le travail de l'homme et de la femme et, surtout, la remarquable coordination de leurs activités. Parce que l'homme est physiquement plus fort, il se chargera des travaux qui font principalement appel à la force musculaire. Ainsi, quand l'un va défricher, bêcher, préparer le sol pour les

---

(45) A. B. Diop, "Croyances religieuses traditionnelles et islam chez les Wolof", *Peuples du Sénégal*, Sépia p.53. Les *tuur* sont les Esprits protecteurs d'une famille. Les *rab* sont les Esprits protecteurs de la collectivité et non, comme on l'a cru à tort, des divinités. Toutes les religions africaines, y compris celle de l'Egypte antique, sont des religions monothéistes. Prendre ces esprits protecteurs pour des divinités est aussi absurde qu'assimiler les saints du Panthéon chrétien à des Dieux. En terre noire, ces esprits saints sont majoritairement féminins. Au Sénégal, pour citer les plus connus des citadins, nous avons : Mboose, qui a pour territoire la ville de Kaolack, Kumba Bang qui est domiciliée à Saint-Louis, Kumba Castel qui est associée à Gorée et Kumba Lamb à Rufisque. Kumba Lambaay et Leuk Daour (un esprit masculin) veillent sur Dakar, Kumba Thioupam siège à Popenguine (c'est pour effacer son souvenir dans la mémoire des Sereer que le "sanctuaire marial" a été érigé sur le lieu de son apparition traditionnelle).

semailles, l'autre va mettre en terre, entretenir et surveiller jusqu'à la récolte, qui se fera avec hommes et femmes côte à côte, l'un pour couper, l'autre pour ramasser et rassembler. Mais, étant donné que le spirituel et le mystique s'entremêlent en terre noire, l'explication donnée par Amadou Hampaté Ba, quant à la raison de la division du travail agricole, doit être prise en compte. L'éminent africaniste écrit :

"Le travail des champs étant considéré comme un processus de procréation, c'est pourquoi, en certains endroits, ce sont les hommes qui fendent la terre, tandis que seules les femmes sont habilitées à enfouir la graine dans le sein de la terre comme en une matrice, en raison de leur parenté analogique avec elle." (46)

Une fois les greniers remplis, la maîtresse de maison en assure la gestion. Elle mesure les quantités quotidiennes nécessaires à la nourriture de la famille et elle assume l'épuisante tâche de les rendre aptes à la consommation. Christian Jacq en offre une illustration :

"Nettoyer le grain et le vanner (...) sont des tâches souvent dévolues aux femmes qui manient des vans, sortes de pelles ovales. Se penchant un peu en avant, les vanneuses lèvent haut leur outil, de manière à faire tomber les grains assez loin d'elles. Dès qu'un tas est formé, interviennent les tamiseuses qui éliminent les impuretés. Des balayeuses sont chargées de nettoyer l'aire et de la débarrasser de la paille. Plusieurs vannages sont nécessaires pour mener le travail à terme". (47)

Au Sénégal, Raphaël Ndiaye note avec acuité que :

"(en plus d'être une activité strictement féminine) le pilage (du mil) est toujours exécuté sur la seule initiative de la femme. C'est aussi elle qui estime la quantité de mil à piler et les usages qu'elle doit en faire. C'est une activité qui découle de l'une de ses responsabilités majeures : la gestion des greniers pleins ou à moitié remplis et de l'ensemble des produits vivriers." (48)

Nombre de céréales (mil, sorgho, fonio...) exigent,

---

(46) *Aspects de la civilisation africaine*, Prés. Afr. 1972, p.132.

(47) Op. cit. p.254 ; cette description correspond quasiment à l'identique à la manière dont le mil ou le sorgho est vanné par les femmes dans les campagnes sénégalaises.

(48) Op. cit. p.79.

avant d'être comestibles, un processus de transformation long et pénible dont la femme est l'unique responsable. Pour tromper la fatigue et maintenir une atmosphère de bonne humeur en dépit de l'écrasante charge de travail à assurer, pilages, vannages et pétrissages sont accompagnés de chants rythmés (49). Chanter pour oublier la pénibilité du travail ou la lassante répétitivité du geste est une habitude typiquement noire. Le cœur serré, on se représente les esclaves noir(e)s dans les plantations de coton, de tabac ou de canne à sucre des Amériques, avançant en cadence, le dos courbé, les mains calleuses et remplies d'ampoules, les pieds douloureux mais chantant néanmoins.

La répartition des tâches ne se fait pas uniquement en matière agricole, dans le bâtiment aussi les deux sexes s'associent. Les magnifiques peintures murales des femmes Ndébélé d'Afrique du Sud en sont une bien belle illustration. Mais en la matière, le beau sexe ne manie pas que des pots de peinture et des pinceaux. A ce sujet, Anastasie Beugré et Djama Séry apportent la contribution suivante (50) :

"En ce qui concerne la *construction de la case*, l'homme a la charge

---

(49) Le chant peut décrire l'activité en cause ou au contraire porter un message précis. Raphaël Ndiaye (op. cit. p.81 et 84) donne des exemples de l'un et l'autre type de chants : ainsi, la vanneuse dira par exemple "Quand on vanne — Quand on vanne — On ne met pas le van sous le bras — Quand on vanne...", celle qui pétrit son couscous chantera plutôt "Ô pétrisseuse qui si bien pétris, rends grâce à Dieu — Brave femme qui si bien pétris, rends grâce à Dieu — Ô pétrisseuse, frappe sur la calebasse pour que se forme le couscous et rends grâce à Dieu..." ; en revanche, la femme malheureuse en ménage chantera sa douleur, ses rancœurs ou ses reproches (du blues avant la lettre ?), comme ceci par exemple : "Wooy Simbamm — Wooy simbamm (cris de détresse) — Meissa Dior Ngoné (nom du mari) laisse-moi — Je te méprise à l'extrême ! — Donne-moi ma ration quotidienne ou bien passons au divorce, — Sinon je me rendrai chez Ndiogou Ndiaye à Mbirkelane ; — A Thiombologne chez M. Ann..." op. cit. p.121-122

(50) *La civilisation de la femme dans la tradition africaine*, op. cit. p.302 . Elikia Mbokolo témoigne de la même répartition des tâches chez les peuples Nguni, Twana et Sotho d'Afrique du Sud, *La dispersion des Bantou*, op. cit. p.26.

d'aller couper le bois, de faire la maison en terre et de tresser la toiture ou *papoh*. La femme met le banco, fait le crépissage, dame le plancher et fabrique le foyer."

Autre exemple significatif de division-coordination des activités de l'homme et de la femme (51) :

" la *sculpture et la vannerie* sont de la compétence de l'homme. Il est du devoir de l'homme de fabriquer les écuelles, les spatules et les mortiers de sa femme. Il doit lui confectionner, en outre, le panier ou la hotte pour aller au champ.

(...) La *poterie* est spécifique de la femme. Par la poterie, la femme se confectionne des ustensiles de cuisine, des canaris destinés à conserver l'eau fraîche, de la vaisselle et des récipients pour la toilette.

(...) *La cueillette* : hormis l'extraction du vin de palme ou *bangui*, propre à l'homme, la cueillette est une activité essentiellement féminine. Elle est le moyen le plus élémentaire pour la femme de subvenir aux besoins de sa famille en puisant dans la nature les éléments nutritifs nécessaires.

Dans les sociétés traditionnelles de l'Ouest ivoirien, c'est à la femme que revient le rôle de ramasser les fruits, les escargots, et de cueillir certains ingrédients indispensables à l'assaisonnement des sauces. Si, au cours de ses randonnées, l'homme découvre non loin du campement des fruits ou des champignons, il revient avertir sa femme qui se fait un devoir d'aller les ramasser." (52)

Dans l'Egypte antique, c'est jusque dans la préparation des aliments destinés à la consommation que le partenariat homme-femme opère. Ainsi Christian Jacq nous dit (53) :

"Tamiser, moudre, pétrir, piler sont des tâches traditionnellement réservées aux femmes ; en revanche, la cuisson est plutôt un travail d'homme. A l'homme, aussi, d'effectuer la majorité des travaux agricoles, surtout les plus pénibles, de faire le vin, de saler et de sécher la viande, de préparer la viande, de préparer les poissons et, bien souvent, de faire la cuisine."

---

(51) Op. cit. p. 302-303.

(52) Rappelons que légendes et traditions attribuent à la femme la science des plantes, de celles qui guérissent à celles qui tuent, en passant par celles qui nourrissent et fortifient.

(53) Op. cit. p.213.

Pour en rester à ce niveau très prosaïque de l'alimentation au quotidien, les responsabilités étaient également partagées entre mari et femme. Ainsi, si par exemple le mari se charge de fournir la denrée alimentaire de base (blé, maïs, mil, sorgho...), ce sera à l'épouse de se procurer les condiments nécessaires pour préparer ou accompagner ces céréales (lait, poisson, crustacés, feuilles, tubercules...). Même dans les sociétés noires où la tragédie a coupé hommes et femmes de leurs racines et de leurs moyens traditionnels de subsistance et d'affirmation de soi, les femmes se sont débrouillées pour maintenir dans un environnement hostile non seulement aux Noirs (racisme) mais aussi aux femmes (sexisme), l'autonomie, la liberté et l'indépendance qui leur venaient du droit noir. La conception africaine du mariage leur offrait des possibilités d'épanouissement inégalées dans les autres systèmes, en particulier le système occidental qui se présentait (se présente toujours ?) pourtant comme modèle supérieur. Selon un auteur (54), cité par Roger Bastide, la question peut être résumée en ces termes :

"Le mariage (en effet) chez les Noirs réfugiés (en Guyane) est en fait un contrat d'entretien, passé entre l'homme et la femme, qui prévoit l'exécution de tel ou tel travail par l'un au profit de l'autre, et pour la femme l'obligation d'être fidèle. Ce contrat est résiliable unilatéralement, sans indemnité d'aucune sorte. Il n'engage pas directement les lignages des conjoints."

R. Bastide ajoute à ce propos que :

"L'activité sexuelle de la femme est conçue aux Antilles comme un service rendu à l'homme, qui ne peut se passer de femmes, mais l'homme doit répondre à ce don par toute une série de contre-prestations : il doit à la femme, tant que la femme couche avec lui, nourriture, vêtements, cadeaux, et argent. Si la femme juge les contre-prestations fournies par son conjoint insuffisantes, elle le quitte pour un autre mâle, plus généreux ou meilleur travailleur.

(...) *Le caractère égalitaire de ces unions*, dons et contre-dons, prestations sexuelles et contre-prestations économiques, se retrouve même dans les pays où les Noirs ne constituent que de très faibles minorités.

(...) Ainsi *la famille nègre (...) où toujours la femme est*

(54) J. Hurault, *La civilisation de la femme dans la tradition africaine*, op. cit. p.135.

"maîtresse de son destin, maîtresse de sa maison et maîtresse de son corps" survit — contre toute influence de l'Occident—". (55)

Il poursuit en décrivant le mariage occidental comme une aliénation pour la femme de couleur car bien moins respectueux de ses droits et de sa liberté :

"L'idéal, en effet, dans de pareils mariages (à l'occidentale), c'est que la femme ne travaille pas en dehors, qu'elle reste dans la maison à s'occuper des soins de son ménage et de l'éducation des enfants ; elle doit venir vierge au mariage, elle doit être fidèle à son mari, alors que celui-ci, en tant que "macho", a droit à des maîtresses (à condition de ne pas les introduire chez lui) et qu'il prend des libertés sexuelles avec ses bonnes (à l'intérieur de sa maison). L'adultère, qui est un délit pour l'épouse, ne l'est pas pour le mari ..." (56)

Il est clair, avec la sommaire description faite plus haut des tâches de chacun, que le poids de travail de la femme, en milieu traditionnel, est bien plus lourd que celui qui incombe à son mari. Deux auteures ont parfaitement exprimé cette réalité :

"Les rapports de production qui existent entre l'homme et la femme dans l'agriculture et les autres modes de production sont *des rapports de complémentarité, mais avec prédominance de la femme.* L'homme et la femme travaillent, certes, chacun selon ses possibilités, mais la femme y consacre plus de temps et d'énergie." (57)

En digne produit d'une culture matriarcale, A. Raphaël Ndiaye insiste lui aussi sur ce fait (58) :

"Les travaux champêtres revêtent un aspect pénible pour les femmes, par le fait qu'ils n'amoindrissent en rien les diverses tâches ménagères qui leur sont attribuées, bien au contraire. L'entretien des enfants en bas âge leur pose, en particulier, de nombreuses difficultés, puisqu'il faut souvent les avoir au dos, et travailler avec énergie sous un

---

(55) Op. cit. p.137-137.

(56) Op. cit. p.139. L'école musulmane hanafite, qui fait de la domestique une quasi-esclave, estime, de même, que les relations sexuelles que le patron peut être amené à avoir avec celle-ci ne tombent pas sous le délit de "fornication" et que, donc, elles ne sont en aucune façon punissables.

(57) A. Beugré et D. Séry, *La civilisation de la femme...*, op. cit. p.307 (c'est nous qui soulignons).

(58) Op. cit. p.97.

soleil parfois accablant et avec des instruments aratoires dont la rusticité ajoute à la peine, au lieu de l'alléger."

Mais, loin d'être considérée pour cela comme une esclave ou une bête de somme, la femme en retirait un prestige supplémentaire. Elle est accablée de responsabilités parce qu'elle est, dans tous les sens du terme, pilier de la famille, mère nourricière et source de vie. *Liggéeyu ndèy añu doom* ("le labeur de la mère assure "le déjeuner" — l'avenir de l'enfant") disent les Wolof. Dans le monde noir, l'enfant sait que s'il mange à sa faim c'est d'abord à sa mère qu'il le doit. Plus tard, les biens qu'il recevra en héritage seront aussi le fruit du labeur de sa mère. Du matrimoine, il recevra sa dotation initiale, à l'âge de construire sa vie conjugale. Quant au conjoint, conscient de l'ampleur des tâches qui incombent à son épouse, il se gardera de l'importuner dans son travail en se mêlant de ses activités. C'est certainement le lieu de rappeler la sage recommandation du Noir-égyptien Ani. En direction du mari et relativement à son épouse, il conseille avec un laconisme lourd de sens :

"Admire son labeur et tais-toi." (59)

Sur un registre similaire, I. B. Kaké fait valoir que (60) :

"Si la femme est très occupée, elle organise son travail avec une certaine indépendance. Et elle sait faire valoir qu'elle est indispensable. La femme mécontente de son mari parce qu'il la trompe lui fait des remontrances silencieuses en s'abstenant de lui préparer son repas. Cette grève est souvent un avertissement suffisant."

Mme Dzagbé Cudjoe Calvoressi ajoute (61) :

"*Epouse* et non esclave, elle est la compagne et la conseillère de son mari qui la respecte."

La division sexuelle du travail n'est toutefois pas rigide, spécialement en ce qui concerne les femmes. Ces dernières sont généralement polyvalentes. Appelées à soutenir et seconder leurs hommes (époux, frères) elles doivent être en

---

(59) *Les Egyptiennes*, op. cit. p.210.

(60) *Combats pour l'histoire africaine*, op. cit. p.296.

(61) *La civilisation de la femme dans la tradition africaine*, op. cit. p.497.

mesure d'assumer, en cas de défaillance de leur part, leurs responsabilités. Etant également une conseillère, l'épouse doit tout connaître des activités de son époux.

b- le partage par l'épouse des secrets et des responsabilités de son mari

Qu'elle soit du peuple ou d'ascendance royale, la femme doit apporter aide et soutien à son mari dans tout ce qu'il entreprend, aussi ce dernier ne peut-il prendre aucune décision importante sans la consulter au préalable. L'épouse est la confidente et la conseillère en titre de son mari. Il ne doit avoir aucun secret pour elle. Dans son étude du peuple Lozi d'Afrique du Sud, Max Cluckman a bien décrit cette obligation pour le mari de ne rien cacher à sa femme de ce qui le concerne (62) :

> *"...even though a Lozi trust and confide more in his mother and sister, his wife has a right to know all her husband's affairs and she is, with him 'lord of the home'. If he neglects to treat her thus and favours his kinswomen, she will be granted a divorce."*

C'est une tradition qui remonte aussi loin que l'une des civilisations noires les plus anciennes ; l'égyptologue Christian Jacq écrit à ce propos :

> "*Ne rien cacher à son épouse*, ne lui causer aucune peine, ne pas l'offenser, ne pas la délaisser, telle est l'attitude juste d'un bon mari." (63)

Kéba Tounkara en rend compte de manière assez timide en traitant de la société traditionnelle mandingue (64) :

> "Les relations dans le fonctionnement et la gestion de la famille, du clan ou de la communauté sont verticales. Elles partent du haut vers le bas, des vieux vers les jeunes. La femme, de facto, n'a pas de pouvoir de décision mais tout porte à croire qu'*elle est une éminente conseillère du "chef"*. Quand une prise de décision pose un dilemme, celui à qui incombe le choix demande souvent un délai de réflexion en ces termes "*Alu n'bula n'nin suutoo ye kaaccaa*" (Laissez-moi causer avec la "nuit").

---

(62) Cité par Thelma Awori, *La civilisation de la femme dans la tradition africaine*, op. cit. p.39, (c'est nous qui soulignons).

(63) Op. cit. p.170, (c'est nous qui soulignons).

(64) "Civilisation mandingue, société et culture", *Peuples du Sénégal*, op. cit. p.168.

Vraisemblablement "nuit" sous-entend ici l'épouse la plus âgée ou la gardienne de la grande case (*bumbaa*), matriarche du clan."

L'intimité et la confiance que partagent les conjoints se traduiront aussi par le fait que le mari laissera son épouse le remplacer dans ses fonctions, s'il est pour une quelconque raison empêché. On a un tel exemple datant de l'Egypte du Nouvel Empire. Il est relaté en ces termes par Mme Desroches Noblecourt :

"...il arrivait qu'un fonctionnaire en déplacement pût se faire remplacer par son épouse, tel cet agent du fisc qui avait confié à sa conjointe le pouvoir de le représenter et de lui adresser des rapports circonstanciés." (65)

Ce devoir pour la femme de remplacer son mari en cas d'empêchement est au cœur de cette dispute entre un couple de paysans peuls, que Gaspard Théodore Mollien rapporte :

"Assis à l'ombre d'un buisson très touffu, nous attendions le retour de notre nouveau guide, qui était allé acheter des vivres dans un village voisin, lorsque nous le vîmes revenir accompagné de sa femme, avec laquelle il avait une vive altercation : j'en demandai le sujet, et j'appris qu'elle ne voulait pas que son mari m'accompagnât, soutenant qu'il ferait mieux de rester à cultiver son champ, besogne qui, pendant son absence, serait retombée sur elle. La soumission de cet homme aux ordres de sa femme, malgré le désir qu'il avait de me suivre, me surprit beaucoup." (66)

L'empêchement du mari pouvait ne pas avoir de nobles causes, c'est en tout cas ce qu'exprime un conte bambara où c'est par couardise que le mari laisse sa femme se rendre sur le champ de bataille à sa place :

"La femme dit à Samba : "Donne-moi ton pantalon, ta blouse et ton bonnet." Il les lui donna, elle s'en revêtit. Elle mit la selle sur le cheval, elle monta sur le cheval, elle prit le fusil de Samba. Samba entra dans la case et en ferma la porte. La femme dit à Samba : "Ne sors pas, de peur que les gens ne te voient." Samba dit : "Bien"."

---

(65) Op. cit. p.193, lire le compte rendu détaillé de la manière dont l'épouse de ce fonctionnaire a remarquablement assuré l'intérim de son mari dans *Les Egyptiennes*, op. cit. p.249.

(66) Op. cit. p.256.

Après plusieurs escarmouches victorieuses contre l'agresseur maure, le subterfuge étant sur le point d'être éventé et soucieuse de préserver la réputation de son mari, la jeune femme prend le taureau par les cornes :

"La femme a mis la selle sur le cheval ; elle a appelé les *sofa* ; les *sofa* sont venus. Elle dit : "Eh ! Samba, viens m'aider, je vais monter (à cheval)." Elle dit aux *sofa* : "Prenez Samba." Ils l'ont pris, ils l'ont mis à cheval, ils ont pris le fusil qu'ils ont placé entre (le pommeau de) la selle et lui, ils ont frappé le cheval ; le cheval s'est sauvé et s'est dirigé du côté des Maures."

Dans le feu de l'action, Samba, guéri de sa peur, s'illustre dans la bataille. En homme reconnaissant et honnête, il répond à son beau-père qui le félicite pour ses exploits :

"Ne me dis pas merci à moi, dis merci à ta fille ; moi, Samba, j'étais lâche et c'est ta fille qui m'a rendu brave aujourd'hui." (67)

Ce conte illustre cette autre réalité noire qu'était la place qu'occupait la femme sur les champs de bataille. Siga Sow en témoigne (68) :

"Elle forgeait le moral du guerrier en l'exhortant par des chansons poétiques et pleines de significations, valorisant le courage, le *diom*, le *fith*, et reléguant la mort à l'arrière-plan."

Henry Gravrand confirme (69) :

" (A la tête de nombreux départs en exil) les princesses (*Gelwaar*) donnaient à tous l'exemple de la fermeté d'âme devant le malheur. Depuis les revers subis au Gaabu, elles n'avaient cessé de maintenir le courage des princes et de leurs écuyers."

Le devoir des femmes était effectivement de soutenir le moral de leurs hommes en les exhortant au courage et à la bravoure, sans répugner pour autant à donner l'exemple. L'historien Ibrahima Baba Kaké s'en fait l'écho en termes élogieux :

"La combativité des femmes africaines se retrouvait également

(67) En annexe dans *Les Bambara du Ségou et du Kaarta*, op. cit. p. 381 et s.

(68) *La civilisation de la femme dans la tradition africaine*, op. cit. p.339.

(69) Op. cit. p.261.

chez les Noirs de la diaspora. Ainsi de nombreux témoignages laissés par les négriers nous révèlent le rôle joué par les femmes noires dans les plantations des Etats-Unis et des Antilles. *Les femmes refusaient l'esclavage* et n'hésitaient pas à profiter de la faveur que leur accordaient les maîtres blancs, en les admettant dans leur intimité, pour les faire mourir par le poison. Celles qui ne réussissaient pas par ce procédé avortaient pour ne pas donner naissance à des esclaves." (70)

En dépit de sa répugnance à prendre la vie (elle qui est par essence donneuse et préservatrice de vie), lorsque l'intérêt supérieur de sa communauté en dépendait, la femme pouvait aller jusqu'à prendre les armes elle-même. En effet, alors que les prérogatives féminines sont généralement du ressort exclusif des représentantes de ce sexe, il n'en va pas de même des responsabilités qui incombent aux hommes. Une femme est considérée comme étant en mesure de faire pratiquement tout ce que peut faire un homme, alors que l'inverse n'est pas vrai. Aussi, même si elles en laissaient généralement la charge aux hommes, les femmes n'étaient pas des novices dans le métier des armes. En atteste ce portrait de la princesse mossi Yénéga, qui s'est "illustrée dans le métier des armes. Elle était toujours victorieuse..." (71).

Autre événement historique, le haut fait d'arme de la princesse cayorienne (région du Sénégal) Ngoné Latyr Ngoné Dièye ne figure même pas dans les manuels scolaires :

"Devant la maladie de son père et la minorité de ses frères, elle prit la tête de l'armée et sauva le Kayoor en mettant en déroute le chef maure Naassir-Uddiine, en 1717/1718." (72)

Dans l'histoire africaine, on ne compte plus (à prendre malheureusement aujourd'hui dans un sens littéral) les femmes

---

(70) Op. cit. p.293 (c'est nous qui soulignons). L'histoire de cette esclave en fuite qui, rattrapée, a préféré tuer son enfant de ses mains plutôt que de permettre qu'il redevienne un esclave est un fait authentique dont l'Américaine Toni Morrison (lauréate du prix Nobel de littérature) a fait la trame de son roman *Beloved* (qui a remporté le prix Pulitzer en 1988).

(71) Sékéné Mody Cissoko, *Histoire de l'Afrique Occidentale*, Prés. Afr. "Club africain du livre" p.70.

(72) *Des droits de la femme africaine d'hier à demain*, op. cit.p.8.

cheffes d'armées ou guides suprêmes de leur peuple en temps de crise. Ainsi :

" En pays haoussa, des femmes fondent des cités, dirigent des migrations, conquièrent des royaumes. Au XVIe siècle, Amina, ou Aminatu, devint souveraine des Haoussas, des villes de Katsina et de Kano ; elle étendit son influence jusqu'au Noupé, construisit de nombreuses villes, reçut des tributs de chefs puissants. Le règne d'Amina dura trente-quatre ans." (73)

Que dire également des nombreuses femmes qoraïshites qui se sont battues, armes au poing, aux côtés de leur mari avec ou contre le prophète Muhammad ? Quand elles ne participent pas physiquement au combat, les femmes noires n'en sont pas moins présentes sur les champs de bataille. Elles soignent et réconfortent les blessés, encouragent, galvanisent et enflamment les combattants. Le professeur Ki-Zerbo en témoigne :

"Ils (les guerriers) étaient d'ailleurs accompagnés de leurs femmes qui, au moment du combat, les excitaient par des chants et des cris perçants." (74)

Ce devoir de coopération, d'entraide, de conseil et de soutien se retrouve à tous points de vue lorsque le couple en question travaille, non plus à la prospérité d'une simple exploitation familiale, mais à celle de tout un peuple. Des gens du commun aux puissants, le partage des compétences subsiste, dans les mêmes formes parfois, dans le même esprit, toujours.

2) Le couple royal : la parité au sommet de l'Etat

Parce que cette parité est foncièrement ancrée dans les mœurs des peuples noirs (75), force est de reconnaître, avec

---

(73) Colette Houéto, *La civilisation de la femme dans la tradition africaine,* op. cit. p.62.

(74) Op. cit. p.180.

(75) "La femme européenne ne sera même pas émancipée par le Code Napoléon, comme l'a souligné Engels : il faudra attendre la fin de la dernière guerre pour voir voter la Française." C. A. Diop, *L'unité culturelle de l'Afrique Noire,* op. cit. p.132. V. annexe Combats pour l'histoire africaine—extrait.

Joséphine Dikéblé et Madeleine Hiba, que :

"L'élimination de la femme de la vie politique à l'époque coloniale est une méconnaissance de nos coutumes et une transplantation de la politique européenne." (76)

Pour commencer avec la civilisation noire qui a laissé les traces les plus indélébiles, rappelons cette pertinente observation d'un égyptologue:

"Pharaon s'incarne dans un couple royal." (77)

Mme Desroches Noblecourt confirme (78) :

"Il n'est qu'à contempler le magnifique groupe en schiste, grandeur nature, représentant Mykérinos et son épouse, Kamérèrnèbti II, côte à côte, d'exacte même grandeur, dirigeant leur regard vers l'infini, pour avoir confirmation de la stricte égalité entre les deux personnages, jouant chacun leur rôle.

(...) Par ailleurs, la monumentalité et la qualité de certaines statues de reines du Moyen Empire prouvent que les Grandes Epouses de Pharaon, à cette époque, n'avaient rien perdu de leur importance ni du rôle qui leur était imparti."

L'épouse royale, dans l'Egypte ancienne comme dans l'Afrique Noire précoloniale, règne effectivement aux côtés de son époux. Ils ont chacun des domaines de compétence bien circonscrits, qui recouvrent, avec des dénominations différentes, les mêmes secteurs qu'au sein de la famille. Si le mari est le chef des armées, sa femme, chargée de protéger la vie, tant spirituelle que matérielle, est prêtresse en titre. En Egypte noire on l'appelle "Epouse divine", une fonction qui, selon Mme Desroches Noblecourt, consiste à "incarner le principe féminin propre à entretenir les ardeurs créatrices *du puissant Maître universel...*" (79). Cette fonction n'était pas simplement honorifique, l'égyptologue qualifie les Epouses divines de "véritables et puissantes prêtresses" (80). Amie et

---

(76) *La civilisation de la femme dans la tradition africaine*, op. cit. p.382.

(77) Ch. Jacq, op. cit. p.59.

(78) Op. cit. p.58.

(79) Op. cit. p.66 (nous soulignons ce passage pour attirer l'attention sur cette expression, preuve, parmi tant d'autres, du monothéisme égyptien).

(80) Op. cit. p.68.

confidente, madame est également la conseillère attitrée de son royal époux. Maîtresse de la maison, elle est l'intendante en chef toute désignée du palais et de ses dépendances.

Dernière précision, dans ce couple, le mâle n'occupe pas, dans le cœur de ses sujets, une place supérieure à celle de la Grande Epouse Royale. Ahmès Néfertari en offre l'éclatante preuve :

"...depuis l'époque où elle vécut — début de la XVIIIe dynastie — jusqu'à l'extrême fin de l'époque ramesside, elle fut pendant cinq cents ans réellement adorée comme une déesse et obtint — principalement dans la nécropole thébaine — une célébrité à laquelle nul ne semble jamais avoir porté atteinte. (...) Intime conseillère de son époux — investie temporairement du titre de second prophète d'Amon, qui n'avait jamais été attribué à une femme, fût-elle royale —, intronisée par lui en qualité d'Epouse divine et bénéficiant des prérogatives correspondantes, il semble qu'elle ait aussi été la première souveraine à recevoir ce titre et à devenir l'intermédiaire de prédilection auprès d'Amon, le dieu dynastique." (81)

Tout en s'acquittant pleinement de ses responsabilités dans le domaine de compétence qui est le sien, et hors toute intervention de son époux (les charges que la femme assume sont de sa compétence exclusive), l'épouse (la première s'il y en a plusieurs) doit être en mesure de seconder son mari dans l'exercice de ses fonctions. Elle est, de ce fait, associée de plein droit à toutes les décisions importantes qu'il pourrait prendre. Ni la sécurité intérieure, ni les relations extérieures ne sont de la compétence exclusive du roi. La reine a droit de regard et de conseil en chacune de ces matières. Les exemples ne manquent pas pour illustrer cette association d'un couple au sommet de tout Etat soumis au droit noir. C'est déjà une constante dans l'Egypte ancienne. Point de cachotteries entre époux. Le couple pharaonique ne dérogeait pas à la règle ; ce document en apporte la preuve (82) :

"Dans une lettre, le roi du Mitani (pays d'Asie avec lequel l'Egypte avait été en conflit), Toushratta, écrivit à la reine : "Tu connais toutes les paroles que j'ai échangées avec ton mari, le pharaon. Toi seule les connais." Tiyi, en effet, était la seule à connaître tous les secrets d'Etat..."

---

(81) *La femme au temps des pharaons*, op. cit. p.103.

(82) Ch. Jacq, op. cit. p.101.

Christian Jacq note qu'Ahmès Néfertari, épouse de Ramsès II, fut "associée à tous les actes majeurs" du règne de son mari (83). A propos de l'épouse d'Amenhotep III, il ajoute:

"La reine Tiyi fut associée à tous les événements marquants du règne et "présida à la Haute et à la Basse-Egypte". Nombre d'actes officiels portent une mention explicite : "sous la majesté du roi Amenhotep III et de la grande épouse royale Tiyi." (84)

Christiane Desroches Noblecourt fait quant à elle la très pertinente observation suivante, au sujet de Nefertiti (85) :

"...n'est-elle pas représentée à la proue de son navire personnel et figurée, tel le roi protecteur du royaume, en train de massacrer l'agresseur éventuel de l'Egypte."

---

(83) Op. cit. p.59. Parlant de cette reine, voici le raisonnement que tient l'égyptologue français pour nier l'évidence de son appartenance au peuple noir : "Plusieurs représentations de la grande reine étonnèrent (sic!) les observateurs : sans aucun doute elle avait la peau noire ! (...) Ahmès Néfertari est morte âgée et avait la peau blanche. Malheureusement, au contact de l'air et en raison de l'absence de précautions, le corps se décomposa. Pourquoi certaines statues de la reine sont-elles en bois bitumé, donc de couleur noire ? Pourquoi, dans certaines scènes peintes, cette couleur a-t-elle été choisie ? Dans la symbolique égyptienne, elle incarne l'idée de la régénération, du processus alchimique par lequel passe l'âme pour revivre dans l'au-delà ..." Suivant le même raisonnement, on devrait être admis à soutenir que Jeanne d'Arc est une Noire qui n'est représentée avec une peau blanche que parce que le blanc est synonyme de pureté en Occident ! D'illustres devanciers sur cette voie de la négation de l'évidence sont allés jusqu'à avancer la thèse du "Blanc à la peau noire", résumée en ces termes par le professeur Jean Vercoutter au colloque du Caire de 1974 sur "le peuplement de l'ancienne Egypte..." : "l'Egypte ancienne est peuplée de leucodermes, même si leur pigmentation est foncée et peut aller jusqu'au noir dès le Prédynastique."! *Histoire générale de l'Afrique,* tome II, UNESCO, éd. abrégée, p.63. *"The mind of the bigot is like the pupil of the eye : the more light you pour upon it, the more it will contract"* a écrit Oliver Wendell Holmes. *"Some people see the color and their brain shuts down"* souligne un autre auteur, faisant état d'une maladie (les préjugés débilitants) qui n'épargne manifestement pas les savants.

(84) Op. cit. p.99.

(85) Op. cit. p.62.

A Méroé, la même pratique a été attestée. Ainsi des historiens font-ils état de :

"l'association étroite de la première épouse du roi et de leur fils aîné sur de nombreux monuments importants. Ce qui suggère l'idée d'un certain degré de co-régence..." (86)

Colette Houéto expose fort bien la situation en ces termes :

"C'est un couple — le roi et une femme— ou une triade — le roi et deux femmes — qui fondent la monarchie. (...) Dans toutes les activités, elles (l'épouse, la reine mère ou la sœur) assistent le roi : quand elles semblent exercer un commandement distinct, elles complètent harmonieusement le rôle du roi." (87)

Cheikh Anta Diop fait remarquer dans le même sens que (88) :

"Chez les Amazones, il y a succession systématique de reines au trône. C'est le résultat d'une réaction sur le régime patriarcal ; ce n'est pas un trait de matriarcat. Dans ce dernier, à la fille, héritière et gardienne légitime du trône par ses droits inviolables, est associé un homme —souvent son frère — qui envisage et exécute les grandes décisions d'intérêt national. *Il n'y a donc pas exclusivisme, mais association.*"

Ibrahima Baba Kaké insiste :

"Les femmes du roi pouvaient influencer ses décisions. Il leur confiait des charges importantes qui en faisaient *les surveillantes des affaires de l'Etat* ..." (89)

C'est aussi le cas en Afrique de l'Ouest. A propos du puissant empire du mandingue, Sékéné Mody Cissoko nous dit que (90) :

"Le mansa était polygame. Sa première femme lui était associée."

---

(86) *Histoire générale de l'Afrique,* tome II, op. cit. p.236.

(87) *La civilisation de la femme dans la tradition africaine,* op. cit. p.63.

(88) *L'unité culturelle de l'Afrique Noire,* op. cit. p.130, (c'est nous qui soulignons).

(89) Op. cit. p.291, (c'est nous qui soulignons).

(90) *Histoire de l'Afrique Occidentale,* op. cit. p.68.

C'est le cas chez les Yoruba (91), et chez les Wolof :

"La linguère (mère ou sœur ou cousine) du roi et l'aouo, sa première femme, occupaient d'importantes fonctions politiques." (92)

La place occupée par la première femme dans les royaumes wolof du Sénégal a été attestée, en 1818, par un explorateur français, en ces termes (93) :

"Les salines situées sur le territoire du village de Gandiolle forment *un des revenus les plus considérables de la couronne* ; elles constituent l'apanage de la première femme du damel."

Ce même explorateur rapporte, en termes amers, son entrevue avec l'épouse d'un imam d'une localité du Sénégal oriental où il avait été mis aux arrêts (94) :

"La femme d'Ali, sœur de l'almamy, vint me voir. Cette princesse était sur le retour. Un pagne en guinée bleue composait son vêtement ; des filières d'ambre jaune chargeaient sa chevelure. Elle mâchait continuellement du tabac. L'effronterie était peinte sur son front ; l'air impérieux qu'elle prit en entrant dans ma case me fit pressentir la scène qui allait se passer. (...) Maria (c'était le nom de la princesse) parla en ces termes : "*Les femmes dans le Fouta-Djalon dirigent les affaires de leurs maris* (ce qui signifiait, c'est moi qui t'ai fait arrêter) ; *s'ils font la guerre ou la paix, c'est d'après leur avis* ; dis à ton Blanc que je puis le faire aller à Timbo en sûreté."

Joseph Ki-Zerbo rappelle à notre souvenir "la fameuse Sarankégny Konaté", épouse et favorite du grand Samori :

---

(91) V. Dr Simi Afonja, *La civilisation de la femme dans la tradition africaine*, op. cit. p.373.

(92) Sékéné Mody Cissoko, op. cit. p.262.

(93) *L'Afrique occidentale en 1818, vue par un explorateur français Gaspard Théodore Mollien,* op. cit. p.69.

(94) Op. cit. p.205-206 (c'est nous qui soulignons)."Effronterie" est un qualificatif qui revient continuellement sous la plume de notre explorateur quand il décrit le comportement des femmes qu'il rencontre. La civilisation à laquelle il appartient ne lui permet pas de comprendre autrement la liberté de ton, de paroles et de mouvement des femmes qu'il rencontre. Le fait qu'il soit en mesure de décrire la chevelure de l'épouse de l'imam prouve, en outre, qu'elle ne portait pas de voile.

"...Sarankégny prendra en main au besoin les affaires de l'Etat, par exemple à Bisandougou durant l'absence du Faama parti pour le siège de Sikasso." (95)

Cette étroite association des épouses de chef aux affaires de leurs époux est aussi attestée en Afrique centrale puisque, nous apprend Marie Sivomey (96) :

"Chez les Bolewa, le titre de *Gumsu* est conféré, lors de l'élection du roi, à l'une de ses épouses qui ne lui ont pas donné de fils. Celle-ci dirige avec la *Magira* (mère ou sœur du roi) les femmes du royaume et *intervient dans le choix de certains dignitaires, en particulier le chef des armées qu'elle désigne personnellement* et choisit parmi les fonctionnaires attachés à sa propre maison."

C'est également le cas en Afrique australe, dans un royaume qui, à son apogée, s'étendra du désert du Kalahari à la côte du Mozambique (97). Dans cet empire du "*Mwenemutapwa*" (traduction littérale du professeur Elikia Mbokolo : le "Maître des vassaux soumis par la guerre"), les épouses du souverain occupaient d'importantes fonctions. Jugeons-en :

"Le roi possédait de nombreuses femmes ; neuf d'entre elles occupaient une situation privilégiée et trois parmi ces dernières se voyaient attribuer des fonctions précises et importantes. *La première épouse, Mazarira, toujours une des sœurs du roi*, se chargeait de lui présenter les requêtes des Portugais ; la seconde, *Inhahanda*, remplissait la même tâche au profit des Arabes ; la troisième *Nabuiza*, était la véritable épouse. Femmes principales et fonctionnaires principaux possédaient des terres et avaient leurs propres vassaux." (98)

Cette parité au sommet de l'Etat est mise en perspective par Mme Desroches Noblecourt. Analysant la symbolique des figurations du couple pharaonique, elle en conclut que le but est de :

"... démontrer, avec le langage imagé le plus direct possible, le

---

(95) *Histoire de l'Afrique Noire*, op. cit. p.385.

(96) *La civilisation de la femme dans la tradition africaine*, op. cit. p.495 (c'est nous qui soulignons).

(97) V. Elikia Mbokolo, op. cit. p.41.

(98) Elikia Mbokolo, op. cit. p.45.

rôle occupé par la paire indissociable des deux éléments complémentaires de la Couronne, le principe créateur masculin et sa contrepartie féminine, Pharaon et Pharaonne (...) le commentaire visuel d'une notion fondamentale, dont chacun devait bien être conscient." (99)

Il est cependant plus que douteux que ce principe créateur ait été masculin, la prépondérance, en terre noire et en toutes choses, du principe féminin n'étant plus à démontrer. Rappelons tout de même que (100) :

"A la fois vent et inondation, Neith est l'immense étendue d'eau qui fit ce qui est, créa les divinités et les êtres, la grande mère qui rendit les germes féconds ; tout ce qui naquit sort d'elle."

De manière plus significative, dans un hymne à Osiris, il est dit, dans un passage qui pourrait être intitulé : "Et la femme créa l'homme !" (101) :

"Je suis ta sœur Isis. Il n'y a ni dieux, ni déesse ayant fait ce que j'ai fait. *J'ai fait le mâle, étant femme,* afin de faire vivre ton nom sur la terre."

D'autre part, dans la cosmogonie égyptienne, c'est le Taureau qui a été fait pour la Vache et non l'inverse. Il est inscrit dans un papyrus de la période ramesside, XIIIe-XIIe siècle av. l'ère chrétienne, que Dieu proclame :

"Je suis celui (-celle) qui a fait les eaux primordiales afin que la Vache céleste (Nuut) vienne à l'existence. *Je suis celui (-celle) qui a fait le Taureau pour la Vache*, afin que la joie de l'amour puisse venir au monde." (102)

Indiscutablement, ce dont chacun est conscient dans la tradition noire, c'est bien du principe créateur féminin. Vie et pouvoir découlent d'une femme, la mère d'abord, l'épouse ensuite. Aussi chacune (la reine-mère autant que la grande épouse royale) est-elle nécessairement mise en avant en tant que garante de la légitimité du pouvoir masculin. La preuve en est donnée par le fait que, veuve ou célibataire, pharaonne

---

(99) Op. cit. p.70.
(100) Ch. Jacq, op. cit. p.26
(101) Cité par M. Laperruque, op. cit. p.119, (c'est nous qui soulignons).
(102) *Des droits de la femme africaine d'hier à aujourd'hui,* op. cit. p.21.

règne sans homme à ses côtés. Contrairement au roi, auquel l'adjonction du principe féminin est indispensable, la reine n'a pas besoin de contrepartie masculine pour exercer légitimement et efficacement le commandement suprême. Un égyptologue a très clairement exprimé cette réalité (103) :

"Il n'existe aucun exemple de pharaon mâle célibataire, car une grande épouse royale est indispensable pour célébrer les rites et maintenir les liens entre le ciel et la terre. En revanche (...) un pharaon femme n'a pas besoin de mari humain ; elle porte en elle-même le principe mâle, comme Isis portait Horus. Mais elle demeure Pharaon, "père et mère"."

Il n'en va pas autrement en Afrique de l'Ouest (104) :

"Chez les Akans, le pouvoir politique vient de la chaise *adia-bia* et la chaise appartient à la femme.

C'est pour cela que nous affirmons que l'autorité appartient à la femme. Elle est dépositaire de tous les pouvoirs spirituels et temporels : elle est à l'origine du droit."

Cette conception noire du pouvoir féminin se retrouve jusqu'au sud de l'Afrique où, nous dit Thelma Awori :

"Amongst the Lovedu of the Northern Transvaal, women were known to be granted sole exercise of supreme power". (105)

En fait, les exemples en ce sens sont si abondants qu'un livre entier n'y suffirait pas. Les rapporteurs de la commission politique au colloque d'Abidjan de juillet 1972 intitulé *La civilisation de la femme dans la tradition africaine* ont néanmoins tenté ce récapitulatif (106):

"Il faut mentionner chez les Lovedou, au nord du Transvaal, le règne glorieux de trois femmes : Mouladji I, Mouladji II, Mouladji III, véritables monarques investies à la fois du pouvoir surnaturel et temporel (...) nous avons vu la puissante reine Hatchepsout d'Egypte,

---

(103) Ch. Jacq, op. cit. p.26-27, (c'est nous qui soulignons).

(104) J. Dikéblé et M. Hiba, *La civilisation de la femme...*, op. cit. p.382. Rapprochement intéressant, le nom de Isë (Isis) signifie aussi : siège, fondement, assise.

(105) *La civilisation de la femme dans la tradition africaine*, op. cit. p.40.

(106) Op. cit. p.569. Il faut ajouter à cette liste la Sereer Siga Badiane, la Baoulé Abla Pokou, les Ethiopiennes Candaces (dont la reine de Saba), la Congolaise Anne Zingha et tant et tant d'autres.

Ndieumbeuth Mbodj du Oualo (Sénégal) et la reine d'Oussouye en Casamance (...) il faut mentionner l'une des libératrices du Kenya, Kathe, qui a lutté âprement contre le dogmatisme des missionnaires qui voulaient inculquer les idéologies occidentales au peuple du Kenya."

Célibataire, la souveraine règne seule, mariée, elle est avec son conjoint coresponsable de la bonne marche des affaires de l'État. On l'a vu, lorsqu'on parle d'association, c'est au sens plein du terme. Cependant, si le mari doit conférer avec sa femme avant de prendre toute décision importante, cette obligation ne cesse pas lorsqu'il s'agit pour lui de prendre d'autres épouses. La polygamie ne peut donc exister qu'avec l'autorisation expresse de la première femme. Toutefois, si le mariage est bien une association, les épouses suivantes sont d'abord les associées de la première épouse, qu'elles sont supposées aider et seconder dans ses lourdes et nombreuses tâches.

B- DES ASSOCIEES SUBALTERNES : LES COEPOUSES DE LA PREMIERE FEMME

L'Afrique étant considérée comme le continent d'élection de la polygamie, il nous semble indispensable de commencer par deux observations préliminaires. Premièrement, la polygamie n'a jamais été limitée au continent africain, ni même aux peuples noirs. Elle a été pratiquée chez les Indo-aryens d'Asie et d'Europe (au point d'être restée une pratique en cours chez les Mormons, communauté religieuse blanche qui vit en Amérique). Deuxième constat : la monogamie (et la fidélité au conjoint) était incontestablement la norme en Afrique Noire précoloniale. Non seulement l'écrasante majorité des ménages était monogame, la polygamie étant réservée à l'élite dirigeante (en raison de la nécessité politique de multiplier les alliances (107)), mais encore les couples mythiques étaient tous monogames et fidèles (à l'inverse des dieux et des héros des panthéons grec et romain). Cheikh Anta Diop caractérise parfaitement la situation :

---

(107) V. en Egypte ancienne les mariages "diplomatiques" de pharaon : *Les Egyptiennes*, op. cit. p.135s.

"Sur les représentations sculpturales et picturales de l'ancienne Egypte, la *monogamie populaire* est attestée par les nombreux couples figurés.

Il semble qu'il en fut ainsi dans toute l'Afrique du haut Moyen-Âge jusqu'au Xe siècle, qui marque l'extension de l'islam aux populations autochtones, par les Almoravides. La polygamie tendra alors à se généraliser sans jamais cesser d'être l'indice d'un rang social. Aussi n'est-il pas rare de voir des ressortissants de la masse qui, cherchant à s'illusionner sur leur propre rang social, épousent plusieurs femmes." (108)

David Boilat a noté, au sujet des Wolof du XIXe siècle, que (109) :

"*...si le nègre est riche*, au bout de quelque temps, il associe à cette première épouse quelques concubines : il n'est satisfait que quand il en a trois ou quatre."

Dans la tradition noire, la monogamie n'est pas simplement l'idéal, elle est aussi la règle. En outre et surtout, elle n'est point une façade couvrant débauches et turpitudes, chaque conjoint s'offrant à sa guise amants ou maîtresses. Comme toute promesse, celle de la fidélité au conjoint était prise au sérieux par tous, sans distinction de sexe (110). Comment comprendre, dans un tel système, l'existence même de la polygamie ? Pour répondre à cette question, il faut commencer par reconnaître que l'interrogation découle largement, sinon exclusivement, de la conception de la polygamie que l'on a en tête. Si l'on considère, à l'instar des missionnaires occidentaux, qu'il s'agit là d'une pratique dépravée, encourageant l'esprit de licence et l'instinct libidineux du mâle, on ne peut effectivement que la condamner. Une telle interprétation s'accorde cependant trop mal avec ce que l'on sait, du statut et de l'indépendance de la femme noire, pour être la bonne. Loin d'être comme sa consœur occidentale ou orientale enchaînée au bon vouloir d'un mari dont elle dépend économiquement et que sa religion

(108) *L'unité culturelle de l'Afrique Noire*, op. cit. p.58.

(109) *Esquisses sénégalaises*, op. cit. p.322 (c'est nous qui soulignons). On retrouve donc la notion de prestige social liée à la polygamie.

(110) V. supra, "Le mariage : un pacte de fidélité".

lui interdit (plus ou moins catégoriquement) de quitter, la femme noire bénéficie tout au long de son mariage d'une réelle indépendance financière, en plus de l'aide et de la protection de sa famille.

Mais alors, qu'est-ce qui explique que les femmes noires se soient arrangées de la polygamie ? Les raisons sont multiples. La première et la principale est que, répétons-le, la polygamie était loin d'être aussi répandue en territoire noir qu'on a bien voulu le dire. La seconde, évidente pour qui examine un peu attentivement l'institution en milieu soumis au code juridique noir, est que le remariage de l'époux ne peut se faire que suivant des règles précises qui sont, d'une part, l'accord exprès de la première épouse (1) et, d'autre part, une stricte hiérarchisation des différentes épouses du polygame (2). La polygamie n'est donc pas une situation imposée aux femmes, mais un contrat qui obéit à des règles et conditions avantageuses pour tous. Du mari à ses différentes épouses, à commencer par la première, personne n'est victime d'une situation humiliante, non voulue ou irrévocable.

1) Le consentement nécessaire de la première épouse au remariage de son conjoint

La première condition posée à la légitimité d'une nouvelle union, en cas d'existence d'une union précédente non dissoute, est le consentement de la première épouse. On en revient à cette assimilation du mariage noir à une association entre égaux : l'accroissement des membres de l'association ne peut se faire qu'avec l'accord de ses deux membres fondateurs. La femme qui souhaite avoir une coépouse devra obtenir le consentement de son mari, de même que ce dernier ne pourra se remarier sans le consentement de sa première épouse. Cette opinion est défendue par de nombreux auteurs dont Thelma Awori. Elle écrit que (111) :

> *"...in its ideal form the acquisition of the second wife should be with the consent of the first wife"* .

Mme Ngoma Musao-Ma-Kashala fait la même observation à propos des Luba du Kasaï :

---

(111) *La civilisation de la femme...*, op. cit. p.41.

"...(la première femme) seule était l'épouse reconnue par les ancêtres ; les autres étaient là pour le prestige du mari. De plus, aucun mariage ne se faisait à son insu, le mari devait recevoir son accord de principe.

Souvent, c'était l'argent de son travail qui permettait au mari d'épouser les autres femmes." (112)

Il en va de même au Togo où, suivant le témoignage de Marie Sivomey relatif aux relations de couple dans la famille traditionnelle (113) :

"Décide-t-il de prendre une seconde épouse, il l'en prévient avec beaucoup de tact. Sensible à cette marque de délicatesse et de confiance, elle accepte avec résignation, et c'est un *oui généreux*, sans reprise ..."

Mais qu'est-ce qui pouvait pousser une femme à accepter que son mari prenne une autre épouse ? Ou même pire, comment une femme pouvait-elle en venir à proposer à son mari de prendre une nouvelle épouse ? Et enfin, dernière question à considérer, quel était pour une femme l'avantage à entrer en deuxième, troisième ou énième position dans un ménage polygame ? La réponse à la première question nécessite que l'on se pénètre d'abord des valeurs de comportement noires. En première place, dans le livre des vertus noires, se situe le comportement digne, responsable et irréprochable. Parmi les éléments d'un comportement digne, il y a la grandeur d'âme, la bonté, la générosité...C'est ce dernier élément qui est mis en avant par Marie Sivomey lorsqu'elle fait état du consentement donné par la première épouse à son mari désireux de prendre une seconde femme. Cet attachement à sa dignité et au respect de soi est souvent associé à un esprit d'émulation ou d'orgueil qui s'oppose à ce qu'un égal vous dépasse sur cette voie. C'est cet orgueil qui sous-tend ces propos d'une femme de ma famille (F. K. Camara), qui est allée elle-même demander en mariage la meilleure amie de sa fille pour... son gendre :

"Ce garçon est venu me demander d'intercéder en sa faveur parce que, m'a-t-il dit, la mère de la fille qu'il souhaitait prendre pour deuxième

---

(112) *La civilisation de la femme...*, op. cit. p.81.

(113) *La civilisation de la femme...*, op. cit. p.497-498, (c'est nous qui soulignons).

épouse s'opposait à ce mariage, en raison des liens d'amitié qui unissaient sa fille à la mienne. Je suis allée voir cette femme pour lui dire que si son sens de l'honneur lui interdisait d'accepter ce *fecci wollëré* (114) de la part de sa fille, le mien s'opposait à ce que moi ou ma fille trouvions à redire à ce qu'une femme bien née, au caractère et à la réputation irréprochable, la rejoigne dans son mariage."

La fierté peut donc s'opposer à ce que l'on refuse de donner son accord, lorsque le mari le sollicite courtoisement. Il le fera en s'aidant d'un intermédiaire respecté devant lequel son épouse ne voudra pas perdre la face. Il arrive ainsi que les femmes s'arrangent d'une situation (ménage polygame) qu'elles n'ont pas appelée de leurs vœux. Mais il peut se faire aussi que la première épouse elle-même sollicite une coépouse. Devançant avec orgueil la demande, l'épouse stérile va chercher, généralement dans sa famille (elle se garantit ainsi contre l'arrivée d'une femme avec laquelle il sera difficile de s'entendre), une épouse fertile à son mari. Le parallélisme des droits étant une des caractéristiques du monde noir, il importe de noter que, lorsqu'il s'avère que c'est le mari qui est stérile, il est admis que l'épouse qui souhaite avoir des enfants, sans pour autant désirer divorcer, prenne un amant à cette fin. C'est le cas chez les Anlo du Ghana, nous dit Mme Dzagbé Cudjoe Calvoressi (115). Au Sénégal, dans de nombreuses communautés, on permettait à la femme de choisir, parmi les jeunes frères ou cousins du mari, celui qui lui convenait, avec l'accord du mari et dans la discrétion la plus totale.

La polygamie n'était pas nécessairement acceptée de gaîté de cœur mais les femmes savaient faire taire les élans de leur cœur pour le mieux-être de la collectivité. C'est peut-être le lieu de rappeler que, s'il est une caractéristique dont la femme noire a fait l'éclatante preuve, encore et encore dans l'histoire des peuples noirs, c'est son esprit de sacrifice, une constante dont rendent compte les mythes et légendes du monde noir . Parmi les plus connues en Afrique de l'Ouest : la légende de la reine baoulé Abla Pokou qui, pour sauver son peuple, n'a pas hésité à sacrifier ce qu'elle avait de plus cher

---

(114) Briser un engagement d'honneur (ici les liens d'amitié).

(115) *La civilisation de la femme dans la tradition africaine*, op. cit. p.517.

au monde (tel était très exactement le prix de la traversée vers la sécurité) : son bébé ; Colette Houéto interprète ainsi le mythe de la jeune vierge dont le sacrifice (au monstrueux serpent-génie, le Ouagadou Bida) garantissait la prospérité de tout un peuple :

"La prospérité de l'empire reposait donc sur la présence constructive et opérante de la femme, sur son dévouement, son sacrifice"(116).

Que dire surtout de Yacine Boubou qui, d'après la légende en cours au Sénégal, a accepté d'être immolée (au sens propre du terme et à l'instigation d'un marabout) pour servir l'ambition de son époux princier (et les intérêts à long terme de son fils) ? (117). Nous acceptons totalement cette caractérisation de la polygamie à laquelle a procédé Mme Houéto, notamment quand il s'agit d'alliances justifiées par la raison d'Etat :

"On a souvent voulu voir dans la polygamie un "néant d'amour", mais est-il besoin de magnifier l'esprit de sacrifice, de devoir, le dévouement des femmes en milieu polygame ? Cet amour-dévouement ou cette forme concrète de l'amour qui démontre sans cesse à l'autre l'amour qu'on lui voue ?" (118)

Il se peut aussi que, trop prise par ses activités à l'extérieur de sa maison, la première femme souhaite se décharger d'une partie de ses responsabilités sur une autre épouse. C'est un fait avéré que, jusqu'à nos jours, un des avantages majeurs que les femmes trouvent à la polygamie est qu'elle leur permet une plus grande liberté de mouvement.

---

(116) Op. cit. p.61.

(117) Le fait que cette mort ait été réclamée par un marabout n'est ni innocent (les femmes de l'aristocratie traditionnelle étaient à l'avant-garde de la lutte contre l'acculturation), ni isolé dans l'histoire africaine. Vincent Monteil rapporte que :" (un prétendant au trône du Djolof) alla trouver, de nuit, un marabout diabolique, à la mosquée de Makka Ma-Dammel. Le serigne réclama, pour y transcrire ses formules magiques, le cuir d'une jument alezane à liste en tête et balzane postérieure gauche, *ainsi que la peau d'une femme enceinte d'une fille.*", *Esquisses sénégalaises* , op. cit. p.134-135, (c'est nous qui soulignons)

(118) *La civilisation de la femme...*, op. cit. p.60.

C'est à juste titre que Colette Houéto affirme que :

"...dans l'Afrique précoloniale (avec la polygamie) la femme n'était blessée ni dans son orgueil, ni dans sa dignité". (119)

Ceci tenait au fait que la polygamie était alors pratiquée en accord avec les règles de conduite noire. D'abord, le nouveau mariage ne pouvait se faire qu'avec le consentement exprès de la première épouse. Ensuite, avec la nouvelle venue, la première femme ne perdait pas la plus infime parcelle de ses prérogatives de maîtresse de maison. Il était généralement considéré que, si son mari avait une nouvelle épouse, elle avait, elle, non point une coépouse de rang égal au sien, mais, selon les formules utilisées ici et là, une adjointe ou une sœur cadette.

2) La hiérarchisation des épouses : le statut supérieur de la première femme

Ce qui rendait la polygamie acceptable pour la première femme, c'est qu'en plus du fait qu'une telle union requérait son consentement, les femmes que son mari épousait de la sorte ne remettaient pas en cause les prérogatives liées à son statut de "maîtresse de maison" ou d' "intendante en chef du palais". En droit noir, dans le ménage polygame, la première épouse a le statut d'une gouverneure (c'est le nom que porte la première femme en pays luba (120)) que l'on aurait dotée d'adjointes, censées, non point la supplanter, mais l'aider et la seconder dans sa tâche. Aussi longtemps que le droit noir est resté ferme face à l'islam sémite et au christianisme indo-aryen, ces principes (consentement nécessaire de la première femme, hiérarchisation des différentes épouses) ont été rigoureusement respectés. Dans son compte rendu de la société wolof, David Boilat, qui écrivait au XIXe siècle, observe que :

"Cette première femme conserve toujours l'amitié de son mari et toute sa confiance, elle occupe la première place dans sa maison..." (121)

La même observation a été faite par Marie Sivomey, à

(119) Op. cit., loc. cit.

(120) Mme Ngoma Musao-Ma-Kashala, *La civilisation de la femme...*, op.cit. p.77.

(121) *Esquisses sénégalaises,* op. cit. p.322.

propos de la première épouse en milieu traditionnel togolais :

"On l'appellera désormais (à l'arrivée d'une seconde épouse) *Ahueno*, ce qui signifie "maîtresse de maison", titre qu'elle sera seule à porter jusqu'à sa mort. L'homme ne prendra aucune décision concernant une autre épouse sans avoir préalablement avisé l'*Ahueno*.

L'*Ahueno* est la première responsable de la gestion du foyer. Les autres épouses lui doivent le respect : elles s'effacent lorsque le chef de famille veut s'entretenir avec l'*Ahueno*. C'est elle qui établit le menu et prépare les plats principaux. Les autres épouses sont chargées des tâches complémentaires." (122)

Soulignant l'importance du respect entourant la première femme, Mme Ngoma Musao-Ma-Kashala appelle l'attention sur le fait que :

"Si elle a été insultée, mais accepte un dédommagement, celui qui l'a insultée vient en se roulant à terre jusqu'à ses pieds".

Elle ajoute en note que :

"Cela est valable aussi bien pour ses belles-filles que pour ses coépouses." (123)

Cette place prépondérante de la première femme ne signifiait pas que le statut des autres épouses en était diminué. Dans le système juridique noir en général, et dans le droit du mariage polygame en particulier, chaque personne a une place, et chaque place a une valeur marquée du sceau de l'équité et de la bienséance. De ce fait, quelles que soient les circonstances qui ont conduit à l'adjonction d'une nouvelle épouse au couple initial, en aucun cas cette autre femme ne peut être considérée comme "une servante", une "esclave sexuelle" ou quoi que ce soit de dégradant. Il ne saurait d'ailleurs être question, pour cette femme et ses parents, qu'elle soit traitée autrement qu'avec tous les égards et la considération dus à une épouse. Néanmoins, la nouvelle épouse a l'obligation de traiter celle qui l'a précédée avec tous les égards, l'obéissance et le respect d'une sœur cadette envers son aînée. En retour, la première épouse doit traiter avec affection et tendresse sa coépouse. Elle doit être pour cette dernière un guide protecteur et un exemple. Ainsi, qu'elle soit vieille, stérile ou de moins grande naissance

(122) Op. cit. p.498.

(123) Op. cit. p.81.

que les autres épouses, la première épouse est, à ce seul titre, la seule et unique "maîtresse de maison" (elle est la "reine de sa maison", *Aawo buuru kërëm,* disent les Wolof). Chez les Luba du Kasaï (Congo-Kinshasa) la première femme est appelée par des noms qui signifient "gouverneur" (*Mukelenge mwadi*) ou "donneur d'ordres" (*Mwadi mukulu*) ou encore "la fondation de l'ensemble des maisons du polygame" (*Kuinshikwa lubanza*). Mme Ngoma Musao-Ma-Kashala poursuit, avec les précisions suivantes :

"Dans la hiérarchie familiale, chaque femme a sa place. C'est ainsi que la deuxième s'appelle *Tshikala mwadi mwakunyi,* celle-ci est l'adjointe de la première femme. La troisième est *Tshitumbutumba,* "mur sans importance". La quatrième est *Kalami ka mukalenga mwadi,* gardienne de la première femme." (124)

Telles sont les règles qui gouvernent l'union polygame en droit noir. Elles sont faites de respect, d'équilibre, de générosité et de sens pratique. Bousculée, caricaturée, dénaturée par le basculement des valeurs qui a accompagné le bouleversement des sociétés noires, la polygamie noire a été perdue. Ce que recouvre l'institution est, aujourd'hui, l'exact opposé de ce que la tradition a voulu et réglementé. La polygamie moderne accompagne (en la ralentissant ?) la dégradation du statut de la femme, ainsi que des valeurs morales qui fondaient le monde noir et dirigeaient les actions du plus grand nombre. Mme Dzagbé Cudjoe Calvoressi cite une très pertinente remarque, faite, sur le même thème, dans un ouvrage datant de la fin des années soixante :

"*...with the loss of the traditional social controls which once regulated pre-marital and marital relationships, polygamy has degenerated into promiscuity of a singularly irresponsible kind* ." (125)

Cependant, quelles que soient les tares de la polygamie moderne (les enfants sont souvent les victimes des luttes et rivalités intestines des femmes, de la lâcheté, de la partialité ou de l'indifférence du père), force est d'admettre que, dans le contexte juridique actuel, elle a l'avantage d'offrir aux femmes et aux enfants un statut plus respectable et surtout plus

(124) *La civilisation de la femme dans la tradition africaine,* op. cit. p.77.
(125) (Cudjoe, 1970, p.51), *La civilisation de la femme...,* op. cit. p.519.

protecteur, légalement, que celui de “deuxième bureau”, “concubine”, “maîtresse” ou “enfant naturel”. Il faut aussi reconnaître que les Africaines ne se sont pas laissées déposséder de leurs droits sans résistance, une résistance feutrée qui tente de regagner petit à petit l’énorme terrain perdu. De fait, un des articles du code noir du mariage qui résiste actuellement le mieux à l’hécatombe des droits de la femme (qui a culminé dans l’adoption, quasiment partout en Afrique, de codes de la famille ouvertement calqués sur le modèle occidental et/ou oriental) est l’autonomie de la femme mariée.

§ III. “Le couple : une cellule ouverte”

La formule est de Ibrahima Baba Kaké, mais le terme de “cellule” n’est peut-être pas très heureux. Car, s’il est une chose que le mariage n’est pas, dans la tradition noire, c’est bien une prison. Chaque conjoint conserve, durant son mariage, une totale liberté d’aller et venir (A). Ainsi, si cellule il y a, l’éminent historien indique à juste titre que la porte n’en est jamais fermée . Elle peut même être définitivement claquée par celle (ou celui) qui s’en va (C). Enfin, parce que le mariage n’est pas une prison, aucun des époux n’est le gardien de l’autre, aucun des époux n’est responsable de l’autre, aucun des époux ne se fond dans l’autre. Comme l’a si bien dit un auteur, le mariage est un pacte d’association et non d’assimilation (B).

A- ENTIERE LIBERTE D’ALLER ET VENIR DE CHACUN DES EPOUX

Point de pieds bandés réduits à l’état de moignons, point de buste tellement serré dans un corset que l’on suffoque tous les trois pas, point de corps voilé de la tête aux orteils, point d’assignation à résidence sous la surveillance d’un gardien castré, point de ceinture de chasteté ou de sorties limitées, avec présence obligatoire d’un chaperon ; dans la tradition noire, la femme est libre de toute entrave ou surveillance. Mariée ou célibataire, elle est libre de circuler, libre de voyager (1), libre de s’en aller (2).

1) Hommes et femmes circulent et voyagent librement

En Egypte ancienne comme dans l'Afrique noire précoloniale, la femme va librement aux champs, à la pêche, au marché... à travers la savane, la forêt et les cours d'eau, en pirogue ou à pied. De lourds fardeaux en équilibre sur sa tête, le dos bien droit, le buste fièrement dressé, elle avance, en colonne avec ses compagnes, ou seule et sans peur, sur des kilomètres de piste qui mènent soit au point d'eau le plus proche, soit au village voisin ou éloigné, soit au lieu de vente ou de troc de sa marchandise le plus profitable. Elle va et vient au gré de ses occupations, habillée de sa seule féminité. Dans la très pieuse Egypte antique, autant que dans le reste du monde noir d'avant l'acculturation, les vêtements servent non à cacher mais à montrer la beauté du corps humain. Aucune partie du corps de la femme n'était une chose honteuse à couvrir, et aucune femme n'était molestée, insultée ou d'une quelconque autre manière agressée pour "impudeur". *Ces sociétés noires d'avant la domination étrangère portaient la vertu dans les actes et les cœurs et non dans les vêtements enveloppants et la fausse pudeur.*

Citant le *Papyrus Harris*, Christian Jacq attire l'attention sur le fait notable que c'est la plus haute autorité étatique elle-même qui garantit, à l'échelle nationale, une sécurité totale, sans conditions ni limites, de la femme (1) :

"Le pharaon Ramsès III affirme qu'il a fait en sorte que la femme Egyptienne se rendît librement là où elle désirait aller, *sans que quiconque l'importunât sur son chemin* ; il ne s'agissait que du rappel d'*un fait de société acquis depuis l'origine de la civilisation égyptienne* et non d'une innovation. Dès l'instauration de la monarchie pharaonique, en effet, *la femme avait bénéficié d'une complète liberté de mouvement,* sans être recluse dans une pièce obscure de la maison, sous l'autorité implacable d'un père ou d'un mari tout-puissant."

Les exemples ne manquent pas pour illustrer cet état de fait. Donnant des exemples de femmes maîtresses de domaines, l'égyptologue décrit (2):

"...la dame Ify, seule à bord d'une barque, assise sur un siège

(1) Op. cit. p.11-12, (c'est nous qui soulignons).

(2) Op. cit. p.249.

cubique à dossier bas, et respirant une fleur de lotus, pendant qu'elle parcourt ses domaines."

L'explorateur français Gaspard Théodore Mollien nous donne un exemple imagé de la liberté dont jouissaient encore les femmes au XIXe siècle (ainsi que de la force des associations féminines), en milieu wolof (3) :

"Les Iolofs ont une vénération aussi profonde pour les morts que pour les droits de l'hospitalité. Je vais en donner une preuve bien éclatante ; le fait s'est passé à Gorée, dont les habitants sont en grande partie des Iolofs. Une femme de Gorée était allée à la Grande-Terre traiter du mil ; peu de jours après son arrivée, elle tomba malade et mourut dans la case d'un nègre qui l'avait logée sans rétribution, et même sans la connaître, ainsi que cela se pratique en Afrique. L'hôte s'empressa de jeter le cadavre hors de la case, et, sans lui donner de sépulture, il l'abandonna dans les champs pour devenir la pâture des hyènes et des chacals, ce qui ne manqua pas d'arriver. Cette lâche conduite ne tarda pas à être connue à Gorée ; et lorsque le coupable, plusieurs mois après, y vint pour ses affaires, toutes les femmes de l'Île, barbouillées et habillées d'une manière grotesque, ne cessèrent de le poursuivre dans les rues en l'accablant de reproches, et en lui jetant de la boue et de l'eau sale. Elles portèrent même leur juste vengeance à un tel point, que notre indiscret voyageur n'eut que le temps de pousser sa pirogue dans la mer et d'échapper, en y montant, aux insultes que méritait sa barbarie intéressée."

Aïcha Ndoye confirme :

"Que se passe-t-il au Sénégal oriental, chez la femme bassari et cognagui ? La jeune fille est initiée, dès le jeune âge, à son rôle de future gestionnaire de la vie familiale. Elle s'occupera de ses petits frères et sœurs, apprendra la poterie, s'initiera au troc *et au colportage.*

On a vu les femmes du Cayor allant jusqu'à Saint-Louis pour troquer leur mil et revenir chez elles munies de malles pleines de belles choses pour le mari et la famille." (4)

Dans le Sénégal d'aujourd'hui, et malgré les entraves dues au code (d'inspiration — le mot est faible — occidental et oriental) de la famille, les femmes persistent dans ce rôle. La

---

(3) Op. cit. p.79.

(4) *La civilisation de la femme dans la tradition africaine,* op. cit. p.282, (c'est nous qui soulignons).

sociologue Fatou Sarr en a fait un constat très instructif en ce qu'il montre la force de la "résistance feutrée" que les femmes n'ont cessé d'opposer à l'érosion de leurs prérogatives (5) :

"Les femmes ont pris beaucoup d'initiatives dans la découverte de pays étrangers. *Pour aller en Europe ou en Asie à la recherche de la marchandise, personne ne leur a indiqué la voie à suivre.* Leur réussite, elles la doivent aussi à leur flair et à leur sens du risque qui est un critère fondamental dans l'entrepreneuriat. Elles ont été les premières à ouvrir la voie du commerce entre le Maroc, l'Arabie Saoudite et le Sénégal. Selon Diodio : "il y a des domaines où c'est les femmes qui travaillent plus que les hommes : *elles ont plus de courage, prennent plus de risques. Les découvertes de pays, c'est toujours les femmes qui les font en premier".*

En Côte-d'Ivoire, des faits similaires sont notés (6) :

"C'est un fait bien connu : les femmes mangoro de la région de Katiola font un commerce intense de poteries. Elles fabriquent les pots en série, et quand elles en ont une assez grande quantité, *elles les transportent sur les marchés des grands centres urbains.*"

Mmes Beugré et Sery font état de la même réalité faite d'intrépidité, de vaillance et d'esprit d'entreprise des femmes noires, au sujet de la communauté bété (7) :

"...les commerçantes partaient toujours par groupe de deux ou de trois, accompagnées de leurs jeunes nièces ou cousines (11 à 12 ans) qui prenaient une petite charge. *Ce trafic demandait beaucoup de courage et de goût du risque, car à cette époque il n'y avait pas de moyens de locomotion et la forêt représentait un danger permanent* : les femmes parcouraient les régions intéressées par le trafic.

(...) Il faut aussi souligner leur intelligence et leur sens des affaires, car du succès de chaque marché dépendent les marchés futurs. Ce trafic intensifié a relevé le niveau économique de l'ouest par rapport à la région du sud."

Le constat est identique dans le Nigeria d'hier et

---

(5) *L'entrepreneuriat féminin au Sénégal,* L'Harmattan 1998, op. cit. p.131, (c'est nous qui soulignons)

(6) Barthélémy Comoé-Krou, *La civilisation de la femme dans la tradition africaine,* op. cit. p.415, (c'est nous qui soulignons).

(7) *La civilisation de la femme dans la tradition africaine,* op. cit. p.309, (c'est nous qui soulignons).

d'aujourd'hui :

"En pays yoruba, le commerce constitue la vie essentielle de la femme, *l'homme la décharge de certains travaux domestiques pour lui permettre de consacrer plus de temps à son commerce* — la jeune fille était initiée très tôt aux activités commerciales.

(...) La femme exerce à la fois le petit et le grand commerce sur les marchés *et même au-delà des frontières de son propre pays...*" (8)

"Une place de la ville de Lagos porte aujourd'hui le nom de *Tinoubou Square.* Elle perpétue le souvenir de Mme Tinoubou, comme l'appelaient dès ce moment les Européens. Mme Tinoubou, nièce du chef de Lagos, était, entre autres, l'un des plus grands trafiquants d'armes de la région, et pratiquement *maîtresse de tout le commerce entre Lagos et l'intérieur.*

(...) Les descriptions qui nous ont été conservées de Mme Tinoubou nous la montrent sûre d'elle-même, la tête froide, maniant avec beaucoup d'autorité un personnel qui comprenait beaucoup d'hommes.

(...) *Avant que les Britanniques n'imposent leur autorité à ce qui est actuellement le Nigéria, les femmes s'étaient battues pour obtenir le contrôle de la vente des produits d'origine européenne sur les marchés.* Il y avait à Oyo et à Ibadan, une association de commerçantes et des femmes-artisans dont le chef était membre du conseil de la ville. On y trouvait aussi des associations groupant des femmes riches de chaque ville." (9)

Tel est aussi le cas au Kenya (10) :

"Popular knowledge of the Akamba, and I believe other groups in Kenya, recounts the exploits of some women who became major traders. Sometimes they travelled as far as two hundred miles away to trade with their neighbours."

Il en était de même dans le puissant empire Sonraï où, nous apprend l'historien Ibrahima Baba Kaké :

"... *l'industrie textile était aux mains des femmes.*" (11)

---

(8) *La civilisation de la femme dans la tradition africaine*, Rapport de la commission économique, op. cit. p.573, (c'est nous qui soulignons).

(9) I. Baba Kaké, op. cit. p.295-296, (c'est nous qui soulignons).

(10) M. Mutiso, *La civilisation de la femme dans la tradition africaine*, op. cit. p.528.

(11) Op. cit. p.295, (c'est nous qui soulignons).

Voici en quels termes un historien résume la situation de la femme en pays malgache :

"...dans l'ensemble, la situation de la femme n'est pas des plus mauvaises : *elle sort librement,* son avis est régulièrement requis ; chez certains peuples, elle dispose même d'une influence déterminante." (12)

On retrouve cette liberté et cet esprit d'entreprise aussi loin que l'on remonte dans le passé de la civilisation noire. Christian Jacq s'en fait l'écho en termes clairs :

"Toute femme, nous l'avons vu, pouvait travailler hors de chez elle, et ni son père, ni son mari, ni aucun homme n'avaient la possibilité de la confiner dans sa demeure. " (13)

Cheikh Anta Diop confirme (14) :

"On ne connaît pas un témoignage de la littérature ou des documents historiques — égyptiens ou autres — relatant un mauvais traitement systématique des femmes égyptiennes par les hommes. Elles étaient honorées et *circulaient librement sans voile,* contrairement à certaines Asiatiques."

Dans l'Egypte ancienne et l'Afrique noire précoloniale, les femmes marchent jambes nues et seins à l'air, visage offert au vent, indépendantes et fières, autonomes, sans peur, sans gardes et sans entraves. Elles règnent sur les marchés, ne rechignent pas à mener seules leurs troupeaux aux pâturages, ne craignent pas les distances, travaillent et font fructifier leurs biens en toute indépendance. Elles servent d'ambassadrices plus souvent qu'à leur tour, sont ordonnatrices attitrées des cérémonies familiales, aussi loin qu'elles puissent se tenir. Médecins et prêtresses, elles interviennent partout où leur expertise est sollicitée. Dans la tradition noire, la femme est libre, responsable, respectée. Il ne viendrait pas plus à l'idée d'un mari de suivre son épouse que de l'empêcher de sortir. Le confinement de l'épouse, hors raisons médicales (déterminées, non par le mari, mais par la prêtresse-guérisseuse ou la famille de l'épouse), n'est même pas

(12) Elikia Mbokolo, op. cit. p.68, (c'est nous qui soulignons).

(13) Op. cit. p.263, (c'est nous qui soulignons).

(14) *L'unité culturelle de l'Afrique noire,* op. cit., (c'est nous qui soulignons).

envisageable. C'est sur ses épaules que repose pratiquement toute l'économie domestique du ménage.

Thelma Awori rappelle à juste titre que rester à la maison à veiller sur ses casseroles et ses enfants, pendant que son mari se charge de travailler à l'extérieur pour avoir de quoi assurer l'entretien de toute la famille, n'est guère une tendance naturelle pour la femme africaine. Elle avance à cet effet que :

"Traditionally African women have never been confined to the home. It is a common fallacy to think so. They were involved equally if not to a greater extent in the support and maintenance of the family. All African women today, especially the married ones, know that to leave this responsability solely to men can bring much unhappiness. It is an unnatural tendency for women in Africa to sit at home raising children and waiting for their husbands to work for food and clothing as is the tendency for a majority of women in America and western Europe." (15)

Qu'elle se trouve alitée, empêchée d'aller et venir et de vaquer à ses nombreuses occupations, et c'est le solide système d'entraide et de solidarité familiale et villageoise qui permet de pallier son indisponibilité. Les hommes reconnaissent que l'économie domestique, mais aussi le bien-être de chacun et de tous, ainsi que la prospérité du village, reposent essentiellement sur le travail et les déplacements des femmes, et ils en tirent parti. En effet, elles étaient non seulement libres de leurs mouvements, mais encore il n'était pas rare qu'elles soient envoyées en ambassade par leur communauté ou en "éclaireur" par leur famille (à la recherche du conjoint idéal pour un membre de la famille). Là encore les témoignages abondent :

"G. Muriuki has suggested that at least with respect to the Agikuyus and the Masai, women were extremely important as diplomats between the tribes during periods of difficulties." (16)

"Les *Zoada* (nom de la première épouse chez les Bété, c'est en général elle qui voyageait pour son commerce) faisaient fonction

---

(15) *La civilisation de la femme dans la tradition africaine,* op. cit. p.43, (c'est nous qui soulignons).

(16) M. Mutiso, *La civilisation de la femme dans la tradition africaine,* op. cit. p.528.

d'ambassadrices, car de leurs rapports avec les autres ethnies résultaient des liens d'amitié et même des mariages." (17)

N'oublions pas non plus que l'équipe chargée de l'importante tâche de retrouver le sauveur du Manding, héritier du trône de Niani, était composée d'un marabout, d'un vieux griot, d'un dignitaire de la cour et d'une femme, Magnouma (18). Ce rôle d'ambassadrice attitrée de la femme noire est aussi attesté dans l'Egypte antique. Christiane Desroches Noblecourt fait état de ce roi qui, assiégé par les troupes soudanaises (nubiennes) ennemies :

"...avait chargé sa femme, Nestent, d'une véritable mission diplomatique pour sauver sa tête, auprès des épouses du Soudanais." (19)

Christian Jacq donne, lui, l'exemple suivant (20) :

"A l'instar d'un certain nombre de reines, Nefertari exerça une influence forte en politique étrangère. Au cours de longues négociations, nécessaires pour obtenir la paix avec les Hittites, elle correspondit avec son homologue, la reine du Hatti. Elles échangèrent bijoux et étoffes, et il est probable qu'une amitié naquit entre les deux souveraines."

Cet attrait de la femme noire pour les échanges est remarquablement résumé par Colette Houéto (21) :

"...d'instinct, la femme africaine ressent un besoin fort de nouer des relations et (...) ce besoin la porte plus facilement vers les échanges : échanges de produits, de denrées, de nouvelles, de la mode ; et c'est ce besoin, précisément, qui a créé l'économie des marchés. Avec les marchés, c'est la libre circulation des femmes et la voie ouverte aux brassages et rapports humains de tous genres."

Il est peut-être temps de noter que faire du commerce n'était certainement pas la seule raison qu'une femme avait de voyager. Toute femme était, à un titre ou à un autre, tenue de se rendre dans tout village, proche ou éloigné, où résidait un membre de sa famille, soit pour participer de manière plus ou

---

(17) A. Beugré et D. Sery, op. cit. p.309.

(18) *Soundjata ou l'épopée mandingue*, op. cit. p.82.

(19) Op. cit. p.250.

(20) Op. cit. p.130.

(21) Op. cit. p.58-59.

moins active à une cérémonie familiale (baptême, mariage, funérailles), soit pour simplement rendre visite, car c'est aussi de cette manière que les liens de famille s'entretenaient (par des visites fréquentes mais courtes, ou espacées et donc prolongées). L'expression wolof qui traduit cette obligation de rendre visite à ses parents (oncles, tantes, cousins, cousines, neveux, nièces...) est à cet égard parlante : "*dox mbokk*" (littéralement, "marcher la parenté"). Bukunola Osibodu fait la même constatation :

> *"Sometime, she could go off for several days on visit to her family, or on an expedition into the bush with other women to gather the roots or wild plants and the like. Despite this type of freedom she still remained faithful to her husband."* (22)

La femme noire est libre parce que respectée totalement, dans son corps comme dans son esprit. Elle n'est pas un cerveau déficient à encadrer, et encore moins une pécheresse à surveiller ou un sexe faible à contrôler. Courageuse, intelligente, entreprenante, la femme l'est aussi dans les contes africains. Harris Memel-Foté le souligne :

> "Dans l'idéologie ancienne, cette autonomie intellectuelle des femmes est sublimée dans les contes sous la forme de sagesse, représentée par la Vieille Femme invisible (pas toujours), capable de dénouer toutes les difficultés des petites gens."(23)

Consciente de sa valeur et imbue de ses mérites, dans la tradition noire, la femme ne se considère comme l'esclave de personne et surtout pas d'un mari, qu'elle est d'ailleurs libre de quitter à tout instant. L'abandon du domicile conjugal n'est en effet ni une faute, ni un péché, mais un droit dont dispose chacun des conjoints.

2) L'abandon du domicile conjugal : un droit pour chacun des conjoints

La meilleure façon, pour un homme ou une femme, de signifier que les griefs que l'on a à l'encontre du conjoint, ou de sa famille, sont solides, est de quitter le domicile conjugal.

---

(22) *La civilisation de la femme...*, op. cit. p.221, (c'est nous qui soulignons).

(23) *La civilisation de la femme...* , op. cit. p.161.

Comme il a été établi plus haut, ce domicile n'est une prison pour personne (pas même pour les enfants). Libre d'aller et venir comme elle l'entend, l'épouse est libre de s'en aller pour ne plus revenir. Economiquement indépendante, la femme ne compte pas sur son mari pour se nourrir, et ce d'autant moins qu'elle n'a jamais cessé d'appartenir à sa famille d'origine, ni perdu ses droits sur les terres appartenant à son lignage. Dès lors, quitter son mari ne signifiera jamais pour la femme perdre ses moyens de subsistance. L'égyptologue Christiane Desroches Noblecourt rapporte cet édifiant discours d'un père scrupuleux :

"Tu es ma fille (...), et si l'ouvrier Baki te répudie du foyer conjugal, tu pourras habiter dans ma maison, puisque c'est moi qui l'ai construite ; personne ne pourra t'en chasser." (24)

Parlant de la femme yoruba, Awe Bolanwe décrit une sécurité identique :

"...she is allowed to farm on the family compound and she is also entitled to accomodation in the family compound should she leave her husband." (25)

Thelma Awori appuie d'une manière plus générale ces constatations :

"A traditional woman will leave her husband if she feels ill treated without having to think of support for herself and her children. As long as her family exists she has a place to go where accomodation, care and protection are available." (26)

Bukunola Osibodu offre le même témoignage :

"...when conflict arose they did not hesitate to return to their own families until some grounds for reconciliation had been found. Moreover, she was looked up to, and often had real influence on her husband who was careful not to ill-treat her, since he knew that if his wife was not happy with him, he would be unable to force her to remain." (27)

Les Wolof disent, très simplement : *ku am séyu aay am*

---

(24) Op. cit. p.212.

(25) *La civilisation de la femme ...*, op. cit. p.262.

(26) *La civilisation de la femme...*, op. cit. p.43.

(27) *La civilisation de la femme...*, op. cit. p.221.

fèyu aay — qui a un domicile conjugal a aussi un domicile de repli. Quitter le domicile conjugal avec armes et bagages, progéniture y compris, n'est donc pas une faute, c'est le droit le plus absolu de la femme mariée. Si éventuellement elle retourne auprès de son mari, ce sera par choix, et non sous la contrainte d'autorités étatiques ou religieuses (28). De plus, pour la persuader de revenir, il faut entendre ses griefs, écouter ses exigences, respecter ses conditions, lui faire des cadeaux, la cajoler... Disons simplement qu'il faut la reconquérir, c'est-à-dire la mériter. Libre d'aller et venir, ardente au travail, indépendante et autonome, telle est la femme élevée dans la tradition noire, une tradition qui fait d'elle une majeure responsable et nullement inféodée, de quelque manière que ce soit, à un homme.

B- "LE MARIAGE, UNE ALLIANCE, NON UNE ASSIMILATION" : LA SEPARATION DES BIENS ET DES IDENTITES DES EPOUX

La formule est de Jean Derive qui, dans son étude intitulée *L'alliance matrimoniale, un équilibre difficile entre deux familles*, part de l'analyse de trois contes dioula, qu'il qualifie de "représentatifs des grandes lignes du discours tenu sur ce sujet dans le répertoire des contes de cette société", pour arriver à la très pertinente observation suivant laquelle :

"... la femme, en entrant chez son mari, n'embrasse pas une nouvelle famille. Elle garde son identité et continue à appartenir à son clan d'origine : le mariage est une alliance et non une assimilation." (29)

Ibrahima Baba Kaké indique la même absence de fusion d'un couple :

"Se marier, ce n'était pas comme on le dirait en Europe "fonder un foyer", c'était pour la femme aller s'asseoir à un foyer qui n'était pas le sien, et pour l'homme, préparer dans le foyer de son père, ou de son frère aîné, la relève des générations. L'union d'un homme et d'une femme ne créait pas vraiment quelque chose de nouveau, elle ne faisait que poursuivre une œuvre plus vaste." (30)

---

(28) V. infra "La procédure et les protagonistes du divorce".

(29) *Le mariage dans les contes africains,* op. cit. p.76.

(30) Op. cit. p.297.

Le fait que la famille noire ne soit pas une entité formée à partir du couple et de ses enfants se retrouve en Egypte ancienne. L'exemple que fournit le professeur Obenga est assez significatif à cet égard : il s'agit d'une stèle funéraire sur laquelle un dignitaire a fait graver la présentation de sa famille. Loin de ne faire figurer que l'identité de son épouse et de ses enfants, il a également inscrit les noms de la mère, ainsi que des frères et sœurs du défunt et de... leurs enfants respectifs (31). Cette absence de la notion de ménage se retrouve dans la langue et la tradition wolof ; le sociologue Abdoulaye Bara Diop s'en est fait le rapporteur plus qu'autorisé (32) :

> "Malgré sa grande dimension, la famille traditionnelle constitue une seule unité socio-économique extérieurement définie par la concession dont elle porte le nom : *kër*. La dépendance totale du ménage, voire son inexistence, est attestée dans le vocabulaire par l'absence de terme le désignant. Alors que le lignage est segmenté et dispersé dans plusieurs carrés, villages et régions, la famille seule peut être considérée comme la cellule sociale ; elle est en même temps cellule de production et de consommation."

L'union conjugale met donc en œuvre une association aux règles de fonctionnement clairement définies. La séparation des biens est nette à l'intérieur du couple (1) ; celle des identités ne l'est pas moins (2).

1) Communautarisme et séparation des biens

Communautarisme et séparation ne sont pas des termes nécessairement exclusifs l'un de l'autre ; le tout est de comprendre comment se fait la distinction entre ce qui se partage et ce qui n'est pas susceptible d'appropriation personnelle. Le fait est que la règle de la séparation des biens des époux s'exerce aussi bien dans le cadre du communautarisme (a) que relativement aux biens susceptibles d'appropriation privée (b).

a-Le communautarisme dans la collectivité

Le bien sacré par excellence est la terre. Elle est, en droit noir, un bien commun appartenant aux descendants, en ligne

---

(31) V. Revue *Ankh*, op. cit. p. 139 s.

(32) Op. cit. p.153.

matrilinéaire, de ceux qui l'ont en premier défrichée, cultivée, nourrie, entretenue. Quand, vers 1550 av. l'ère chrétienne, le pharaon Ahmosis attribue un terrain à un de ses officiers, il précise, en totale conformité avec le droit et la tradition africains, que :

...ce bien est "inaliénable et indivisible." (33)

Cette tradition est ainsi rapportée et résumée par Hampaté Bâ :

"La terre, mère des êtres, matière de laquelle nous venons et dans laquelle nous retournerons infailliblement, *n'appartient à personne*. Même le roi, là où il y en avait un, ne pouvait être "maître de la terre". Celle-ci ne pouvait être ni transférée à un propriétaire privé, ni hypothéquée." (34)

Dans cette tradition, chaque lignage dispose d'un ensemble de biens : terres cultivables, troupeaux, objets sacrés, lieux de culte qui font l'objet d'une appropriation collective, en ce sens que tous ces biens appartiennent de manière indivisible aux descendants par voie matrilinéaire de l'ancêtre fondatrice de la communauté. La personne la plus âgée du lignage est en charge (sous le contrôle des aîné(e)s réuni(e)s au sein du conseil de famille) de veiller à la bonne gestion et à l'organisation rationnelle de l'exploitation du

---

(33) *Les Egyptiennes*, op. cit. p.250, (c'est nous qui soulignons). Ch. Jacq rapporte également la longue bataille juridique qui a suivi lorsque cette appropriation collective de la terre a été remise en cause par une des héritières.

(34) Op. cit. p.131. Ceci en dit long sur la légalité et la vraie nature (spoliations) des soi-disant traités de vente de terres que l'occupant européen a systématiquement affirmé avoir passé avec des chefs locaux. V. le très édifiant ouvrage d'Adam Hochschild, *Les fantômes du roi Léopold- Un holocauste oublié*, Belfond, p.91 : "Le mot "traité" était un euphémisme, car de nombreux chefs n'avaient aucune idée claire de ce qu'ils signaient. Rares étaient ceux qui avaient vu auparavant un mot écrit, et on leur demandait d'apposer un X sur *un document en langue étrangère* et rédigé dans le jargon des juristes. *Si l'idée de traité d'amitié entre deux clans ou villages leur était familière, ils ne pouvaient concevoir celle de céder* par écrit *leur terre* à quelqu'un habitant de l'autre côté de l'océan." (C'est nous qui soulignons).

matrimoine (terre, bétail,...) de la communauté. En matière foncière, elle procède en divisant les terres cultivables en champ commun à tous et champs personnels sur lesquels les allocataires ont, non pas un droit de propriété, mais un simple droit d'usage.

Le défrichage, l'ensemencement, l'entretien et la récolte du champ commun, qui porte généralement la céréale locale de base (mil, blé, fonio, riz, maïs, sorgho...), se font avec la participation de tous. La récolte ainsi obtenue sera répartie en fonction des besoins et du statut de chacun. C'est cela le communautarisme familial, une caractéristique des sociétés noires identifiée dès l'Egypte des pharaons. Un égyptologue la décrit comme (35) :

"...un monde où l'esprit communautaire et la hiérarchie jouaient un rôle majeur..."

Charles Monteil a décrit la manière dont, en milieu bambara, cette gestion des terres était mise en œuvre :

"Le grand prêtre, qui dirige le culte, règle également tout ce qui concerne l'exploitation du domaine terrestre du génie et, pour cela, s'intitule *dugu-tigi* : maître du sol. Pour cet office, il est également assisté par le conseil des *fa* , dont il doit prendre et suivre l'avis dans les cas graves. Avec l'aide de ce conseil, il allotit tout d'abord le territoire, lors de la fondation de la communauté (...). Hors du village, le terrain comporte des champs qui, au début ou au cours de l'occupation, sont attribués aux *fa* (dirigeant) de la communauté, une fois pour toutes, par le *dugu-tigi* et son conseil : tout *fa* et ses ayants-cause conservent indéfiniment la jouissance des mêmes champs (...). Cette jouissance est une manière d'usufruit plus étendu que celui de notre droit, puisque le bénéficiaire peut user sans restriction aucune de ce qui y est soumis, jusqu'à l'aliénation exclusivement." (36)

Participant, aux côtés des différents membres et dépendants de la famille, à l'exploitation du champ commun de blé, mil, sorgho ou maïs (suivant les régions et les époques), le conjoint a droit, sur le fondement de la simple équité, à sa part de la récolte qu'il a aidé à produire. Son mariage ne lui

(35) Ch. Jacq, op. cit. p. 167.

(36) Op. cit. p.230. Le prêtre officiant était à l'origine une femme.

donne cependant aucun droit sur le matrimoine (37) de son conjoint. Tout au plus pourra-t-il bénéficier, au même titre que chaque adulte résident, du droit de faire fructifier, pour son compte personnel, une parcelle de terrain.

Il est important de le souligner, le communautarisme ne se traduit pas par une confusion des avoirs. Il se vit sur des bases claires qui sont le travail d'équipe et sa "rémunération". Ainsi, hommes et femmes, mariés et célibataires, travaillent ensemble pour assurer la subsistance de la communauté dans laquelle ils vivent. La famille première, ce n'est pas le ménage constitué par le couple et ses enfants. Elle est composée de tous ceux qui vivent ensemble, à l'intérieur d'une même grande concession, selon une hiérarchie précise. Cette hiérarchie ne suit pas une division mâle et femelle, mais aîné(e)s/cadet(te)s, les premier(e)s sont les dirigeant(e)s, les second(e)s les subordonné(e)s. Les dirigeants (hommes et femmes) coordonnent le travail à faire pour la communauté familiale, tous ménages confondus. En retour, ils ont la charge d'assurer la subsistance de tous ceux qui auront travaillé sur ce champ. Une illustration, typique de la manière dont tout cela fonctionne, est offerte par Anastasie Beugré et Djama Séry quand elles décrivent le système traditionnel ivoirien de production :

"...*le travail de la terre est collectif.* Tous les membres de la famille travaillent pour la collectivité familiale patronnée par le doyen du lignage. Il n'y a pas de rémunération. Le chef de lignage redistribue les biens acquis sous forme, soit de biens alimentaires, soit de dot, soit de paiement d'amende ou de dettes contractées par l'un ou l'autre de ses dépendants.

Dans la société gouro où le collectivisme semble très poussé, selon Claude Meillassoux, il n'y a qu'un grenier commun de riz, aliment de base pour toute la grande famille. La première épouse du doyen du lignage en a la garde et se charge de donner chaque jour aux femmes des dépendants la quantité de riz nécessaire aux besoins de leurs familles respectives.

---

(37) En droit noir, les biens immobiliers, spécialement la terre, et le bétail, étant propriété féminine, et leur dévolution successorale s'opérant par voie utérine (v. infra "La dévolution successorale matrilinéaire"), le terme de matrimoine s'impose comme désignant les biens familiaux.

Néanmoins, un dépendant marié, père de famille et suffisamment sûr pour gérer ses propres biens peut acquérir une certaine autonomie par rapport au doyen de la grande famille. Celui-ci lui concède alors une portion de terrain que sa femme et lui cultivent pour le compte de leur ménage ; mais une partie des revenus doit être versée au doyen." (38)

Chaque adulte dispose en effet, soit en totalité, soit de manière partielle, de jours et de moments dans la journée qui lui sont laissés, afin qu'il puisse se consacrer à ses activités personnelles (artisanat ou culture de la parcelle de terre qui lui a été attribuée). Charles Monteil l'avait noté. Dans son étude intitulée *Les Bambara du Ségou et du Kaarta*, il indique que :

"En principe, tout communautaire ou esclave (en fait un dépendant, *surgë,* en wolof) doit travailler, pour sa communauté, de l'aurore jusque vers midi, chaque jour où l'exploitation l'exige. Mais deux jours, le lundi et le jeudi, sont abandonnés entièrement à ces mêmes personnes pour leurs propres exploitations. Celui qui ne peut ou ne veut travailler a la faculté de se faire remplacer par une personne sous sa dépendance." (39)

Ce qu'il faut bien comprendre cependant, c'est que cette terre qui est ainsi mise en valeur, et qui sert à la subsistance de toute la famille, n'est la propriété (collective et inaliénable) que des descendants par les femmes de l'ancêtre fondatrice ou du premier occupant. Collatéraux et conjoints n'ont qu'un droit d'usage, sur une parcelle limitée, qui ne dure que tant que dure leur mariage ou leur installation sur la terre en question. Si les époux peuvent donc être qualifiés d'associés, ce sont des associés sans matrimoine commun. Chacun a des occupations, des responsabilités, des revenus propres, distincts des biens collectifs.

---

(38) Op. cit. p.304, ce qui est décrit dans le dernier paragraphe s'appelle, *beru*, en wolof, c'est-à-dire, prendre son autonomie. V. *La famille wolof*, op. cit. p. 153 et s.

(39) Op.cit. p.188. Chez les Wolof, il est absolument interdit de travailler aux champs le lundi. C'est tous les après-midi, et un jour par semaine, généralement le jeudi, que les *surgë* sont libres de vaquer à leurs occupations personnelles.

b- La séparation des biens dans le couple

Nous ne souscrivons pas à l'observation de Kouassigan suivant laquelle, s'il est impossible d'établir un régime autre que la séparation de biens entre les époux, c'est parce qu'aucun d'eux n'est "titulaire d'un patrimoine propre dont les composantes actives et passives se détachent nettement du patrimoine familial" (40). C'est en effet ignorer que chacun dispose de moyens de s'assurer des revenus personnels qui lui appartiendront en propre. Tout d'abord, au-delà de l'exploitation familiale commune, chaque adulte a droit à une parcelle de terrain à cultiver et exploiter selon son gré. Même s'il se fait aider (par des cadet(te)s, des camarades, un époux ou une épouse), ce qu'il en tire n'appartient qu'à lui et il est libre, marié ou non, d'en disposer à sa guise. Il se peut ainsi que le conjoint ait des revenus qu'il tire d'un champ personnel, d'un métier ou d'une activité indépendante de l'agriculture. Dans l'Egypte ancienne, comme partout ailleurs en terre noire, les femmes pouvaient accéder à toutes sortes de postes administratifs et politiques, jusqu'aux plus hauts, ainsi qu'à des métiers ou vocations variés qui en faisaient des médecins, prêtresses, éleveuses, commerçantes, potières, teinturières, coiffeuses... Coiffeuse, telle aurait été la profession de la Sainte mère de Jésus (Paix et Salut sur Elle), Maria (L'Aimée d'Amon = *Meryt-Amon*) l'Egyptienne, nous apprend le savant Sarwat Anis Al-Assiouty (41), une découverte intéressante pour qui sait que, dans la tradition noire, l'épouse du charpentier (ou forgeron) est...coiffeuse ! Les revenus tirés de telles activités lui appartiennent en propre : ils ne sont ni des biens de la communauté familiale (au sens noir, c'est-à-dire large du

---

(40) *Quelle est ma loi ?,* op. cit. p.214.

(41) *Origines Egyptiennes du Christianisme et de l'Islam,* Letouzey et Ané, Paris 1989, p.40. *Jésus le non-Juif,* Letouzey et Ané 1987, p.142 et s. L'origine des noms figurant en bonne place dans la panoplie des indices indiquant l'identité ethnique, il n'est pas inutile de relever avec Marcel Laperruque que : "Moïse est le seul à porter ce nom dans l'Ancien Testament (alors qu'en Egypte *Mose* est un prénom courant) ce qui semble confirmer que ce n'est pas un nom hébreu. *Il en est de même pour Aaron et Myriam (Marie).* Pour cette dernière, son nom pourrait dériver de l'égyptien *MRYT,* "Aimée", ou "MRI-IMN", "Aimée d'Amon". op.cit. p.80, (c'est nous qui soulignons).

terme), ni des biens du ménage. Ces règles valent aussi bien pour l'homme que pour la femme. Cette dernière jouit de prérogatives égales à celles de l'homme et d'un respect à maints égards supérieur.

Le droit noir ne fait pas l'insulte à la femme de la considérer comme incapable de gérer elle-même le fruit de son travail, d'où, en plus du régime matrimonial de séparation des biens, la reconnaissance de la pleine capacité de la femme à disposer librement de ses biens. Pour n'en donner que quelques exemples, commençons par cette description de l'autonomie financière des femmes mangoro, commerçantes et potières, de Côte-d'Ivoire (42) :

"Les femmes mangoro disposent entièrement du produit de leur commerce (...). Le mari ne leur en demande aucun compte. Toutefois, comme le champ de cultures vivrières appartient au mari qui y travaille pratiquement seul, la femme apporte sa contribution à la subsistance du foyer et assure la sienne propre en offrant de l'argent au mari. Naturellement elle lui vient aussi en aide quand ce dernier est en difficulté. Mais *la femme mangoro jouit d'une totale indépendance économique vis-à-vis de son mari.*"

Entraide dans l'indépendance. On retrouve la même équation, et surtout la volonté de la femme d'assurer coûte que coûte son autonomie financière, dans les conditions les plus atroces et avilissantes qui se puissent imaginer : l'esclavage. Etablissant les différences entre affranchies de race blanche (de Circassie, du Kurdistan et de Géorgie) et affranchies noires en Turquie, Lucy M. J. Garnett, dans un ouvrage écrit en 1909, fait les constatations suivantes au sujet de ces dernières (43):

"Il n'est pas rare, en effet, qu'après avoir été affranchies et s'être mariées, leur tempérament indiscipliné (sic !) les pousse à se quereller avec leurs époux et à s'en séparer ; elles sont alors obligées de subvenir à leurs besoins en vendant des pois chiches ou autres dans les rues."

---

(42) Barthélémy Comoé-Krou, *La civilisation de la femme...*, op. cit. p.415 (c'est nous qui soulignons)

(43) A lire dans, *Race et couleur en pays d'Islam*, Bernard Lewis, Payot 1982, p.163, (c'est nous qui soulignons). Le lecteur africain reconnaît sans peine (et avec émotion) l'institution de la tontine, qui se trouve au centre des mécanismes de solidarité et d'entraide féminines.

Que font-elle de cette liberté retrouvée et de cet argent si difficilement gagné ? La réponse est remarquable. Elle rend compte de la force des associations féminines (une spécificité du monde noir pour ce qui est de leur ancienneté) ainsi que de l'extraordinaire solidarité qui en était le fondement :

"Aussi humble que soit généralement leur situation sociale, il existe cependant *entre les femmes noires de Turquie* un "esprit de corps" qui a conduit à la formation, dans la capitale, d'une association d'aide et de protection mutuelles, non seulement contre la tyrannie des maîtres, mais également dans les cas de maladie ou d'accidents (...). Cette association possède un certain nombre de cellules locales, toutes sous l'autorité d'une présidente, appelée Kolbashi, qui remplit simultanément son rôle de prêtresse de cet étrange culte et gère le bien de la communauté amassé petit à petit grâce aux contributions régulières de chacun des membres. Avec ces fonds, elle doit acheter la liberté des Noires maltraitées par leurs maîtres et recevoir chez elle les femmes affranchies, malades, ou sans emploi. Les hommes de race noire ont également le droit de se faire aider par cette association mais ne participent pas aux rites et aux cérémonies auxquels ces cellules servent périodiquement de cadre."

Sous la plume de Aïcha Ndoye, nous lisons ceci :

"...au Sénégal, la femme jouissait d'une certaine compétence au travail et surtout d'une certaine indépendance économique, atouts qui lui étaient nécessaires car il s'agissait pour elle de satisfaire une sécurité matérielle propre, bien distincte des biens de son mari, soit :

1° pour des besoins personnels ;

2° pour laisser un héritage à ses propres enfants, surtout dans les ménages polygames *(lëggéeyu ndey añu doom)* ;

3° pour assurer sa sécurité dans le futur en vue d'une rupture éventuelle du mariage." (44)

L'exemple fourni par Harris Memel-Foté résume parfaitement notre propos (45) :

"Dans l'économie d'auto-subsistance élargie par le commerce précolonial, en effet, les femmes — qu'elles soient épouses ou sœurs — produisent, comme résultats de leur coopération et secondairement de leur effort parallèle et complémentaire, *des biens propres qui supportent,*

---

(44) Aïcha Ndoye, *La civilisation de la femme ...,* op. cit. p.282-283.

(45) *La civilisation de la femme...,* op. cit. p.161 (c'est nous qui soulignons).

expriment et entretiennent leur personnalité juridique : champs vivriers, pagnes, bijoux en or, petit bétail, argent. Dans la chambre à coucher du ménage, du frère ou de l'oncle, des malles distinctes thésaurisent ceux de ces biens qui sont meubles. En même temps que la maîtrise de certaines activités de production, *la gestion et la disposition de ces biens regardent exclusivement les femmes.*"

Thelma Awori donne, en particulier, l'exemple des Swazi d'Afrique du Sud où, non seulement les biens de l'épouse étaient soigneusement distingués de ceux de son époux, mais où, de surcroît, une femme était en mesure d'accumuler tellement de richesses qu'elle était automatiquement choisie pour le poste de chef de la communauté (46). Awe Bolanwe prend soin de préciser à propos de la femme yoruba que, même lorsqu'elle travaille en association avec son mari, comme c'est généralement le cas en milieu agricole, sa part des revenus est clairement déterminée par les usages et la tradition (47). Les exemples sont innombrables et tous identiques. Citons, pour finir, ce compte rendu par Marie Sivomey des nombreuses activités de la femme togolaise :

"Elle cultive un petit champ personnel dont le produit lui revient, élève de la volaille, des moutons, des porcs. Elle prépare la bière de mil ou de maïs, des beignets, fabrique du savon, tresse des nattes, des paniers, des chapeaux. Elle fait de la poterie. Son petit commerce, la vente de sa récolte et les fabrications de sa petite industrie lui procurent l'argent nécessaire aux besoins journaliers.

En milieu urbain, la femme togolaise exerçait d'importantes activités commerciales ; elle pouvait acquérir des terres, construire ou acheter des maisons, posséder du bétail, etc., *sans le consentement du mari.*" (48)

Le couple n'est pas une paire soudée, qu'il s'agisse de leurs biens ou de leurs identités respectives ; mari et femme s'associent sans se confondre.

---

(46) Op. cit. p.35. L'élection des chefs est une autre particularité (trop souvent tue) des sociétés de tradition noire.

(47) *La civilisation de la femme...*, op. cit. p.262.

(48) *La civilisation de la femme...*, op. cit. p.497, (c'est nous qui soulignons).

2) La séparation nette de l'identité de chacun des conjoints

Le nom est le premier élément d'individualisation de la personne. La personne est d'abord son nom. Cela a été si bien compris par nos Anciens qu'ils avaient établi ce que l'on peut appeler le nom d'essence, nom secret qui est supposé définir et contenir tout ce qu'est l'être qui le porte. A ce nom secret était ajouté un nom social, celui qui servait à l'individu dans sa vie quotidienne. Marcel Laperruque exprime admirablement cette réalité :

> "Une conséquence normale de la crainte de la puissance du nom (d'essence) est d'éviter qu'il soit prononcé ou connu (par un inconnu). Ce qui a conduit au tabou des noms de personnes ou de choses dans des régions aussi différentes que l'Amérique du Nord, les régions polaires, les Célèbes, l'Australie, etc. *Les indigènes* de ces pays dissimulent leur nom et le nom de leur village de crainte qu'on vole leur âme. Chez les Egyptiens, il était fréquent que l'enfant à sa naissance se voie attribuer deux noms. Le premier nom qui est donné est le vrai nom, ou "grand nom". Le second est assigné pour dissimuler le premier ; c'était le surnom, ou "petit nom" que les Egyptiens de l'Ancien Empire nommaient *Ren Nefer* , le "bon nom"." (49)

Venait ensuite le nom de louange, soit le nom qui permettait non seulement d'individualiser la personne, mais surtout de lui faire honneur en transformant un de ses hauts faits en appellation. C'est ainsi que le fils de Sogolon est appelé par son père Mari (prénom mixte, comme beaucoup de prénoms africains) *Jaata* ("le lion" en langue malinké) (50), Mari, prénom mixte d'origine égyptienne, étant le nom social, "le lion" le nom de louange (ou peut-être était-ce son nom d'essence). A Médine, un pieux croyant appelé Salmaan al-Faarisy a acquis le nom de Salmaan Derhamaany (51), parce qu'il n'approchait jamais le Prophète de l'Islam sans lui glisser deux *dërham* (déformation arabisée de la drachme grecque) (52) sous son tapis.

---

(49) Op. cit. p.97, (c'est nous qui soulignons).

(50) *Soundjata ou l'épopée mandingue,* op. cit. p.36, note (1).

(51) C'est une déformation du terme arabe *dërhamaany* (qui signifie deux *dërham*) qui a donné le nom de famille sénégalais Dramé.

(52) Cela a donné *dërëm* (unité de compte de la monnaie) en wolof.

Le griot Dembo Kanouté a rapporté ces propos du roi Toffa Gbeffa, de Porto-Novo (53) :

"Au Dahomey *les noms de famille proviennent généralement des grands exploits.* Exemple : après la guerre contre Abomey, les Français sont venus déclarer qu'il y a maintenant la paix dans le pays, d'où le nom de Toffa est venu, et depuis ce jour Toffa est devenu un nom de famille."

Aucun nom n'était choisi au hasard ; chacun des différents noms que l'on pouvait porter au cours de sa vie avait une signification et un usage précis. Mme Desroches Noblecourt a sur la question un point de vue concordant (54) :

"L'enfant recevait son nom à sa naissance. Pour un futur pharaon, il avait pu être façonné par les paroles prononcées au moment de l'acte d'amour (théogamie), ou de l'accouchement par les déesses. En ce qui concerne la mère civile, le nom était donné au moment de l'accouchement. Il semble que le père contribuait à former ce nom en le composant d'après les paroles prononcées par la mère, pendant la mise au monde. C'était en tout cas ce que l'on considérait comme le "*nom de la mère*" qui était censée accoucher à la fois de l'enfant et de son nom. *A côté de ce "vrai nom", original, l'enfant pouvait ensuite recevoir un second nom, usuel."*

Une petite précision s'impose cependant : le père ne contribuait pas à former le nom de l'enfant. D'abord l'accouchement était strictement une affaire de femmes (aidées éventuellement de "déesses"), donc le père ne pouvait pas entendre les paroles prononcées à cette occasion. D'autre part, comme la suite du texte le révèle fort bien, c'est la mère qui donnait le nom, conformément aux usages dans la tradition noire. Thelma Awori fait remarquer au sujet de l'attribution du nom que :

"In many African societies, one's name not only indicated the condition surrounding one's birth but also the group to which he or she belonged i.e. clan names." (55)

Les noms aident à traduire, à résumer l'identité de chaque titulaire ; ils servent aussi à louer, encenser ou simplement mettre en valeur la personnalité de ceux qui les

---

(53) Op. cit. p.75, (c'est nous qui soulignons).

(54) Op. cit. p.242, (c'est nous qui soulignons).

(55) *La civilisation de la femme...,* op. cit. p.33.

portent. Ils rendent compte de ce que la personne est, au-dedans (nom secret), comme au dehors (nom social), et de ce qu'elle a accompli et dont on la félicite (nom de louange). De son étude sur la fonction du nom en Egypte pharaonique, Marcel Laperruque tire la conclusion suivante (56) :

> "De ce qui précède, il découle que changer le nom de quelqu'un c'est changer sa nature, et détruire son nom c'est l'empêcher de vivre."

Avec les migrations plus ou moins forcées et les dispersions des membres d'une même communauté d'origine en différents lieux, le nom de louange de l'ancêtre fondatrice est devenu un moyen parmi d'autres d'identification à un lignage. On s'enorgueillit de porter ce nom qui est à la fois un hommage à l'ancêtre illustre qui lui a donné naissance et la marque de la fierté que l'on a de faire partie de sa descendance. Charles Monteil fait une remarquable description de la signification de ce nom de louange :

> "Le *dyamu* — C'est le nom que l'indigène s'est donné, ou qui lui a été donné, ou qu'il a hérité, mais, en tout cas, *c'est le nom devenu honorable au point qu'il suffit de le prononcer pour rendre à celui qui le porte un éclatant hommage,* tels : Kouloubali, Dyara, Dembélé...
>
> C'est qu'en effet, à lui seul, le *dyamu* résume l'histoire de la communauté qui le porte : il implique tout ce qui concerne les ancêtres, aussi bien que les hauts faits des communautaires actuels, ainsi que leurs turpitudes et même leurs alliances, fraternelles, conjugales, politiques, surnaturelles." (57)

On comprend dès lors qu'il ne saurait être question pour une personne qui se respecte, autrement dit une personne fière d'elle et de ses ascendants, de porter le nom de louange d'un ancêtre autre que le sien (58). Christiane Desroches Noblecourt et Christian Jacq soulignent chacun combien il aurait été

---

(56) Op. cit. p.98.

(57) Op. cit. p.193, (c'est nous qui soulignons).

(58) L'importance du nom de famille (*sant* en wolof, "louange" au sens littéral) est si profondément ancrée dans les esprits que, même les Dakaroises qui accolent le nom de leur mari au leur (peu vont jusqu'à adopter de manière pure et simple le nom du mari), ne peuvent s'empêcher de rappeler leur propre nom de famille à la personne qui fait l'erreur de les saluer avec le nom de leur mari.

impensable dans l'Egypte ancienne qu'une femme pût porter un nom autre que le sien. La première écrit que (59) :

"Une fois mariée la femme ne changeait pas de nom *et n'accolait même pas au sien celui de son mari.* Elle était toujours authentifiée par sa propre généalogie : enfantée par une telle et faite (procréée) par un tel."

L'autre renchérit avec force (60) :

"Au fil des pages, nous rencontrerons des reines, des inconnues, des femmes de pouvoir, des femmes au travail, des prêtresses, des servantes, des épouses, des mères ; *aucune d'elles n'aurait pu s'appeler "madame Anatole Dupont", ce qui suppose l'anéantissement de son nom, de son prénom et un total effacement derrière son mari."*

Kouassigan a exposé dans le détail les raisons juridiques de cette autonomie de la femme mariée :

"En principe, la femme, à l'intérieur de cette famille, est assimilée aux membres de la génération de son mari. Cependant, cette assimilation n'est ni totale ni absolue et les coutumes admettent deux limites à cette assimilation dont la deuxième paraît être la conséquence de la première. D'abord, le passage de la femme de sa famille dans celle de son mari n'emporte pas rupture des liens juridiques et spirituels qui existaient entre elle et sa famille d'origine. Les droits et devoirs naissant de la filiation, ceux qui s'attachent à la place qu'elle occupait dans sa famille d'origine demeurent et son intégration dans la famille de son mari crée une nouvelle situation juridique née du mariage qui se juxtapose à celle issue de la naissance. C'est ainsi que son mariage n'a aucun effet sur ses droits successoraux, et ses rapports avec les biens qu'elle acquiert par voie successorale sont régis par les usages et les coutumes de sa propre famille et non ceux de la famille de son mari. *Sur le plan spirituel, le mariage n'entraîne pas la conversion de la femme aux cultes familiaux de son mari et sa soumission aux interdits qu'ils comportent* ; elle demeure soumise aux dieux tutélaires de sa famille. *Ainsi, on peut dire que par le mariage qui n'est pas rupture juridique et spirituelle avec sa famille, la jeune fille s'ajoute en nombre à la famille de son mari sans s'y intégrer...*" (61)

Autorisons-nous, sur ce point, un témoignage personnel (certainement commun à des milliers de familles sénégalaises) :

---

(59) Op. p.223, (c'est nous qui soulignons).
(60) Op. cit. p.13.
(61) Op. cit. p.214, (c'est nous qui soulignons).

quand ma grand-mère paternelle, Thioro Sow, s'est mariée, elle a transféré au domicile de son époux, Fara Camara, l'autel (*xamb*) des esprits protecteurs (*tuur*) de sa famille car, disait-elle, ils avaient choisi de la suivre dans sa nouvelle demeure (détail significatif, elle était l'aînée des enfants de sa mère). Elle était responsable de leur bien-être, qui garantissait en retour celui de toute sa famille. Elle leur faisait des libations quotidiennes sur leur autel, dressé dans l'arrière cour de la maison de mon grand-père... un musulman pratiquant adjoint de l'imam de la mosquée de son quartier ! Bien qu'étant également musulmane (elle en a respecté tous les piliers, seule sa mort précoce l'ayant empêchée de faire le pèlerinage à La Mecque), elle avait préservé l'usage de sa religion africaine, ce dont son mari (non pratiquant de cette religion) ne lui a jamais fait grief. Tous deux vivaient le droit noir fait de respect total d'autrui, de ses croyances et de sa personnalité juridique, jusque dans le mariage, une règle juridique noire qui fut appliquée par le pieux roi Salomon, puisque la Bible rend compte (en la désapprouvant fortement) de cette conduite du grand roi noir (62), qui fit bâtir à chacune de ses épouses un "haut lieu" où elles "faisaient fumer l'encens et sacrifiaient à leurs dieux" (63).

Dans la tradition noire, la personnalité juridique pleine et entière de la femme mariée est maintenue de toutes les manières possibles et imaginables. Une brève liste des différents aspects de l'autonomie de la femme mariée est dressée par Marie Sivomey :

"L'Africaine mariée conserve son nom patronymique et continue d'appartenir intégralement à son clan d'origine. Elle participe à toutes les cérémonies familiales sans pour autant s'éloigner de celles de son foyer. Résidant dans un village autre que le sien, elle sera appelée à "patronner" différentes cérémonies dans les familles appartenant à son clan : sortie de l'enfant le huitième jour après sa naissance, demande en mariage, etc.

En cas de malentendu avec son mari, elle retrouve sa place parmi les siens. Et bien plus, en cas de décès, sa dépouille est transférée au domicile paternel pour reposer auprès des ancêtres." (64)

---

(62) V. sa généalogie telle qu'elle est dressée dans la Bible.

(63) *IROIS 11-8.*

(64) Op. cit. p.500.

Ensemble mais distincts, égaux et séparés, tels les piliers d'un temple, d'autant plus solide que chaque pilier tient droit et n'est pas appuyé sur l'autre, tels sont, en droit noir, les époux. Ils sont également responsables du mariage qu'ils portent sur leurs épaules. Que l'un des deux ne remplisse pas ses obligations et le temple tremble dans ses fondations. Que l'un des deux décide qu'il n'en veut plus, et le mariage s'écroule. Divorcer n'est ni un péché, ni un crime ; c'est un droit attribué à chaque conjoint, dont ni la religion, ni l'autorité publique ne se mêle.

"Liberté de mariage, liberté de divorce : telle était l'extraordinaire indépendance dont jouissait *l'Egyptienne, qui n'avait de compte à rendre ni à l'Etat, ni à l'Eglise.*" (65)

Cet étonnement admiratif que suscite la condition de la femme égyptienne est de mise pour toutes les femmes des sociétés noires d'avant l'interminable génocide (racial autant que culturel). Libres d'entrer en mariage, totalement libres d'aller et venir pendant le mariage, les époux partagent à égalité le droit de sortir de l'alliance.

C- DES DROITS EGAUX A LA RESILIATION UNILATERALE DE L'ALLIANCE MATRIMONIALE

Le droit noir est un droit, non de contrainte, mais de concertation, de conciliation et de convivialité. Ces caractéristiques se retrouvent dans la matière très sensible qu'est le divorce. Cette matière est sensible car, alors que le mariage scelle une alliance, donc des rapprochements, voire la consolidation de liens antérieurs, le divorce, lui, marque une rupture, un déchirement qui peut être source de désordre s'il n'est pas contrôlé, d'où une série de mesures qui, tout en sauvegardant les droits de chacun de "rendre son tablier" (1), garantissent que "l'incompréhension" qui aura conduit à cette rupture ne s'étendra pas outre mesure. En ce sens, on peut décrire le divorce comme une catastrophe contrôlée par les aîné(e)s de chaque famille (2). Il est vrai que pour ce qui est des effets du divorce, la rupture de l'harmonie familiale est le plus redoutable. Pour le reste, les conséquences sont assez anodines (3).

(65) Ch. Jacq, p.166, (c'est nous qui soulignons).

1) Les causes du divorce : liberté et diversité

Il n'y a pas de cas d'ouverture de l'action en divorce, c'est-à-dire une liste exhaustive et définitive de causes préétablies pouvant seules autoriser à demander le divorce. Il est cependant possible de distinguer deux types de motifs : les motifs légitimes (a) et les motifs personnels (b).

a- Les motifs légitimes

Les motifs que nous qualifions de légitimes ne le sont pas en ce qu'ils seraient les seuls à autoriser, légalement, le divorce. Nous entendons légitimes dans le sens où il s'agit de motifs qui font appel aux fondements mêmes du mariage. Certains tiennent au non-respect par le conjoint des obligations découlant du pacte matrimonial, d'autres sont liés à une situation indépendante de la volonté des conjoints, mais néanmoins susceptible de saper les fondements du mariage. La première hypothèse est illustrée par l'adultère (rupture du pacte de fidélité), qui est une cause légitime de divorce, qu'il soit invoqué par l'homme ou par la femme. Dans le cas de l'homme polygame, sa première épouse pourra demander des dommages et intérêts en plus du divorce, s'il est avéré que son mari a épousé une autre femme sans son consentement. De la même manière, l'adultère de la femme (relations sexuelles avec un autre homme sans le consentement de son époux) donne au mari le droit de réclamer des indemnités à l'amant de sa femme et aussi, s'il le désire, car ce n'est pas obligatoire, le divorce. En effet, les causes légitimes de divorce, pour graves qu'elles soient, ne sont pas pour autant des causes impératives de rupture du lien matrimonial. C'est, dans toutes les hypothèses, au conjoint de décider s'il souhaite ou non demeurer dans les liens du mariage. Les autres motifs légitimes de demander le divorce pour faute du conjoint sont : les mauvais traitements, qui ne se limitent pas aux coups et injures, mais peuvent s'étendre au refus d'entretenir des relations sexuelles avec le conjoint, la non-participation aux charges du ménage, paresse et égoïsme étant des tares également rédhibitoires. Sont également considérées comme légitimes, bien qu'aucun des conjoints ne soit en faute, les demandes de divorce pour maladie grave et incurable du conjoint (il ou elle sera alors pris(e) en charge par sa famille d'origine). Les maladies en cause ne sont pas seulement de nature physique (impuissance, stérilité, lèpre...) ou mentale. Elles peuvent aussi relever du domaine du mystique ou de l'occulte, le conjoint se révélant être "porte-malheur" (*aay gaaf* en wolof) ou "marié(e)" à un esprit protecteur (*rab* en wolof) jaloux (66).

Les motifs légitimes sont donc, on le voit, liés à des raisons généralement susceptibles d'empêcher le mariage, tel qu'il est compris en droit noir, de se poursuivre ou de prospérer. Il n'en va pas de même pour la seconde catégorie de motifs, qui, elle, correspond au respect par la tradition noire de la volonté de la personne qui souhaite réellement divorcer.

b- Les motifs personnels

Nul(le) ne pouvant rester dans les liens du mariage contre son gré, chacun est libre d'invoquer les raisons de son choix pour quitter son conjoint. La légèreté ou l'incongruité du motif de rupture ne pourra pas empêcher le divorce, tout au plus aidera-t-il à le retarder, dans la mesure où les conciliateurs seront plus enclins à persévérer dans leurs efforts de réconciliation s'ils croient à un caprice, plutôt qu'à l'existence d'un motif grave de mettre un terme à l'union conjugale. Il est toutefois bon de souligner que cette liberté, gage du plein épanouissement de chacun au sein du ménage, n'altérait en rien la grande stabilité des unions en terre noire, une situation constatée aussi loin que l'on plonge dans l'Antiquité. Le fait est reconnu par l'égyptologue Christian Jacq, qui l'explique en ces termes :

"La plupart des *mariages, reposant sur un libre engagement des partenaires*, furent solides et durables". (67)

Mme Desroches Noblecourt en rend compte mais de manière biaisée par ses préjugés culturels, en mettant, à tort, l'accent sur le coût des divorces pour en expliquer la rareté. Néanmoins, la célèbre égyptologue fait aussi, et plus justement, état de l'importance des vertus morales dans cette société guidée par le respect de Maât (la droiture) :

"Ne pouvant s'appuyer sur un interdit religieux pour s'opposer à

(66) V. la liste dressée dans *La famille wolof*, op. cit. p.207 et s.

(67) Op. cit. p.221, (c'est nous qui soulignons).

la séparation des conjoints, la stabilité du ménage dépendait du bon vouloir des époux, de la crainte, pour le mari, des charges qui allaient peser sur lui en cas de séparation et qui auraient parfois pu le laisser complètement démuni, *et aussi de la très grande qualité de moralité des ménages* en général ayant toujours présente à l'esprit la loi d'équilibre qu'il ne fallait pas perturber." (68)

Toutefois, bien que le divorce soit certainement considéré comme un trouble dans ce que l'on aurait aimé être une mer étale de relations harmonieuses, le droit noir n'en accorde pas moins à chacun des conjoints la possibilité de quitter l'autre, pour la raison de son choix. En effet, quel que soit le motif invoqué : il(elle) en aime un(e) autre, ne supporte plus son conjoint, ou sa famille, ou ses manies..., il suffit de s'y tenir avec suffisamment de constance pour que les "médiateurs", soit ceux qui sont chargés de raccommoder l'accroc dans les relations conjugales, finissent par accepter la rupture. Cette intervention de la famille sert donc aussi de test pour éprouver la fermeté de la décision de divorcer. Mais ce n'est pas là la seule fonction des familles dans la procédure de divorce. Dans les sociétés régies par le code de conduite noir, la rupture de l'union conjugale se présente toujours comme l'écroulement d'une savante construction, écroulement qui n'interviendra pas avant que tous ceux qui ont participé à la construction de l'édifice-mariage aient d'abord tenté d'en combler les fissures.

2) La procédure et les protagonistes du divorce

Dans la conception noire du groupe social, aucun individu ne s'engage seul. Il n'est pas un seul acte social majeur qui s'exécute en solitaire. De la naissance à la mort, la personne est aidée, épaulée, entourée par sa famille, par ses camarades mais aussi par la société tout entière. Aussi, rien ne se décide seul, sans l'avis, sinon l'aval préalable des aîné(e)s, raison pour laquelle la répudiation, c'est-à-dire la dissolution instantanée du mariage sur l'initiative d'une seule personne, est inconcevable en droit noir. Tout comme le mariage, le divorce n'aboutira qu'à l'issue d'un long processus qui débutera avec la demande de rupture officiellement transmise à

(68) Op. cit. p.211, (c'est nous qui soulignons).

ses aîné(e)s et parents, ainsi qu'à ceux du conjoint dont on souhaite se séparer. Cette manifestation que la crise conjugale est sérieuse va commander l'intervention active de cellules de crises, qui vont se charger de part et d'autre de résoudre le conflit. Il s'agira généralement des mêmes actrices et acteurs que celles et ceux qui ont présidé au mariage, car ce sont celles et ceux qui ont fait l'union matrimoniale qui ont autorité pour la défaire. Rappelons qu'en droit noir il ne s'agit ni de l'autorité publique, ni de l'autorité religieuse, mais des fiancés et de leurs familles. La séparation définitive des conjoints ne sera acceptée par les représentants de chaque famille qu'une fois que les démarches de conciliations auront été faites et la fermeté de la décision du conjoint qui souhaite mettre fin au mariage éprouvée. Le maintien des relations de mutuelle considération et de convivialité entre les familles et parents des deux conjoints passant avant toute autre préoccupation, la rupture n'est acceptée que lorsqu'elle apparaît comme étant le moindre mal. Les Wolof disent en ce sens que : *Tèxxalikoo ci jam moo gën nèkkin wu ñaaw* (il vaut mieux se séparer dans la paix, à l'amiable, que vivre dans la discorde).

C'est cette réalité-là, à savoir la participation active des familles dans la procédure de divorce, plus que les considérations matérielles relatives au remboursement ou à la perte de la dot, qui explique la rareté des divorces dans bien des sociétés traditionnelles noires. Divorcer peut bien être une décision que la personne, mari ou femme, prend seule, mais c'est une décision qu'elle ne pourra rendre effective qu'avec le concours de deux éléments : sa famille et le temps. L'une va s'employer avec l'aide de l'autre à apaiser les rancœurs, refroidir les ardeurs, calmer les esprits, faire en sorte de rétablir la communication sereine entre les époux. Car les familles n'ont pas pour rôle de contraindre celui de ses membres qui ne veut plus d'une union à y rester impérativement. Elles sont chargées d'être la voix de la raison, d'écouter les griefs et de donner des conseils impartiaux. Elles sont à la fois juges et arbitres, mais le pouvoir qu'elles ont sur leurs membres n'est pas un pouvoir de contrainte, mais de persuasion. Il n'est donc pas juste de déduire de l'intervention des familles que la décision de divorce leur appartient. Elle les concerne, autant que le mariage avait aussi été leur affaire. Elles ont donc voix au chapitre et, en raison du respect dû aux aîné(e)s et aux parents, voix pesante mais non prépondérante. La personne qui souhaite réellement divorcer aura toujours, quels que soient ses motifs, les moyens de faire prévaloir sa décision. Le professeur Abdoulaye Bara Diop nous en donne un exemple puisé dans la tradition wolof (69) :

"Mais il existe des croyances qui, tout en contraignant la femme à demeurer dans les liens conjugaux, lui préservent cependant une marge de liberté si elle tient fermement au divorce. Selon ces croyances, l'épouse doit rejoindre le domicile du mari sous peine de mort (surnaturelle), si les femmes mariées du village *(jeeg)* vont la voir, chez ses parents, pour le lui demander. Si elle persiste dans son refus, elle a la ressource de se rendre chez l'époux — pour en repartir aussitôt — échappant, ainsi, à la menace de mort et décourageant toute autre démarche. Elle manifeste, aussi, sa détermination quand elle choisit le dimanche pour abandonner le domicile conjugal. On croit, traditionnellement, que tout émissaire envoyé pour la faire revenir risque la mort. Seul le mari peut se rendre auprès d'elle ; il s'arme d'une hache qu'il jette à la porte de sa case. L'épouse risque alors la mort si elle persiste dans son attitude. Mais, comme dans la démarche des femmes mariées, elle échappe au mauvais sort en quittant le domicile du mari après l'avoir rejoint pour la forme."

Les Wolof qui attachent, comme tous les peuples noirs, une valeur inestimable à la communication, ont cette maxime : "la mésentente n'existe pas, ce qui est, c'est le manque de communication" (*ñakka déggoo amul ñakka waxtaan a am*). Aussi, des deux côtés, les actrices et acteurs du mariage, tantes paternelles et maternelles, oncles maternels ou aîné(e)s, soit les personnes qui étaient au centre des démarches en vue de sceller l'alliance, vont cette fois se retrouver en première ligne pour faire en sorte, sinon de réconcilier les époux, du moins de crever l'abcès qui a empoisonné leurs relations, en leur faisant déballer tous leurs griefs. Parfois, cette thérapeutique est un succès et alors chaque époux, mis au courant de ses torts, des attentes déçues de son conjoint et du reste, promet de s'amender. Mais il se peut que les fissures soient si profondes qu'aucun travail de colmatage, aussi souvent répété soit-il, ne puisse en venir à bout. Les familles vont alors se résigner et

(69) Op. cit. p.232.

faire en sorte que cette rupture provoque aussi peu de remous que possible. Le témoignage d'un spécialiste de la famille wolof est éloquent à cet égard (70) :

"Quand le mari, de son côté, se montrait de caractère trop difficile (*wex*) et faisait subir des sévices à sa femme, celle-ci pouvait demander et obtenir le divorce avec la compréhension ou même l'appui de ses beaux-parents, témoins du comportement de l'époux sans pouvoir y remédier."

Il fait à ce sujet la très pertinente observation suivant laquelle (71) :

"La procédure traditionnelle de divorce garantissait la protection de la femme contre les abus du mari, en étant l'affaire des familles guidées par la sagesse des aînés qui s'efforçaient de maintenir de bonnes relations au-delà de la séparation des conjoints. Le système social, perturbé (rarement) par le divorce, était néanmoins préservé."

La procédure de conciliation garantissait donc le maintien de l'ordre et de l'harmonie en dépit des remous qui avaient troublé l'alliance. Mais, en cas de divorce, le meilleur garant des droits de la femme tenait au fait que son mariage n'entamait d'aucune manière ni son autonomie économique (qu'elle mettait un soin jaloux à préserver), ni ses liens avec sa famille naturelle.

3) Les effets du divorce

Parce que la rupture se fait généralement dans la durée, après maintes tentatives de réconciliations, elle n'est quasiment jamais brutale. Quel que soit celui des conjoints qui aura pris l'initiative de mettre fin à l'union matrimoniale, l'autre aura eu le temps de s'y préparer, leurs familles respectives aussi. Quant aux effets du divorce, ils sont de deux sortes. D'une part, il y a les conséquences d'ordre matériel (a), d'autre part, les conséquences d'ordre familial (b).

a- Les conséquences matérielles

Les époux ayant vécu sous le régime de la séparation des biens, chaque époux quitte l'union avec les biens qu'il ou elle y a apportés, ainsi que ceux qu'il ou elle a acquis durant cette

---

(70) *La famille wolof*, op. cit. p.209.

(71) Op. cit. p.234.

union. Il n'y a donc pas partage mais prise par chacun de ce qui n'a jamais cessé de lui appartenir. L'épouse étant dans tous les sens du mot la "maîtresse de maison" (72), quand il y a divorce, même si c'est elle qui est venue retrouver son mari, la case qu'elle occupe dans la concession, et tout ce qu'elle contient (indépendamment de tous ses autres biens) sont sa propriété. Elle est donc libre d'en faire ce qu'elle veut. Abdoulaye Bara Diop en témoigne (73) :

> "Dans la tradition, la femme bénéficiait de la case qu'elle occupait, au moment de la séparation, ainsi que des meubles. Elle l'enlevait et la transportait dans la concession de ses parents, ou même la vendait quand elle allait loin et que le transport s'avérait difficile."

Ce droit remonte aussi loin que l'Egypte des pharaons. Christiane Desroches Noblecourt le souligne avec étonnement :

> "...dans certains cas, la divorcée pouvait continuer à demeurer dans l'ancien domicile conjugal !" (74)

Ce n'était pas là, loin s'en faut, le seul des biens que la divorcée était en droit de conserver. Travailleuse et économiquement indépendante de son mari, la femme noire avait des biens que le régime matrimonial de droit commun lui permettait non seulement de posséder mais aussi de gérer en toute indépendance. Le divorce n'emportant pas partage de ses biens, la femme partait avec tout ce qu'elle avait amassé pendant son mariage, y compris sa dot. Prenons encore comme exemple la tradition wolof :

> "L'homme devait compléter la dot s'il ne l'avait pas entièrement versée et rembourser les dettes dues à la femme : par exemple, la partie de sa récolte empruntée pour subvenir aux besoins de la famille en période de soudure." (75)

---

(72) V. supra .

(73) Op. cit. p.236. Au Sénégal, avant l'avènement du Code de la famille, il n'était pas rare qu'une citadine abandonne le domicile conjugal après l'avoir entièrement vidé de tous ses meubles, couverts, assiettes, tapis... Dans la tradition peu importe qui a acheté ces biens, dès l'instant qu'ils sont dans le domicile conjugal, ils appartiennent à l'épouse.

(74) Op. cit. p.212.

(75) A. B. Diop, op. cit. p.236.

Cette énumération n'est guère éloignée de ce qui revenait à l'Egyptienne des temps anciens :

"Si une femme richement mariée était répudiée (76) sans l'avoir mérité, elle devait récupérer le "cadeau pour la femme", sans compter l'"argent-pour-devenir-épouse". A cela s'ajoutaient les "biens personnels de la femme" (ou leur valeur), le "capital d'alimentation", et même une part du patrimoine personnel de son mari (ce qui était appelé les "biens-de-père-et-de-mère), à moins que ce dernier bien n'ait été réservé pour les enfants de la divorcée qui recevait encore un tiers des acquêts en commun. Il arrivait même qu'elle perçoive la totalité des acquêts (c'est-à-dire également les deux tiers qui revenaient au mari) et éventuellement une "pénalité de divorce"." (77)

Cette "pénalité de divorce" est relevée par Thelma Awori dans son étude intitulée *Le mythe de l'infériorité de la femme africaine*. Elle écrit à ce sujet que :

"*Marriage does not give a husband rights to treat his wife like a slave. Father-in-laws could demand compensation if they felt their daughter had been cruelly treated by her husband.*" (78)

Il s'agit donc d'un droit à indemnités attribué au conjoint qui a subi, du fait de l'autre, un dommage physique (mauvais traitements), moral (adultère ou fausse accusation d'adultère, autres injures ou offenses) ou matériel. Ces dommages et intérêts peuvent d'ailleurs être versés sans que pour autant il y ait divorce ; qu'il y ait ou non anéantissement du lien conjugal, le droit à réparation demeure. Le divorce est une option que le conjoint offensé est libre ou non d'exercer.

Quant au remboursement de la dot, il n'est pas exigible du seul fait que c'est l'épouse qui prend l'initiative du divorce. En fait, le "gage d'alliance" ne peut être rendu de manière automatique que dans l'hypothèse qui correspond, non pas à un divorce, mais à une annulation. Le mariage est nul ou

---

(76) La répudiation n'existe pas, pour les raisons déjà évoquées (la nécessaire intervention de la famille), dans la tradition noire, à moins que l'on entende par ce terme le divorce demandé par un des conjoints pour convenances personnelles, c'est-à-dire sans motifs légitimes.

(77) Op. cit. p.212.

(78) *La civilisation de la femme...*, op. cit. p.38.

inexistant lorsqu'une condition essentielle de validité n'a pas été respectée : absence de consentement de l'un des époux, défaut d'aptitude aux relations sexuelles (conjoint non encore pubère ou circoncis), existence de liens de parenté rendant l'union incestueuse, etc. Pour donner un exemple, les parents de l'épouse qui a été mariée en bas âge devront rendre ce qui aura été versé à titre de dot lorsque, arrivée à l'âge adulte (généralement à la puberté et après les rites d'initiation qui marquent le passage au statut d'adulte), la jeune fille refuse cette union. En revanche, lorsque le mariage a été valablement célébré et consommé et qu'aussitôt après, pour une raison légitime (79) (sans distinguer entre la faute intentionnelle et la tare involontaire), l'épouse décide de mettre fin à cette union, la dot n'aura pas à être restituée dans la mesure où le mariage, que cette dot officialisait, a bien eu lieu. Il faut toutefois rendre cette justice à nos ancêtres : même dans les cas justifiant légitimement le remboursement de la dot, il était extrêmement rare qu'il soit réclamé. Le code noir de l'honneur s'y opposait ("un cadeau ne se reprend pas").

La grandeur d'âme et le sens de l'honneur qui caractérisaient l'homme noir d'hier lui faisaient toujours privilégier la valeur morale et spirituelle par rapport aux biens matériels. Un sage wolof, feu Ousmane Guéye, dissertant sur le sens de la formule "*bu la ko dara jaral*" ("rien au monde ne vaut que tu te conduises d'une manière déshonorante") expliquait que c'est elle qui apaise la colère de l'homme d'honneur, lui enlève les invectives de la bouche et le rassérène (80). C'est pour ces mêmes raisons que ceux qui avaient reçu la dot la rendaient d'eux-mêmes, lorsque les circonstances de la rupture le justifiaient. Les marchandages autour du montant de la dot, ainsi que les litiges tenant à son remboursement, ne sont qu'un exemple de plus de la mesquinerie et de la veulerie que nous ont laissées en héritage nos prétendus civilisateurs (venus d'Orient ou d'Occident), une opinion que ne désavoue pas celle du professeur Abdoulaye Bara Diop qui, en conclusion de son étude sur la question du rapport entre taux des divorces et montant de la

(79) V. supra.

(80) Op. cit. p.6.

dot, admet que :

> " (l'accroissement du taux des divorce est) *le résultat de la destruction des structures et des valeurs traditionnelles,* sans que de nouvelles aient pris efficacement la relève dans la résolution des problèmes qui se posent aux individus et aux groupes, à l'époque actuelle". (81)

La rupture du lien conjugal met fin à l'association, dans tous les sens du terme, des ex-époux. Avec l'annulation on met fin à un mariage qui n'a jamais existé, faute du respect de toutes les conditions qui en assurent la validité. Avec le divorce, on ne remet pas en cause le passé, mais le présent et le futur. Il y a eu mariage ; il a duré ce qu'il a duré, mais à présent, et pour le futur, il y est mis un terme. En dehors des enfants que le couple aura eus, rien ne subsistera de l'union matrimoniale, ni obligation de secours, ni obligation d'entraide. Aucun des conjoints ne doit à l'autre de pension alimentaire ou de prestation équivalente. Si dette il y a, il ne s'agira que des biens que l'un des époux reste devoir à l'autre. Au-delà des conséquences matérielles, rarement sévères, on l'a vu, pour la femme, le divorce a pour principal effet de la rendre libre de contracter une nouvelle union.

b- Les conséquences familiales

Aucun stigmate n'est attaché au statut de femme ou d'homme divorcé(e). La femme qui décide de quitter son mari retrouve de plein droit sa place au sein de sa famille d'origine, ainsi que sa part des produits de l'exploitation familiale. Elle devra être entretenue par l'aîné(e) du lignage comme tout autre résident participant à l'exploitation des terres du lignage, et bénéficier d'une parcelle de terrain pour ses besoins personnels. Cheikh Anta Diop a on ne peut mieux résumé la question :

> "En Afrique noire, la famille naturelle des conjoints est jusqu'à présent plus solide, plus forte, plus réelle que le ménage qu'ils fondent. La première est éternelle, le second provisoire, pourrait-on dire avec un peu d'exagération.

---

(81) op. cit. p.211, (c'est nous qui soulignons). Les Wolof disent : *"lu baax, lu gën a ko wara wuutu"* ("ce qui est bien ne doit être remplacé que par ce qui est mieux").

Si pauvre que soit la famille naturelle, elle offre un refuge permanent en particulier après le divorce et confère un sentiment de sécurité relative qui est à la base de l'indépendance d'esprit de la femme africaine." (82)

Aussitôt après le divorce, chacun est libre de se remarier avec qui il veut. Aucun délai de viduité n'est imposé à la femme. Seulement, le chemin vers le divorce étant long et surtout informel, une femme pourra sembler libre alors que, pour l'époux qu'elle a quitté, il reste encore des espoirs de réconciliation, d'où des possibilités de frictions avec les soupirants de celle que l'on considère toujours comme sa femme. C'est ce qui explique cet avertissement (83) :

"Le divorce ne nécessitait aucune formalité, semble-t-il, ni la rédaction d'un document quelconque (...) la sagesse populaire avertit de se méfier : *N'épouse pas une femme dont le mari est encore vivant, de peur qu'il ne devienne ton ennemi (...) cela serait dangereux et même risquerait de t'exposer à des accusations d'adultère.* "

Il n'en reste pas moins qu'aucun des ex-conjoints ne peut s'opposer au remariage de l'autre. Tout au plus pourra-t-on accuser la femme d'adultère si, remariée, son précédent époux conteste qu'il y ait eu divorce. Si l'accusation s'avère fondée (les pourparlers en vue d'une réconciliation étaient en cours au moment de son remariage avec un autre), la seule sanction possible sera, non pas l'annulation de la nouvelle union, mais le paiement de dommages-intérêts (par l' "amant") à l'époux qui se prétend trompé, en plus de la confirmation rétroactive de son état de divorcé.

Quant à la garde des enfants du couple, la question ne se pose même pas. D'abord, il n'était pas contesté que les enfants étaient avant tout les enfants de la mère et de son lignage. Ensuite, l'enfant n'était pas élevé, protégé et éduqué par des individus (principalement le père et la mère), mais par toute une communauté (celle dans laquelle il vit, mais aussi celle avec laquelle il a des attaches). C'est donc tout naturellement que les enfants restent avec leur mère et sa famille en cas de

(82) *Antériorité des civilisations nègres*, Prés. Afr. 1993, p.87.

(83) *La femme au temps des pharaons*, op. cit. p.212-213.

divorce. Toutefois, il n'est pas inutile de le souligner, en terre noire, les enfants n'étaient pas des biens sans volonté ou droits reconnus par les adultes. À partir du moment où ils sont en mesure d'exprimer une volonté, elle sera toujours prise en compte. Dans le code de la famille noir, l'enfant est, dès sa naissance, sujet et non objet de droits (84). Il a même tous les droits puisque, disent les Wolof, "l'enfant est un roi" (*xalé buur la)*. De ce fait, ni le père, ni l'oncle maternel, ni même la mère ne sont en droit d'empêcher le mineur (adolescent(e) pré-pubère) qui le souhaite de vivre avec un des multiples pères et mères qui lui sont reconnus, ou avec un(e) voisin(e) ou un(e) ami(e) de longue date de la famille. L'enfant (fille ou garçon) disposait ainsi d'une certaine liberté quant au choix de son lieu de vie. Cependant, les attaches de l'enfant avec la mère et le lignage maternel sont tellement profondes que, quelles que soient les relations entre son père et sa mère, son statut, sa protection et son entretien n'en seront pas affectés. En effet, le statut des enfants, entièrement marqué par les relations avec la mère, est un autre des éléments remarquables du matriarcat. Dans ce système juridique, aucun lien n'est établi entre le statut social de l'enfant et le mariage de ses parents. Le droit noir ignore un des statuts les plus tragiques qui soient, car source de tant de souffrance, d'injustice et d'exclusion dans l'histoire des peuples de tradition patriarcale, celui de "bâtard".

Précisons ici (nous n'aurons pas l'occasion d'y revenir) que la tradition noire ignore également le meurtre des enfants. Qu'il naisse avec une malformation ou avec un sexe différent de celui qui était désiré, tout enfant a droit à la vie. Bien portants ou souffreteux, handicapés moteurs ou débiles mentaux, filles ou garçons, ils sont tous, à égalité, de précieux dons de Dieu. La personne diminuée est même très souvent considérée comme la réincarnation d'un être supérieur, ce qui nécessite qu'elle fasse l'objet d'une attention et d'égards particuliers. Un auteur sereer chercheur traditionaliste, Issa Laye Thiaw, en a rendu compte dans son étude sur les *rites et croyances sereer* (en voie de parution), en ces termes :

"Selon la croyance populaire, la période entre les naissances

(84) V. Pierre Erny, *L'enfant et son milieu en Afrique noire,* L'Harmattan 1987

successives de ce même enfant est de deux ans-deux ans et demi. Parfois, il peut vivre jusqu'à un âge avancé. Le malheureux est souvent malformé et retardé mental (tête grosse, regard fuyant, etc.). Il est très susceptible et ne supporte pas qu'on le fixe du regard, ni qu'on se moque de lui. Il faut toujours lui faire plaisir (*neexal)* en le choyant."

Il cite des observations similaires faites dans une thèse sur les Wolof :

"En résumé, les Wolof et les Lébou appellent *nit ku bon* (une mauvaise personne) un enfant présentant un syndrome cohérent, défini avant le sevrage par des signes précurseurs comme le développement dysharmonique, le refus de la tétée, la précocité de la marche, etc. Et, après le sevrage, par un tableau de perturbations massives dont le regard fuyant, la discontinuité de la parole, le refus des jeux et des contacts sociaux, les réactions inhabituelles et à contre-temps, l'extrême sensibilité et fragilité et enfin les crises et les "chutes" consécutives aux brimades et aux punitions sont parmi les éléments les plus importants. La menace permanente de suicide est motif organisateur de toutes les données relatives au *nit ku bon. C'est croit-on un enfant qui peut décider de mourir n'importe où, n'importe quand, si son entourage ne manifeste pas assez d'égards pour lui, et surtout s'il l' "offense"*. (85)

(85) Andras Zempléni, *L'interprétation de la thérapie traditionnelle du désordre mental chez les Wolof,* Paris S.N. 1968, p.196, (c'est nous qui soulignons). Il faut comprendre *nit ku bon* (personne mauvaise) comme désignant, dans ce contexte, un être qui requiert des soins constants car il renferme plus qu'une simple dimension humaine, il est aussi porteur d'une puissance de malfaisance à l'encontre de toute personne qui lui ferait du mal. Ces enfants n'étaient pas seulement couvés et respectés parce qu'ils inspiraient de la crainte mais aussi par pieuse révérence dans la mesure où, dans les croyances noires, la diminution physique ou mentale est supposée cacher un surcroît de valeur spirituelle. Cela se retrouve fréquemment dans les mythes et légendes, ainsi, le héros de la geste mandingue est décrit comme un être difforme ("il avait une tête si grosse qu'il semblait incapable de la supporter") et infirme (à sept ans, "il se traînait encore à terre pour se déplacer"), *Soundjata* ..., op. cit. p. 36 et s.

CHAPITRE III

LE STATUT DES ENFANTS : "L'ENFANT ILLEGITIME, UNE NOTION INCONNUE"

Ce qui, en droit noir, caractérise le statut de l'enfant, au sein de sa parentèle d'abord et de la société ensuite, c'est la place de premier plan occupée par la mère et sa famille. Les éducateurs, les tuteurs, les protecteurs de l'enfant se trouvent tous dans le matrilignage. La place faite au patrilignage est honorifique ou, disons, toute de courtoisie, sans plus. Le sort et la respectabilité d'un enfant ne sont pas à la merci d'un père géniteur libre de lui offrir ou de lui refuser un nom, une respectabilité, une légitimité. Que son géniteur ait ou non reconnu sa paternité, qu'il ait ou non épousé sa mère, aucune de ces opérations n'a la plus petite incidence sur le statut de l'enfant. En droit noir, tout enfant est légitime de naissance (section 1). De plus, en raison du faible rôle du père, la puissance paternelle est elle aussi un concept inconnu. Les mères (la mère naturelle, les tantes maternelles, les sœurs aînées, la mère masculine-l'oncle maternel) ont une autorité exclusive sur l'enfant, pour qui elles sont les principales pourvoyeuses, éducatrices et modèles (section 2).

SECTION 1. MATRILINEARITE

La matrilinéarité, soit le fait que la filiation de l'enfant s'établisse à partir de la mère, est généralement expliquée de façon assez dévalorisante pour la femme noire. Lorsque l'on sait le respect dont était entourée cette femme, on ne peut pas comprendre que le statut de la plus respectée d'entre toutes, à savoir la mère, soit fondée sur une remise en cause de sa probité morale. L'incertitude quant à l'identité du père est en effet le fondement que la majorité des auteurs donnent, pour la plupart en toute bonne foi, au fait que seule l'ascendance maternelle est prise en compte dans la détermination de la filiation et des droits qui en découlent. L'analyse, un rien attentive, des sociétés noires, de leurs croyances et de leurs valeurs culturelles permet de rétablir la vérité, en même temps que l'honneur des mères en système matrilinéaire (§I). Le juste fondement de la matrilinéarité une fois établi, il restera à en étudier les manifestations (§II).

§ I. Fondement

Le fondement de la matrilinéarité est à base de certitudes, mais aussi de croyances. Les premières portent sur l'identité du géniteur et de la procréatrice (A), les secondes sont fondées sur un calcul inégalitaire des apports génétiques de chacun (B).

A- UNE CERTITUDE : L'IDENTITE DU PERE GENITEUR

L'idée qui, partant du premier observateur inattentif ou trop aveuglé par ses préjugés pour voir l'évidence, a finalement acquis force de loi est que : c'est l'impossibilité d'identifier le père de manière certaine qui est à l'origine de la place prédominante faite à la mère. Le processus de la grossesse à l'accouchement désigne lui, de façon incontestable, la mère. Mais alors, de deux choses l'une : soit les sociétés qui privilégient la matrilinéarité ne savent rien du rôle de l'homme dans la fonction reproductrice, cette dernière demeurant largement un mystère pour ces peuples, ou bien hommes et femmes vivent dans une promiscuité telle que nul, pas même la mère de l'enfant, ne serait en mesure d'en désigner, de manière certaine, le père. Nous avons donc deux hypothèses de départ pour expliquer le fondement majoritairement avancé : l'ignorance ou/et la débauche. Commençons par la donnée la plus insultante, celle de la promiscuité sévissant chez les peuples noirs (ce sont eux qui pratiquent la matrilinéarité). Un des peuples les plus respectés et admirés dans l'histoire est celui de l'Egypte noire, dont Hérodote appelle les habitants "les plus religieux de tous les hommes" ! (1). Notons à ce sujet que leur religion n'admettait ni d'ailleurs ne connaissait ce que les peuples asiatiques indo-aryens appelaient la "prostitution sacrée". Les religions noires prônent toutes un idéal de bonne conduite qui exclut tout ce qui peut approcher ou s'apparenter à de la luxure, de la débauche ou du simple laisser-aller. En fait, "le plus vieux métier du monde" n'a cette qualité que dans les sociétés de tradition patriarcale. Dans la plupart des territoires noirs, ce "métier" date de l'installation des peuples sémites ou indo-européens. Le savant égyptien Sarwat Anis Al-Assiouty décrit, en termes aussi élogieux que justes, la rigueur de la

(1) Cité par Ch. Desroches Noblecourt, op. cit. p. 104.

religion égyptienne aux temps pharaoniques :

"Face à la débauche romaine, la religion égyptienne répond par l'austérité des mœurs et l'aspiration à la survie. *Les auteurs anciens parlent de l'exacte observance d'une austère religion, qui se caractérise par la rigueur de ses chastes abstinences, et honore la déesse (Isis) par des jeûnes fréquents et des mortifications rigoureuses*. Isis astreint les initiés à suivre un régime constamment modéré, à s'abstenir des mets plantureux et des plaisirs d'Aphrodite. Elle amortit en eux l'intempérance et la sensualité, les prépare par une constante dévotion à obtenir la connaissance de l'Etre premier, souverain, accessible à la seule exigence." (2)

L'étude de la parenté chez ce peuple de l'Antiquité fait apparaître que, pour les "plus religieux de tous les hommes", la filiation est... matrilinéaire ! Cette pratique est attestée par le fait que les Egyptiens rappelaient en toute occasion leur filiation maternelle, le nom du père apparaissant rarement. Christian Jacq le souligne (3) :

"En se mariant, l'Egyptienne ne prenait pas le nom de son mari, gardait le sien, et *rappelait volontiers sa filiation par rapport à sa mère*".

Même constat de la part du professeur Obenga :

"*L'Egyptien donne toujours le nom de sa mère*, presque jamais celui de son père." (4)

Voyons à présent la thèse de l'ignorance du rôle de l'homme dans la conception. Sachant que la matrilinéarité a éclos et s'est développée dans les sociétés agraires noires et matriarcales, comment expliquer la place faite, dans ces mêmes sociétés, à l'organe reproducteur, et prêt à l'action, de l'homme, dans les rites agraires de fertilité ou de communion avec le Dieu créateur (pierres levées, obélisques, statues ithyphalliques) ? Le mythe égyptien rapporte que c'est seulement après avoir recousu le sexe d'Osiris qu'Isis a pu s'accoupler avec lui et engendrer Horus. Meilleure attestation de la connaissance du rôle du mâle dans le processus de

---

(2) *Jésus le non-Juif (culte d'Isis précurseur du christianisme, classes sociales à Rome et en Arabie)*, op. cit. p.51-52, (c'est nous qui soulignons).

(3) Op. cit. p.167, (c'est nous qui soulignons).

(4) Revue *Ankh* , op. cit.

procréation ne saurait être trouvée. Encore que si nous quittons ce domaine terre à terre, pour nous élever vers les hauteurs abstraites de la sémantique, la même constatation de la parfaite connaissance du rôle de l'homme dans le "mystère" de la procréation nous attend, savamment exposée par Th. Obenga :

"...le verbe *msi* (il est composé de trois signes dont une femme accroupie en position d'accouchement) indique la filiation par la mère qui met au monde l'enfant. Quant aux formes (un œil et un signe avec des lignes brisées) *ir n* , masculin, *irt n* , féminin, "engendré par" masculin, "engendrée par" féminin, elles indiquent en principe la filiation par le père qui donne l'existence.

Ainsi, la langue égyptienne distingue nettement le fait de "donner l'existence" (action séminale du père) du fait de "donner naissance" (action de la mère par accouchement). Le déterminatif ou, mieux, le sémantème de msi est précisément une femme dans la position des accoucheuses égyptiennes (signe B3 de la Sign-List de GARDINER)." (5)

Qu'il s'agisse du domaine du religieux ou de la grammaire, la participation de l'homme dans la fécondation (des cieux féminins (6), d'où les pierres levées, obélisques et menhirs, comme de la femme) est clairement spécifiée. Cette participation est aussi prise en compte dans le domaine du social. Le fait est on ne peut mieux décrit par Cheikh Anta Diop:

"Dans aucun des régimes décrits dans le berceau méridional on ne néglige systématiquement la parenté patrilinéaire. Au contraire, la conduite sociale à l'égard des parents patrilinéaires est plus stricte que celle vis-à-vis des parents matrilinéaires. Avec ces derniers on se conduit librement, sans hypocrisie sociale ; il en est différemment avec les premiers car il faut toujours sauver les apparences..." (7)

Cette observation, rapportée par l'abbé Gravrand, décrit avec une extrême justesse la place qu'occupe le père (bel et

---

(5) Revue *Ankh*, op. cit. p.146.

(6) Dans la cosmogonie égyptienne, la Terre, Geb, est mâle, et le Ciel, Nout, femelle.

(7) *L'unité culturelle de l'Afrique Noire,* op. cit. p.69. Les Wolof disent: "*Doom-baay nawle la, domm ndey mbokk la*" ("demi-frères et demi-sœurs paternels sont des camarades, demi-frères et demi-sœurs maternels sont des parents").

bien connu) vis-à-vis de l'enfant :

"La plupart des jeunes ne logent pas chez leur oncle, mais chez leur père, qui a donc ainsi la possibilité de marquer leur éducation. Mais dès qu'ils ont grandi, il s'efface en reconnaissant : *"Je ne suis pas leur parent, je suis simplement leur père."* La parenté est sous-entendue comme maternelle." (8)

Non, le rôle de l'homme n'est pas ignoré, il est simplement minimisé.

B- DES CROYANCES : L'APPORT GENETIQUE INEGAL DU GENITEUR ET DE LA PROCREATRICE

Le père est l'élément enclencheur, fertilisant, cependant, quoique indispensable, son rôle dans la conception de l'enfant s'arrête là. De la grossesse à l'accouchement et pour tout le reste de la vie de l'enfant, la mère va être la force majeure et déterminante quant au devenir de cet enfant. Cette inégalité des deux parents est illustrée par diverses croyances, dont celle qui énonce que l'enfant est constitué de quatre éléments ainsi composés : un quart est le père, deux autres quarts sont la mère et le dernier quart est propre à l'enfant, une estimation à peine éloignée de celle faite par l'adage suivant, rapporté par Hampaté Bâ :

"Tout ce qu'on a, on ne le doit qu'une fois à son père, mais deux fois à sa mère." (9)

Ce point de vue a été aussi exposé par Cheikh Anta Diop (10) :

"Il semble plutôt que, dans les sociétés dites primitives, l'indigène n'ait jamais mis en doute la participation du père et de la mère, mais qu'il ne les situe pas sur le même plan. Dans le cas particulier de l'Afrique Noire, on pense, presque partout, que l'enfant doit davantage, biologiquement parlant, à sa mère qu'à son père. L'hérédité biologique du côté maternel est plus solide, plus importante que l'hérédité du côté paternel. En conséquence, on est ce qu'est sa mère, on n'est qu'à moitié ce qu'est son père."

---

(8) Op. cit. p.210, (c'est nous qui soulignons).

(9) Op. cit. p.130.

(10) *L'unité culturelle de l'Afrique Noire*, op. cit. p.38.

Après avoir donné comme exemple la manière dont, selon maintes croyances africaines, se transmettent les pouvoirs des "sorciers-mangeurs d'âmes" (11), il en tire la conclusion suivante :

"On voit donc ici que *la participation du père dans la conception de l'enfant n'est pas mise en doute, n'est pas ignorée, mais qu'elle est secondaire et moins opérante que celle de la mère.* Tout en sachant que le père apporte quelque chose, on est convaincu de l'identité de l'enfant et de la mère." (12)

Les biographies des souverains noirs de légende rendent compte, elles aussi, de ces croyances. Si Naré Maghan, père du héros du Mandingue Soundjata (fin du XIIIe siècle), épouse une inconnue, laide et bossue de surcroît, c'est parce que des devins lui ont indiqué qu'elle va être la mère d'un grand roi (13). Ngolo Dyara (1750-1861), illustre roi bambara, suivit, nous dit Charles Monteil, les mêmes augures. Alors qu'il n'était qu'un vassal du non moins célèbre Mamari, dit Biton Kouloubali :

"... le vieux marabout de Niamina signala à Ngolo, une jeune fille du village de Diaba, laquelle devait donner le jour à des enfants qui auraient une brillante destinée. Ngolo, sur le conseil du savant, demanda la jeune fille en mariage..." (14)

C'est la nature elle-même qui est source de cette inégalité dans la portée de chaque parenté. En plus de la gestation qui se fait dans le corps de la mère, c'est encore ce corps qui fournit le lait nourricier. Or, on est aussi ce que l'on a tété, d'où le dicton wolof : "il est né d'une chamelle mais il a tété une ânesse" (*Moo juddu ci gëléem namp ci mbaam).* Il sert à

(11) "On ne pourra être sorcier, doué de toutes les qualités ainsi décrites, c'est-à-dire sorcier-total, que si l'on est issu d'une mère sorcière au même degré ; peu importe ce qu'est le père. Si la mère n'est douée d'aucun pouvoir et si le père est sorcier-total (*demm* en wolof) l'enfant n'est qu'à moitié sorcier : il est *nohor* ; il ne possède aucune qualité positive du sorcier, il n'en a que les aspects passifs. " *L'unité culturelle de l'Afrique Noire,* op. cit. p.39.

(12) Op. cit. loc. cit., (c'est nous qui soulignons).

(13) V. *Soundjata ou l'épopée mandingue,* op. cit.

(14) Op. cit. p.50.

stigmatiser le comportement de la personne qui, pourtant bien née, se conduit mal. Cette importance du lait nourricier donne à la "parenté par le lait" une force équivalente aux liens qui tirent leur source du sang maternel. Les neuf mois de la gestation dans le corps de la mère, puis les deux à trois ans d'allaitement au sein de la mère, imposent que son empreinte sur l'enfant l'emporte largement sur celle du père. Ces croyances noires sont admirablement exposées par Hampaté Bâ dans toute leur dimension spirituelle et métaphysique :

> "La matrice maternelle (en correspondance analogique avec l'atelier du forgeron) est considérée comme l'atelier ou l'Etre Suprême fait germer et croître la vie. Elle est donc le lieu privilégié de la transcendance, le lieu du travail divin. C'est pourquoi *la tradition assigne à la femme-mère un rang de demi-dieu (...). Le père n'est qu'un "semeur"* parfois distrait, pour ne pas dire frivole..." (15)

C'est donc la mère qui, véritablement, fait l'enfant. Cette marque de la mère sur l'enfant va se manifester de différentes manières.

§ II. Manifestations

Ces manifestations de la prépondérance de la mère sont diverses et variées ; la plus immédiatement apparente est la mise en avant de la filiation par la mère (A), dont la conséquence logique est une dévolution successorale également matrilinéaire (B).

A- NOM MATRONYMIQUE OU PRENOM DE LA MERE ACCOLE À CELUI DE L'ENFANT

Initialement, les appellations individualisant les personnes se limitaient à une série de noms qui avaient chacun sa signification, mais le nom servant à indiquer la filiation de la personne était immanquablement celui de la mère. L'accolement quasi systématique du prénom de la mère à celui de l'enfant est une constante et une particularité saillante des peuples noirs. Cette pratique distinctive des sociétés noires est illustrée par un exemple célèbre, vénéré autant que vénérable :

(15) Op. cit. p.129-130, (c'est nous qui soulignons).

"Jésus, fils de Marie"! Voici ce qu'en dit un savant égyptien, spécialisé dans les "recherches comparées sur le christianisme primitif et l'islam premier" (il a démontré de façon aussi rigoureuse que magistrale l'appartenance à la nation égyptienne de Maria-Méry-Amon et de son fils Îsâ (16)) :

"Si le nom de Marie, mère de Jésus, est sûr, par contre, rien n'est moins sûr que le nom de Joseph, l'époux de Marie. Les tout premiers documents du Nouveau Testament l'ignorent, il n'est jamais mentionné par l'Evangile de Marc, ni par les épîtres pauliennes, les épîtres catholiques et les Actes des Apôtres. Seuls les textes tardifs le citent, à propos des généalogies et des récits de l'Enfance, rajoutés aux Evangiles de Matthieu et de Luc, ainsi que l'Evangile selon Jean, vers la fin du 1er siècle ou au début du IIe siècle. L'époux de Marie resta inconnu au cours du 1er siècle, et *Jésus était appelé d'après le nom de sa mère : "le fils de Maria"*. Durant des siècles, dans l'Orient arabe, Jésus ne fut connu que par ce vocable, comme l'atteste encore le Coran au début du VIIe siècle (II *La Génisse*, 87,136 ; III *La Famille de 'Imrân*, 45, 52, 55, 59, 84 ; IV *Les Femmes*, 157,163, 171 ; V *La Table, 46, 78, 110, 112, 114, 116* ; VI *Le Bétail*, 85 ; XIX *Maryam*, 34 ; XXXIII *Les Confédérés*, 7 ; LVII *Le Fer*, 27 ; LXI *Ordre de Bataille*, 6, 14 ; XLII *La Délibération*, 13 ; XLIII *Les Ornements*, 63)." (17)

Cette identification par la mère est tellement fondamentale qu'elle compte parmi les traits culturels qui ont résisté le plus durablement aux tragiques bouleversements qui ont ravagé les terres noires. Elle est attestée d'un bout à l'autre de l'Afrique, aux époques les plus diverses. Djibril Tamsir Niane donne un exemple célèbre en Afrique de l'Ouest :

---

(16) "Le véritable nom de Jésus a été conservé par des inscriptions anciennes, nabatéennes et latines, et principalement par le Coran, qui, au début du VIIe siècle de notre ère, reprend sans doute la tradition des chrétiens et des Juifs de l'Arabie." *Jésus le non-Juif*, op. cit. p. 111. Il précise, p.114 : " *'s* , en égyptien et son équivalent copte (...) signifient cri, annonce, déclaration, proclamation, prédication. C'est ainsi qu'Osiris, bravant la mort, noyé dans les eaux, émet un cri : 'isa-wi : (...), tout comme Jésus sur la croix. Le nom de Jésus/Îsâ, l'annonciateur, le sauveur, se révèle donc, à l'origine, et dès le début du IIIe millénaire avant notre ère, un attribut d'Osiris en détresse, qui proclame la vérité, prêche la justice, et se sacrifie pour sauver le genre humain."

(17) *Jésus le non-Juif*, op. cit. p.150.

"...le nom de Soundjata viendrait de la contraction du nom de la mère (Sogolon) placé devant le nom du fils (Djata), pratique très courante chez les Malinkés, ce qui donne Sogolon Djata — So-on-Djata." (18)

Henry Gravrand a constaté la même pratique au Sénégal :

"Les Sereer fidèles à leur tradition ont l'habitude d'introduire entre leur prénom et leur patronyme, le nom et le patronyme de leur mère. C'est ainsi que l'identité de la nièce de Maysa Waaly (fondateur du royaume du Siin-région du Sénégal) a été conservée. Cette jeune princesse s'appelait Téning DIOM. Son fils Waagan Fay fut donc appelé, Waagan Téning Diom FAY. Cette identité s'interprète ainsi : *Waagan*, fils de *Téning Diom* (sa mère) et de *FAY* (son père)." (19)

Etudiant les prénoms en pays bambara, Charles Monteil indique dans le même sens que (20) :

"Il est des familles qui adoptent un nom pour le fils aîné : chez les *Massari*, à une époque ce fut *Bo* , d'où *Musu-kura Bo* ; *Sira Bo...(= Bo,* dont la mère était *Musu-kura* ; *Bo,* dont la mère se nommait *Sira...*)"

Faisant état d'un mariage entre la fille de Biton Kouloubali, *Fama* (souverain) de Ségou, et un nommé Sana-ba Mamari Kouloubali, Monteil explique que :

"Sana-ba Mamari, signifie Mamari, fils de la femme nommée Sana-ba. " (21)

Cette indication expresse de l'identité de la mère se retrouve chez la quasi totalité des souverains du Djolof, du Cayor, du Baol, du Sine et du Saloum qui, comme leurs sujets, portent le prénom de leur mère accolé au leur. Pour en donner un exemple significatif, au Sénégal, les héros de la résistance cayorienne sont tous identifiés avec le prénom de leur mère (en italiques) suivant immédiatement le leur, c'est le cas du Damel Amary *Ngoné Sobel* (22), de Sakhéwar *Sokhna Mbaye*, père du Damel Lat Dior *Ngoné Latyr*, de Birima

(18) Op. cit. p.36 note (1).

(19) Op. cit. p.299.

(20) Op. cit. p.214.

(21) Op. cit. p.109.

(22) Damel est le titre donné au roi dans la région du Cayor, Teigne (*Teeñ*) celui attribué au souverain du Baol.

Ngoné Latyr (demi-frère de Lat Dior), de Lat Soucabé *Ngoné Diéye*, de Meïssa Teinde *Dior* (Damel-Teeñ) ...

Pour ce qui est des noms de famille, ils sont d'apparition relativement récente en terre africaine. Leur origine serait consécutive à la dispersion des communautés familiales qui a accompagné les migrations volontaires ou forcées (23). Les divers groupes choisissent alors comme élément distinctif et identificatoire le nom d'honneur de l'ancêtre fondatrice de la communauté d'origine. C'est : "Le souci constant de perpétuer la mémoire familiale, clanique ; d'où le culte extraordinaire des morts par les vivants"(24) qui se retrouve dans le choix du nom de louange de l'ancêtre fondatrice comme nom de famille. En effet, ce nom ne saurait être représenté par une identification triviale avec un lieu, une profession ou une caractéristique physique peu glorieuse. Il sert à la fois à glorifier l'ancêtre protectrice et à honorer ses descendants. Dans les sociétés noires qui ont adopté ce mode d'identification, on retrouve —jusqu'à ce que l'occupation européenne, la christianisation et l'islamisation y mettent un terme — l'utilisation systématique du nom de famille de la mère. L'historien et géographe Ibn Batouta avait déjà noté cette spécificité noire en termes non équivoques dans *Voyage au Soudan* :

> "Ils (les Noirs) se nomment d'après leur oncle maternel et non d'après leur père ; ce ne sont pas les fils qui héritent des pères mais bien les neveux, fils de la sœur du père. Je n'ai jamais rencontré ce dernier usage autre part, excepté chez les Infidèles de Malabar dans l'Inde." (25)

---

(23) Cf. C. A. Diop "Dans les régions non détribalisées du continent, les individus n'ont qu'un prénom : lorsqu'on leur demande leur nom propre ils répondent qu'ils appartiennent à tel clan totémique déterminé dont le nom ne peut être porté que collectivement. C'est seulement lorsque les membres du clan se dispersent qu'ils pourront conserver individuellement, en souvenir de leur communauté primitive, le nom clanique qui devient leur nom propre de famille." *L'unité culturelle de l'Afrique Noire*, op. cit. p.67.

(24) Théophile Obenga, Revue *Ankh*, op. cit. p.165.

(25) Cité dans, *L'unité culturelle de l'Afrique Noire*, op. cit. p.66. Cheikh Anta Diop fait aussi judicieusement observer que "Batouta était le plus grand voyageur de son temps ; il avait parcouru le monde de Pékin à Mali. Son expérience des mœurs étrangères n'était donc pas parcellaire."

Voici le commentaire, riche d'enseignement, que Cheikh Anta Diop fait de ce passage :

"En Afrique Occidentale l'adoption du nom du père pour les enfants semble provenir de cette même influence arabe ; en effet on vient d'apprendre avec Ibn Batouta qu'*en 1253 les enfants étaient nommés d'après leur oncle maternel*, c'est-à-dire le frère de la mère : donc l'enfant prenait le nom d'un homme, mais le régime était purement matrilinéaire ; il n'a cessé de l'être qu'à partir du moment où le nom du père s'est substitué à celui de l'oncle selon l'usage islamique." (26)

En fait, c'est peut-être le conditionnement culturel d'Ibn Batouta qui lui fait désigner un homme, quand il indique la personne de qui l'enfant tient son nom de famille. Mais en vérité, on peut tout aussi bien considérer que l'enfant porte le nom de sa mère, qui, par la force des choses (frères et sœurs de même mère portant le même nom), se trouve être aussi celui de l'oncle maternel. En la matière, les rôles respectifs de la mère et de l'oncle maternel sont clairement distingués dans le rapport de la commission sociale au colloque d'Abidjan, intitulé *La civilisation de la femme dans la tradition africaine* :

"En Haute-Volta, dans le sud du pays, les enfants Lobi *prenaient le nom de la mère, héritaient de leur oncle maternel* qui se chargeait de leur éducation.

Il en est de même des Toundjours et Danembous au nord du Tchad dans la région de Kanem ; des Miènè, Mériè et Bandjabi du Gabon ; des Sérères et des Lébou du Sénégal ; des Agni et Baoulé de Côte d'Ivoire ; des Kabré du nord Togo..." (27)

Monique Gessain, citant Delacour, auteur d'une étude publiée en 1912 et intitulée *Les Tenda (Koniagui, Bassari, Badyaranké) de la Guinée Française*, souligne elle aussi le fait que (28) :

---

(26) Op. cit. p. 67, (c'est nous qui soulignons).

(27) Op. cit. p.561, (c'est nous qui soulignons).

(28) *Côté femmes, approches ethnologiques*, op. cit. p.111, (c'est nous qui soulignons). P.120 et s.s l'auteure rend compte de la triste entreprise d'acculturation que mène à pas forcés l'administration sénégalaise en imposant à cette communauté (une des dernières à avoir survécu au rouleau compresseur colonial tout en évitant l'arabisation) le système français de filiation et de dévolution successorale.

"Les Koniagui et les Bassari ont un état social basé sur la parenté utérine...*les enfants prennent le nom de famille de la mère*, les héritages sont dévolus d'après l'ordre de parenté utérine et l'ordre des successions politiques suit la même règle..."

L'ascendance marquante, prépondérante, significative étant l'ascendance maternelle, le nom qui permet d'établir l'identité familiale est nécessairement le nom de la mère. L'identité utile est celle de la mère. En effet, la plupart des droits héréditaires dont la personne est autorisée à se prévaloir lui viennent de sa mère.

B- DEVOLUTION SUCCESSORALE MATRILINEAIRE : LE MATRIMOINE

La succession s'opère à l'intérieur du lignage maternel, de mère à enfants et d'oncle maternel à neveux et nièces. Cette succession porte sur des biens matériels mais aussi et surtout sur les très importants droits sur la terre et le bétail : le matrimoine (1). Les droits politiques sont également transmis par la mère (2).

1) Les droits fonciers et sur le bétail

La terre n'est pas susceptible d'appropriation privée. Appartenant à tous les descendants, en lignée utérine, de la première occupante, elle ne peut être l'objet que d'un droit d'usage. Parce que ce droit se transmet en lignée utérine, on en a abusivement déduit que la terre "appartient" aux femmes ; en fait, juridiquement, elles n'en sont que les gardiennes (personne n'a le droit de vente). Mais elles sont les seules à pouvoir transmettre les droits qui s'attachent aux terres sur lesquelles elles veillent, en association avec un gestionnaire de sexe masculin. Lorsque ce gestionnaire masculin des terres disparaît, c'est parmi les membres du matrilignage que sera choisi son successeur. En 1891, un auteur observait cet usage chez les Coniagui du Sénégal oriental (29) :

"Quand le chef meurt, celui qui est appelé à lui succéder est le fils aîné de la sœur du défunt et, à défaut de celui-ci, la mère du chef décédé choisit dans la famille régnante l'héritier".

---

(29) Rançon, cité par Monique Gessain, op. cit. p.110.

On ne le soulignera jamais assez, le matriarcat n'est pas un décalque du patriarcat, la mise à l'écart des femmes dans le système patriarcal devant correspondre à un traitement similaire des hommes dans le système opposé. Le patriarcat est fondé sur l'exclusion et la domination (du plus faible), le matriarcat, lui, opère sur le principe du partage harmonieux, parce qu'équitable. C'est ce qui explique qu'en plus d'en être, côte à côte avec les femmes, des utilisateurs-exploitants, les hommes se retrouvent souvent gérants ou gestionnaires (apparents) des terres "appartenant" (dans le sens juridique noir, c'est-à-dire sans droit d'aliénation—donation ou vente) aux femmes. Un proverbe wolof dit "*kenn du la jox yépp nga jël yépp* ("Quand on te donne tout, il ne faut pas tout prendre"), autrement dit, il faut savoir partager (ristourner), y compris les fonctions. C'est ce que font femmes et hommes dans la tradition noire. Par un singulier contresens, cette réalité du monde noir a été analysée par certain(e)s comme une négation du matriarcat.

Pour bien des peuples noirs, le bétail ayant autant de valeur et d'importance que la terre, il est soumis aux mêmes règles juridiques. Inaliénable et indivisible, le troupeau est la propriété des femmes qui veillent conjointement avec les hommes à son entretien. Les produits du troupeau (grâce au troc du lait et des peaux) profiteront aux femmes comme aux hommes du matrilignage. Seulement, et comme pour la terre, du fait que l'homme est un simple utilisateur de biens qui ne lui appartiennent pas, il ne pourra léguer ni le bétail, ni les biens acquis grâce à lui, à ses descendants. Du fait de sa valeur, et pour éviter son morcellement, le bétail se transmet également par voie utérine. Ces mesures permettent essentiellement de sauvegarder, pour les générations futures, les moyens de subsistance du groupe. C'est la raison pour laquelle, par ailleurs, le bétail est lui aussi indivisible et inaliénable, sauf circonstances exceptionnelles, comme par exemple le paiement d'une dot ou d'une indemnité due par un membre du matrilignage.

Les biens acquis en dehors de ce matrimoine sont, eux, librement transmissibles. Il n'était pas exclu, en effet, que les biens acquis par le père, de manière indépendante du labeur ou des possessions de la sœur ou de la mère, passent à ses enfants. L'Egypte ancienne en porte témoignage. Théophile Obenga fait observer à ce sujet que :

"Père, mère et enfants, chacun des membres d'une famille possédait chacun ses biens propres et en disposait en toute indépendance. L'égalité successorale des fils et filles s'explique par la parité juridique des sexes dans l'Egypte ancienne." (30)

Cependant il se trouve que, fourmis industrieuses, les femmes amassent généralement plus de biens que leurs conjoints. Elles ont non seulement l'exclusivité des biens qui sont objets de troc (lait, céréales, poterie, vannerie), mais elles excellent, au surplus, dans toutes les activités lucratives de commerce. Aussi l'emportaient-elles largement sur leurs époux en matière de biens propres à léguer à leurs enfants. Les maximes, adages ou proverbes qui sont, en terre de tradition orale, les outils indispensables à la conservation et à la circulation du savoir ancestral, attestent de cette réalité. Ainsi dit-on en milieu wolof que : *Wurusu manding, teela xéy du ko maye, yaay ju liggéeya koy maye* ("Il ne suffit pas de se réveiller de bonne heure pour découvrir de l'or en plein désert, il faut plutôt avoir une mère qui a peiné" : traduction du professeur Assane Sylla) ; nous ne partageons cependant pas l'explication, courante en milieu musulman, que l'éminent auteur donne, car elle consiste en une assimilation de la "mère qui a peiné" à la "bonne épouse" qui est, selon la tradition sémito-orientale, l'épouse soumise à son mari (31). Pour nous, le "travail de la mère" dont il est fait état dans ces proverbes est à prendre dans son sens littéral, évident et indiscuté pour tout enfant élevé dans la tradition noire. *Ligeeyu ndey añu doom* ("du travail de la mère dépend le déjeuner (la fortune) de l'enfant") disent encore volontiers les Wolof. Comme le précédent, ce dicton résulte de la constatation que c'est la mère qui se fatiguera le plus pour son enfant, en travail, en biens économisés etc., travail grâce auquel, plus tard, l'enfant ne sera pas sans ressources. Dans les ménages polygames en particulier, chaque épouse a sa maison, ses serviteurs, ses champs, et tout ce qu'elle engrange grâce à son travail est pour

(30) Revue *Ankh*, op. cit. p.156.

(31) Op. cit. p.94.

ses enfants, parce que leur père, c'est "le père de tout le monde". Cela est si vrai que lorsque le plat communautaire est posé, toutes les personnes présentes s'asseyent autour, mais si l'on n'en a pas assez (32), c'est à la maison de sa mère que l'on va chercher le complément. Plus généralement, le dicton renvoie à la réalité sociale suivant laquelle celui qui a la maison maternelle la plus fournie a une plus grande chance de réussir dans la vie. En fait, la mère fait plus que léguer des biens ou des droits fonciers à ses enfants. Elle leur lègue, également, les non moins importants droits politiques.

2) Les droits politiques

Les droits que l'on a de régner ou d'occuper une fonction politique héréditaire dépendent exclusivement de la mère. Peu importe que le père soit d'ascendance noble ou roturière, ce qui compte c'est le statut social de la mère. C'est ce qui explique, et justifie, que ce soit le neveu, et non le fils, qui succède au roi défunt sur les trônes des monarchies noires. En effet, on ne saurait transmettre un droit que l'on n'a pas, or c'est en vertu d'une femme (sa mère ou son épouse) que l'homme règne, d'où la succession d'oncle à neveu, qui cache (à peine) une succession de mère à fille (à l'accession de son fils au trône, la sœur du défunt devient la nouvelle reine-mère). Un historien expose la manière dont se passe la succession au royaume de Koush (33) :

> "Cette omniprésence des femmes de cour dans les cérémonies et documents officiels était liée à leur poids politique. Ce dernier rend compte de la dévolution matrilinéaire du pouvoir monarchique. ASPELTA qui transféra la capitale à Méroé avait justifié son accession au pouvoir en invoquant son ascendance glorieuse par les femmes. Et à Koush, c'est le sang royal transmis par les princesses qui permettait d'appartenir aux "Frères royaux". La conséquence a été qu'à Koush, on se succédait de frère à frère puis d'oncle à neveu."

---

(32) Quand un plat est posé, tous ceux qui sont présents doivent être invités à le partager selon le sens exacerbé de l'hospitalité que traduit le dicton wolof suivant : *suuruma aayul, mosumaci moo aay*, "Dire "je n'ai pas mangé à ma faim" n'est pas défendu, ce qui l'est, c'est de dire "je n'y ai pas goûté (on ne m'en a pas proposé)"."

(33) Babacar Sall, "L'avènement des Candaces", Revue *Ankh* n°3, juin 1994, p.77.

Tous les pouvoirs (politiques, économiques, occultes) venant de la mère, on comprend mieux cette insistance à proclamer son nom, à se réclamer de son ascendance. Mais les intérêts matériels que l'on retire de sa filiation maternelle ne sont rien par rapport à l'incommensurable sécurité affective qu'offre le matrilignage. La protection matérielle et mystique, l'affection sincère, profonde et inaltérable proviennent principalement des parents en ligne maternelle.

C- SUPERIORITE DE LA PARENTE UTERINE

La parenté maternelle a ceci de supérieur à la parenté paternelle qu'elle est essentiellement forgée par des liens de tendresse, de solidarité, de partage. La parenté par les hommes est, elle, une parenté sociale, qui obéit plus à des normes préétablies qu'aux élans du cœur. Les parents du côté paternel, spécialement les demi-frères et sœurs, sont des rivaux. La famille maternelle ne demande, elle, qu'à être aimée. L'une procure l'aiguillon qui incite au dépassement de soi, l'autre assure le pilier d'amour indéfectible qui soutient toute entreprise ardue ou de longue haleine. Dualité et harmonie, nous retrouvons les deux mamelles du droit noir. Rien n'en témoigne plus justement que cet exemple donné par Cheikh Anta Diop :

> "...sur le champ de bataille on peut laisser un frère ou un demi-frère maternels, mais jamais un demi-frère paternel bien qu'on l'aime moins que les premiers et qu'on soit plus éloigné de lui. C'est un rival social, on doit le dépasser ou, tout au moins l'égaler en toutes choses, pour faire honneur, dans le cadre de la polygamie, à la "case" de sa mère, c'est-à-dire à sa lignée, c'est-à-dire à sa matrie." (34)

Durant son séjour à Djenné, au Mali, entre 1900 et 1903, Charles Monteil recueillit sur cette question les mêmes informations, ce qui lui permit d'écrire que :

> "*badenya* désigne au sens strict le fait d'être fils d'une même mère et est synonyme de solidarité indéfectible, par opposition à *fadenya*, fraternité par le père et du même coup rivalité." (35)

---

(34) *L'unité culturelle de l'Afrique Noire*, op. cit. p.69.

(35) Op. cit. p.424.

Pour toutes ces raisons et bien d'autres encore, les peuples noirs ont voué un véritable culte à la mère.

D- LE CULTE DE LA MERE

"*Iya ni wura iyebiye*", dit l'enfant yoruba, c'est-à-dire "une mère est de l'or sans prix" (36). "La *femme-mère* a rang de *demi-dieu*", alors que le père n'est qu'un "semeur", selon les propres termes de Amadou Hampaté Bâ (37). Ces propos du célèbre africaniste peul font écho à une pratique en usage dans l'Egypte ancienne où, en maintes occasions, souverain(e)s et grands dignitaires ont littéralement hissé leur mère à ce rang de divinité, tandis que le père humain était lui tout bonnement remplacé par un géniteur de même stature que la mère. Marcel Laperruque en fournit des exemples :

"Dans le *papyrus Westcar*, il est conté comment naquirent trois rois de la cinquième dynastie. *Leur mère était Reddjedet, et leur père le dieu Rê.*"

"Amenhotep II raconte sur les murs du temple de Louxor qu'il est *le fils du dieu Amon et de la Grande Epouse royale* (...). Imhotep, le sage architecte de la première pyramide égyptienne, était *le fils du dieu Ptah et de dame Krotionek.*" (38)

Un autre égyptologue constate :

"Plusieurs grands personnages se firent représenter aux côtés de leur mère, fiers de proclamer qu'ils étaient "fils d'une telle", et de nombreux pharaons rendirent hommage à *leur génitrice, considérée comme incarnation de la Grande Mère (Isis).*" (39)

Cheikh Anta Diop souligne combien il aurait été impensable qu'un personnage, dans les mythes noirs, fasse disparaître sa filiation maternelle, comme la Grecque Athéna l'a fait (40) :

"Hatchepsout, soutenue par les prêtres, finira par substituer Ammon

(36) Bukunola Osibodu, *La civilisation de la femme...*, op. cit. p.216.
(37) Op. cit. p.129.
(38) Op. cit. p.95 et 124, (c'est nous qui soulignons).
(39) Ch. Jacq, op. cit. p.217, (c'est nous qui soulignons).
(40) C. A. Diop, *L'unité culturelle de l'Afrique Noire*, op. cit. p.110.

à son propre père. On se souvient que, lorsqu'Athéna l'a fait, dans la légende grecque, contrairement à Hatchepsout, c'était pour effacer sa filiation utérine, idée qui n'arrivera jamais en Egypte où règne le matriarcat."

La filiation maternelle est donc, c'est clair, à la dimension de la filiation divine, comme plus d'un auteur décrivant les réalités du monde noir l'a noté :

"La mère est la figure principale dans la vie affective de l'enfant et cet attachement devient, avec le temps, une véritable piété.

Etant donné cette relation intime, les injures faites à la mère sont considérées comme les plus graves offenses qui, en général, ne s'effacent que par le sang."

Cette observation d'Eugène Roosens (41) concernant l'image de la mère dans le Mayombé est confirmée par Hampaté Bâ :

"La malédiction maternelle, comme sa bénédiction, monte droit au ciel et ne retombe jamais (...). On peut accepter à la rigueur une injure adressée au père, mais on ne laissera jamais passer une injure faite à la mère." (42)

Thelma Awori fait exactement le même constat :

"She is revered. The most insulting abuse an African man will not stand is an abuse of his mother. " (43)

Ce culte de la mère est justifié et recommandé par un des sages de l'Egypte pharaonique sous l'écritoire du scribe Ani :

"Rends au double le pain que t'a donné ta mère
Et porte-la, comme elle t'a porté.
Tu fus pour elle une fatigante et lourde charge.
Elle ne se lassa pas lorsque tu vins à terme.
Sa nuque te porta,
Ses seins furent dans ta bouche, pendant trois ans.
Elle ne prit pas en dégoût ta malpropreté
Et ne se découragea pas en disant : que faut-il encore faire ?

(41) Cité par Rose Senghor et Aminata Sow, *La civilisation de la femme...*, op. cit. p.239.
(42) Op. cit. p.130.
(43) *La civilisation de la femme...*, op. cit. p.39.

Lorsqu'elle te mena à l'école.
Alors que l'on t'apprenait à écrire,
Chaque jour elle veilla à ta nourriture,
Portant le pain et la bière de sa maison." (44)

Ces recommandations étaient suivies partout en terre noire, à commencer par l'élite dirigeante. Christian Jacq en témoigne :

"Ramsès II éprouvait une véritable vénération pour sa mère. De nombreuses statues, de nombreux bas-reliefs lui sont dédiés et célèbrent sa mémoire. Elle est souvent associée au pharaon, à son épouse et à ses enfants." (45)

Que dire enfin de ces paroles du Prophète Muhammad ? (Quand Dieu parle par sa bouche, cela donne un verset du Coran, quand c'est le saint homme noir, pétri des plus hautes vertus morales, qui s'exprime, c'est un hadith) :

Abou Horeïra a dit : "Un homme vint voir l'Envoyé de Dieu (à lui bénédiction et salut), et dit : "O Envoyé de Dieu, qui a le plus de droits quant aux bonnes relations à entretenir avec quelqu'un ? —*Ta mère*, répondit-il. — Et ensuite, qui ? — *Ensuite ta mère*, répéta-t-il. — Et ensuite, qui ? —. *Ensuite*, dit-il, *encore ta mère*. — Ensuite, qui ? — *Ensuite ton père."* !

Du plus humble au plus puissant, du paysan au pharaon, la dévotion à l'égard de la mère est la même, inébranlable et infinie, un culte à la mère qui s'explique et se traduit par la toute-puissance maternelle.

---

(44) Sagesse d'Ani, maxime 38, *La femme au temps des pharaons*, op. cit. p.259. Au Sénégal, ce récapitulatif est, jusqu'à nos jours, répété à l'infini à la moindre ébauche de conflit entre une mère et son enfant. Citant plus complètement le même texte qui continue ainsi : "Et maintenant que tu es grand, que tu te maries, que tu fondes une famille à ton tour, aie toujours présents aux yeux tous les soins que ta mère a pris de toi, afin qu'elle n'ait rien à te reprocher et ne lève pas ses mains vers le dieu, car il exaucerait sa malédiction", Cheikh Anta Diop conclut : "On pourrait opposer à ces conseils donnés au jeune Egyptien la conduite de Télémaque donnant des ordres à sa mère Pénélope, faisant véritable figure de maître de maison en l'absence d'Ulysse, ou celle d'Oreste tuant sa mère Clytemnestre pour venger son père." *L'unité culturelle de l'Afrique Noire*, op. cit. p.60.

(45) Op. cit. p.121.

SECTION 2. TOUTE-PUISSANCE MATERNELLE : AUTORITE MAJEURE DE LA MERE SUR L'ENFANT

Nous l'avons vu, en droit noir, l'enfant a autant de mères que sa mère naturelle a de sœurs, de cousines et d'amies. Aussi, bien que la mère naturelle ait un droit prioritaire à l'affection, au respect, à la confiance entière et sans limites de son enfant, les autres mères jouiront des mêmes prérogatives. Ces "mères par assimilation" l'auront, généralement autant que "la vraie", bercé, (éventuellement) allaité, porté sur leur dos. C'est par souci de simplicité que nous utilisons le singulier, dans la mesure où tout ce qui concerne la mère naturelle s'étend aux "mères par assimilation" de l'enfant. Si, comme on l'a vu, l'enfant voue un véritable culte à sa mère, c'est donc essentiellement par reconnaissance, du fait de sa présence (ainsi que celle de sa parentèle) à toutes les étapes marquantes de sa vie (§I) . Il est une autre mère, différente des précédentes par son sexe, qui a également droit (et pour les mêmes raisons) a beaucoup d'égards, d'affection et de respect : c'est l'oncle maternel. Il occupe en droit noir, attaché au double concept de similitude (par assimilation) et de dualité, la place d'une mère (c'est-à-dire d'une figure aimante, attentive et attentionnée) au masculin (§II).

§ I. L'omniprésence de la mère

Il est difficile de traiter des relations d'amour, de tendresse et d'affection, dans une étude relative à une matière a priori aussi froide et dénuée d'émotions que le droit. Et pourtant, si la mère a les droits de garde, d'éducation et d'entretien, en plus d'une autorité quasi absolue sur l'enfant, c'est d'abord parce qu'ils lui sont entièrement dus. C'est en effet à plus d'un titre que la mère a mérité la dévotion dont elle est l'objet. En tout premier lieu, c'est au risque de sa vie qu'elle met au monde son enfant. Parmi les trois signes hiéroglyphiques qui figurent le verbe *msi* "donner naissance" (en wolof, *mucc* signifie à la fois "donner naissance" et "être rescapé(e) d'un danger de mort"), qui indique la filiation par la mère, se trouve une femme accroupie, en position d'accouchement (1). Ensuite, la mère noire se montre, sa vie durant, d'un dévouement sans limites pour assurer le bien-être de son enfant. Elle l'entoure, dès sa conception, d'une protection, d'un soutien et d'une affection sans failles. En voici un exemple frappant, parce que connu dans le monde entier :

"Aux noces de Cana, seule sa mère paraît en public (*Jean*, 2/1-5). Quand Jésus parle à la foule, seule sa mère se tient dehors (*Matth.*, 12/46-50 ; *Marc*, 3/31-31 ; *Luc*, 8/19-21). Au pied de la croix, seule encore sa mère est présente (*Jean*, 19:25-27)" (2)

Dans les sociétés de tradition noire, l'enfant (garçon ou fille) est assurément le "chéri de sa mère" (3). La statuaire africaine, à commencer par l'égyptienne, en porte ample démonstration. Les figures de la mère et de l'enfant enlacés ne se limitent pas à celles de la mère (Isis) portant son bébé (Horus) contre son sein. Ce sont deux adultes, une mère (Tiaa) et son fils (le pharaon Thoutmosis IV, 1425-1408 av. l'ère chrétienne) enlacés, qui sont sculptés dans un bloc de granit noir découvert à Karnak (4). Cette affection, cette complicité qui lie la mère à son enfant est due à plusieurs facteurs, le principal étant la continuelle proximité physique de la mère et de l'enfant. Ce passage, tiré de l'autobiographie d'un directeur d'école (né en 1945 à Rufisque au Sénégal), est parlant :

"Son fils Loumour-Gora était son ombre. Elle le portait sur son dos pendant plusieurs heures. Quand il voulait téter, elle le couchait sur son

---

(1) V. Th. Obenga, Revue *Ankh*, op. cit. p.146.

(2) *Origines égyptiennes du christianisme et de l'Islâm*, S. A. Al-Assiouty, op. cit. p.43.

(3) Ainsi s'exprime l'Honoré Henout-sen vers 2154-2040 av. l'ère chrétienne, cité par Th. Obenga, *Ankh*, op. cit. p.164. Chez les Wolof, *Nènè tuuti, ndaama Yaaye booye, kor jèeg ji, nèex ndèyam* (bébé tout petit, la miniature de sa maman chérie, le chéri de ces dames, celui-celle qui plaît à sa mère...) sont autant de petits noms affectueux dont sont affublés les enfants jusqu'à nos jours où les surnoms affectueux comme : Jolie, Bijou, Bébé, Mignonne, Fleur... suivent parfois l'enfant jusque dans l'âge adulte. C'est toujours avec un grand sourire de tendresse que mon père, Ousmane Camara, rapporte que jamais sa mère (morte quand il avait 14 ans), ne l'a pas appelé autrement que *kor jeeg ji*.

(4) Statuette au musée du Caire, n°42080, Photo dans la revue *Ankh* n°4/5, p.173.

ventre et lui tendait son sein. Inlassablement, elle le mouchait, l'essuyait, le lavait, le caressait toute la journée et toute la soirée." (5)

La mère passe tour à tour, et sans réelle rupture d'un rôle à l'autre, de mère nourricière (A) à éducatrice (B) pour finalement se retrouver dans un rôle assumé et reconnu de tutrice à vie de ses enfants (C).

A- MERE NOURRICIERE

Ce rôle de mère nourricière est si important que, dans la tradition noire, il est interdit au mari d'avoir des relations sexuelles avec sa femme tant qu'elle allaite. Rien ne doit venir troubler la qualité du lait, mais aussi la qualité de la relation mère-enfant, durant ces années que l'on sait aujourd'hui capitales pour le développement futur (affectif, psychique, physique) de l'enfant. Pour les sociétés qui ne connaissent pas d'autres moyens de contraception que l'abstinence, ce moyen permet à la mère d'accorder tout son temps et son entière attention au petit être que Dieu lui confie. En évitant aussi le risque de grossesses rapprochées, la nouvelle accouchée préserve sa propre santé en même temps que le bien-être de son petit enfant (6). Ces préoccupations étaient sauvegardées par la croyance suivant laquelle (7):

> "...il était mal et malsain pour une femme d'avoir des relations sexuelles avec son époux pendant qu'elle nourrissait un enfant. Or une femme allaitait son enfant jusqu'à ce qu'il soit en âge de marcher— sur une distance déterminée."

Cette exclusion du mâle et de ses sollicitations, pendant les années les plus tendres et les plus fragiles de son enfant, permettait à la jeune mère de poser les fondements d'une

---

(5) *Lointains souvenirs d'un enfant de Rio-Fresco,* Mawa Daba NDIAYE Mawo, p.36.

(6) L'espacement des naissances est une préoccupation ancienne en terre noire. Des textes égyptiens ont été traduits qui portent sur des remèdes à usage contraceptif. L'avortement pouvait même être utilisé dans ce cadre. V. *La femme au temps des pharaons,* op. cit. p.246.

(7) Colette Houéto op. cit. p.59. V. supra ; la maxime n°38 de Ani porte cette précision : "Ses seins furent dans ta bouche, pendant trois ans".

intimité, inégalée par toute autre civilisation (8). Cette intimité ne baissera jamais d'intensité, se poursuivant même parfois au-delà du décès de la mère (quand, défunte, elle devient un esprit protecteur de la famille) (9). Décrivant l'environnement social et affectif dans lequel baigne le petit enfant noir, Pierre Erny ne manque pas de mettre l'accent sur le puissant impact psychologique de cette attention soutenue :

"La nature des soins dont le petit enfant est l'objet et l'atmosphère émotionnelle dans laquelle ils sont prodigués déterminent une configuration d'ensemble qui servira de moule aux premières impressions que recevra l'être humain de son milieu et aux premières ébauches de sa personnalité."

"La mère africaine est perçue non seulement comme celle qui nourrit, mais aussi comme celle qui apaise toute tension survenant chez le nourrisson, de l'intérieur ou de l'extérieur, par le sein qu'elle lui donne. Elle se tient à sa disposition pour satisfaire immédiatement, sans le soumettre à l'attente, ses besoins et ses envies. La mère est essentiellement présence, proximité rassurante et apaisante. Le petit l'entend et surtout sent ses mouvements et sa chaleur quand il est couché à côté d'elle ou ficelé dans son dos (...). *Le nourrisson n'a normalement pas l'occasion d'expérimenter ce qu'est la solitude ou l'abandon, si courts soient-ils. Au moindre de ses pleurs on le console en allant au-devant de ses exigences.*" (10)

Hampaté Bâ exprime avec poésie et exactitude la force, la qualité et la valeur de cette relation :

"...la sacralité intime et proche de Dieu, sa puissance d'amour et de miséricorde, ne sont pas à rechercher "au ciel", mais dans la manifestation même, *là où elles sont à l'œuvre* : dans le cœur et les entrailles de la Mère, dans le sein de la Terre-Mère nourricière.

Ce n'est pas seulement du lait que boit le nourrisson suspendu au

---

(8) A l'exception notable de la culture juive, mais ce lien entre la mère et l'enfant est tellement étranger aux civilisations indo-européennes que "la mère juive" est objet d'étonnement, de railleries et même de traumatismes psychiques ! C'est le fameux complexe d'Œdipe de Freud (une curiosité ethnologique pour le penseur africain).

(9) Mme Ngoma Musao-Ma-Kashala exprime avec beaucoup d'humour cette réalité dans *La civilisation de la femme...*, op. cit. p.78.

(10) *L'enfant et son milieu en Afrique noire*, L'Harmattan 1987, p.47 et 48.

sein de sa mère, mais la Miséricorde divine elle-même, et l'amour. C'est pourquoi un enfant sevré trop tôt est considéré comme ayant été privé de la nourriture de Miséricorde qui devait l'imprégner au début de sa vie, pour en assurer le déroulement harmonieux." (11)

L'enfant serré contre le sein de la mère est une imagerie que les Occidentaux ont prise en terre africaine. Ainsi en témoigne le savant égyptien Sarwat Anis Al-Assiouty :

"Comme le Père Osiris, ressuscité d'entre les morts, monta aux cieux et ne revint plus sur terre, Isis et son fils Horus restèrent seuls dans la vie. Aussi, l'art égyptien de l'époque gréco-romaine représente Isis et Horus seuls : une mère assise, tenant l'enfant — tout nu — dans son bras gauche, et lui donnant le sein gauche (Isis allaitant).

C'est le groupe : "La Mère et l'Enfant", dont va s'inspirer l'art chrétien au cours des âges." (12)

Théophile Obenga constate les mêmes faits :

"...Le fait que l'Egyptien donne de préférence le nom de sa mère à celui de son père signifie sans doute que la famille conjugale égyptienne avait pour unité fondamentale celle constituée par la mère et l'enfant. Au demeurant, les qualités des relations entre mère et enfant sont abondamment symbolisées en Afrique noire avec les sculptures mère-et-enfant dont la dimension socio-culturelle est évidente..." (13)

Formé au dedans de la mère, l'enfant est à parfaire une fois au dehors. Cette tâche commence avec ce qu'il va absorber en tout premier lieu, et pendant longtemps, le lait maternel. Le lait est, autant que le sang, transmetteur des qualités et pouvoirs essentiels de la personne. C'est d'ailleurs une des raisons pour lesquelles l'allaitement au lait en poudre est décrié par les traditionalistes. Ils estiment que l'enfant absorbe avec ce lait les caractéristiques essentielles de la source de ce lait, c'est-à-dire les aptitudes, le tempérament et les caractères d'une vache (et des animaux divers et inconnus dont le lait fait peut-être aussi partie du mélange réduit en poudre — une possibilité qu'ils ne manquent jamais de souligner, tant il leur semble choquant que l'on puisse donner à son enfant un breuvage dont

(11) Op. cit. p.129.

(12) *Origines égyptiennes du christianisme et de l'Islâm* op. cit. p.44.

(13) Revue *Ankh* n°4, op. cit. p.142.

on ne connaît ni l'origine ni la composition exacte). C'est ce qui explique aussi que le choix d'une nourrice ne s'arrête pas à des considérations de bonne santé. En effet, pour renforcer les forces physiques, vitales, occultes d'un enfant, une mère (généralement une reine ou une princesse, en tout cas un membre de l'élite dirigeante) le confiera à une nourrice dont les qualités sur tous ces plans sont attestées. La qualité du lait est d'abord fonction de la qualité de la personne en savoir, en vertu et en naissance. Les témoignages en ce sens ne manquent pas. Citons celui de Mmes Senghor et Sow :

> "...dans les anciennes familles royales du Baol et du Cadior et dans les royaumes sérères, l'enfant était confié à *une nourrice chargée de l'éduquer*. Dès sa naissance, il était mis sous la garde d'une des esclaves royales *de la maison maternelle*. Des esclaves royales étaient parfaitement intégrées dans la famille. Auparavant, *les princesses s'entouraient de toutes sortes de garanties quant à l'intégrité morale et humaine de la future nourrice*." (14)

Après que le cœur, l'esprit et les pouvoirs occultes de la mère seront passés à l'enfant par le sang, durant les neuf mois de gestation, la nourrice dotée des mêmes qualités essentielles de cœur et d'esprit les fera passer à l'enfant par le sein. A ce titre, elle a droit, en tant que mère nourricière, au même statut (fait d'affection, de respect, de confiance, de reconnaissance et de tendresse) que la mère naturelle. Témoignage nous en est donné par cet illustre représentant de la communauté noire et de ses valeurs (15) :

> "Ummu Aymane, nourrice du Prophète après le décès de Aminata (sa mère), était appelée "mère" par le Prophète qui répétait, souvent : "Ummu Aymane est ma mère, après ma mère."

Mais la nourrice n'a pas seulement charge d'allaiter, elle a aussi pour tâche d'instruire l'enfant qui lui est confié. Ainsi, ce n'est certainement pas chose fortuite si les nourrices des pharaons étaient également leurs préceptrices. De plus, elles avaient une place élevée à la cour, occupant en quelque sorte le

(14) *La civilisation de la femme ...* , op. cit. p.238.

(15) Saliou Kañji, "La présence du Noir au Proche et Moyen-Orient" *1947-1997, 50e anniversaire de la Revue Présence Africaine*, Colloque de Dakar 25-27 novembre 1997, p.284.

poste de "mère royale bis". Nous avons vu qu'il en allait de même dans les royaumes wolof. Car la mère, celle qui a enfanté comme celle qui a allaité, est aussi et surtout l'éducatrice.

B- EDUCATRICE

Durant les premières années de sa vie, de o à 7 ans, l'enfant est exclusivement sous la garde de la mère (aidée par ses sœurs, ses filles aînées, sa propre mère et, le cas échéant, la nourrice-préceptrice (16)). Veiller au bien-être physique et affectif de l'enfant est la préoccupation première. Mais au fur et à mesure que l'enfant grandit, la mère va s'attacher à semer en lui les graines du bon comportement, en se donnant comme modèle, en associant l'enfant à ses occupations et surtout en lui racontant des contes. L'éducation se fait au moyen de devinettes, de jeux d'éveil, de contes, de proverbes, et aussi par l'exemple (la doctrine du "fais ce que je dis et non ce que je fais" est totalement étrangère à la pensée noire car l'aîné(e), à commencer par la personne officiellement chargée d'éduquer, est d'abord et avant tout un modèle à imiter). Dans la tradition noire, les châtiments corporels ne font pas partie de la panoplie des moyens d'éducation (17). Ainsi, bien qu'éducatrice, la figure maternelle n'est pas faite de sévérité mais d'infinie tendresse. Un auteur averti en témoigne (18) :

---

(16) Dans la tradition noire, toutes ces catégories de personnes ont droit au titre de mère, et l'on voit bien pourquoi. En pratique, une fois que l'accouchement a eu lieu, elles remplissent auprès de l'enfant les mêmes fonctions que la mère naturelle.

(17) En milieu wolof, à ceux qui disent :*"Xalé xamul Yal yar la xam"* —"L'enfant ne connaît pas Dieu (la distinction entre le bien et le mal), il ne connaît que la chicotte", il se trouve toujours des personnes imbues de morale traditionaliste pour rétorquer :*"su yar doon yaré kon mbaam yaru"*— "Si les coups apprenaient l'obéissance alors l'âne serait docile" ! On peut être certain que c'est une mère qui, en premier, a opposé cette répartie à l'adepte de la conception patriarcale de l'autorité parentale ("qui aime bien châtie bien", devoir de correction voire même de bastonnade à mort de l'enfant désobéissant).

(18) A. B. Diop, *La famille wolof*, op. cit. p.52, (c'est nous qui soulignons).

"Malgré sa fonction d'éducatrice, la figure de mère exprime moins l'autorité que la tendresse et *le respect que lui manifestent ses enfants est dû moins à la crainte qu'à un sentiment profond d'affection.*"

Une des raisons avancées par la mère qui, au Sénégal, envoie son jeune garçon vivre chez son oncle maternel, est qu'elle ne saura pas se montrer assez sévère avec lui. Avec les filles, la question ne se pose pas, les relations mère-filles étant toutes d'intimité et de complicité. Abdoulaye Bara Diop a constaté la persistance de ce lien, en dépit des bouleversements qu'ont connus nos sociétés, en ces termes :

"C'est à l'égard de ses filles que la mère manifeste la plus grande compréhension. Aujourd'hui, il n'est pas rare qu'elle fasse même preuve de faiblesse et de complicité devant une certaine liberté de leur conduite. Passant la nuit avec elles, elle peut tolérer leur fréquentation par des garçons, alors que le père l'ignore et y serait opposé. La mère ferme les yeux devant ce comportement, dans la mesure où elle aime leurs prétendants et que ceux-ci l'honorent en la couvrant d'attention et de cadeaux."

Pierre Erny a observé les mêmes faits :

"Chez les Gusii, où l'éducation est surtout maternelle et où le père est plus ou moins confiné dans des rôles disciplinaires, on peut opérer le classement suivant dans les rapports entre parents et enfants : la réserve est extrême entre père et fille ; elle s'atténue entre père et fils ; l'intimité commence à apparaître entre mère et fils et atteint son sommet dans la relation mère-fille. (...) Chez les Bushong les sentiments de la femme à l'égard de sa fille s'extériorisent fortement ; elle lui sert de refuge et une forte dépendance s'instaure entre elles." (19)

Rien n'est plus éloigné du dressage (l' "éducation" dispensée avec force coups et punitions) que la manière noire d'élever les enfants. Rose Senghor et Aminata Sow donnent une idée exacte de la méthode traditionnelle (20) :

"Très tôt on commence à confier à l'enfant de petits travaux : la fillette accompagne sa mère aux champs, l'aide à ramasser du bois et porte déjà le dernier de ses frères sur le dos. Garçons et filles sont chargés de petites commissions : faire des achats par exemple.

---

(19) Op. cit. p.52.

(20) *La civilisation de la femme* ..., op. cit. p.236-237.

(...) En même temps que la mère développe chez l'enfant le sens des responsabilités sociales, elle forme ses facultés intellectuelles et morales. L'enfant apprend des contes, des devinettes et des proverbes. Les contes le transportent dans le domaine du merveilleux et en même temps lui donnent prise sur le réel par la morale qu'ils enseignent.

Les devinettes contribuent au développement de son intelligence et de sa perspicacité ; les proverbes, raccourcis simples, pittoresques et amusants d'une certaine morale, le familiarisent avec le bon sens et la sagesse traditionnels. C'est le moment de la spécialisation dans la société sérère et dans la société walaf où, très tôt, l'enfant est formé dans le sens de ses activités ultérieures : le petit griot battra le tam-tam et apprendra les généalogies, le *gelwar* ou le *ceddo* s'exercera au maniement des armes."

Le rapport de la commission politique au colloque intitulé *La civilisation de la femme ...* résume ainsi la question :

"Dans toutes ces sociétés traditionnelles à Etats, dès l'âge de quatre ans, le jeune prince commence à être formé. On lui apprend à guerroyer, à manier l'arc, à chasser. *La femme l'initie aux dictons, aux fables, aux rites, aux interdits de la société, au protocole.*" (21)

La mère est en fait responsable de la première éducation, ou éducation de base de l'enfant, y compris l'instruction religieuse. Par la suite, elle est relayée et secondée par ses frères et par les institutions mises en place par la communauté à cet effet. Notons que les filles avaient droit, autant que les garçons, à l'instruction la plus poussée (22). En Egypte ancienne, la place des femmes dans le processus d'acquisition de la connaissance est reconnue. La preuve en est que c'est un esprit saint féminin ("déesse" disent les égyptologues de l'école occidentale), Séchat, qui est la sainte patronne de l'écriture et des archives, un respect du savoir féminin qui ne s'est pas perdu. En effet, après avoir étudié l'éducation traditionnelle en Afrique noire, un auteur admet que (23):

"la connaissance (...) est souvent considérée comme féminine"

---

(21) Op. cit. p.569, (c'est nous qui soulignons).

(22) Le refus d'envoyer les filles à l'école découlait de la croyance que, les femmes étant les éducatrices, tant qu'elles seraient tenues à l'abri de l'école étrangère, la communauté serait protégée de la destruction ultime, c'est-à-dire l'asservissement mental et culturel.

(23) Pierre Erny, op. cit. p.46, (c'est nous qui soulignons).

Les différents enseignements dont va bénéficier l'enfant et qui tendent à développer autant son esprit, son intelligence et ses valeurs morales, que son corps, son adresse et ses aptitudes physiques culmineront avec le rite de passage au statut d'adulte ("diplômé es sciences sociales") que marque pour filles (24) et garçons l'épreuve de la circoncision. Ceux qui ont été élevés en milieu traditionaliste noir reconnaîtront ces étapes marquant l'éducation de l'enfant et son éveil à la vie sociale (25):

"Tant qu'il est petit, l'enfant demeure avec sa mère, soit qu'elle s'en occupe personnellement, soit qu'elle le fasse soigner par une esclave préposée spécialement à cet office, ou encore qu'elle l'abandonne à une de ses filles.

Allaité pendant deux et même trois ans, il est porté à califourchon par sa mère, ou celle qui s'occupe de lui, jusqu'au jour où, suffisamment solide sur ses jambes, il polissonne dans la maison et dans ses entours.

Vers 6 à 8 ans, le garçonnet est déjà attiré vers l'association enfantine du *n-tomo* et il ne manque pas de s'y affilier dès que l'on veut bien l'y recevoir. La fillette est moins libre, elle est retenue à la maison, où on l'emploie aux besognes domestiques : aller chercher l'eau, le bois, surveiller le feu.

(...) Le *n-tomo* prépare l'enfant au *soli* (*njulli* en wolof), cérémonie qui constate le fait capital de sa vie : la puberté civile. Le rite essentiel, mais non pas unique, de cette cérémonie, est la circoncision.

(...) Le *soli* franchi, le garçon n'est plus un enfant ; ce n'est pas non plus encore un homme, c'est un "jeune maître", un *kamalen* (*Waxambaane* en wolof). On l'admet dans les confréries, c'est donc que l'on compte sur sa discrétion ; son serment est recevable : il peut, par suite, témoigner en affaire (...). D'autre part, déniaisé par les compagnons du *n-tomo*, il n'entretient pas que des relations platoniques avec sa compagne de *soli* , la *n-golo-moso* , et d'autres amies : le dévergondage sexuel (sic !) est courant."

---

(24) C'est par sémitisation (cf. la peur viscérale que la sexualité féminine inspirait aux peuples de tradition patriarcale) que les populations noires qui pratiquaient la circoncision des filles en sont venues à couper la totalité du clitoris, ce qui, dans la tradition noire, ne se faisait jamais. V. annexe 1, *L'excision : de la circoncision négro-pharaonique à la clitoridectomie sémito-orientale,* S. Kañji.

(25) Ch. Monteil, op. cit. p.215-216.

Malgré sa bonne foi et sa volonté de rapporter aussi fidèlement que possible les us et coutumes de la société qu'il étudie, la culture à laquelle il appartient l'empêchant de porter trop d'attention aux femmes, ce n'est que de manière indirecte que Charles Monteil nous apprend que les filles aussi ont place dans l'association enfantine du *n-tomo*. Il dit en effet : ce "*n-tomo* prépare l'enfant au *soli*" dont le rite essentiel est la circoncision. Or, lui-même précise qu'il est aménagé pour les filles un rite analogue de circoncision, à effets identiques : la fille devient une "jeune maîtresse". Mais ces "détails" on ne les apprend qu'au détour d'une phrase dans une autre partie du livre (p.161). C'est tout aussi négligemment que Charles Monteil fait mention du fait que chaque garçon a "sa compagne de *soli*, la *n-golo-moso",* prouvant ainsi que les filles ne sont point "retenue(s) à la maison", mais vont et viennent (comme leurs mères qu'elles accompagnent ou remplacent), appartiennent à des associations féminines (*mbootaay* en wolof) — car il n'y a pas que des "confréries" chez les Noirs— et bénéficient d'une instruction aussi poussée que celle de leurs camarades masculins.

Les associations féminines (écoles qui ne se contentaient pas d'enseigner un savoir, mais avaient aussi pour objectif de cimenter une indéfectible solidarité entre les initiées) sont une réalité de la tradition noire. Différents auteurs en ont fait état, dont Anne Leboeuf (26) :

"Associations such as the Nimm, of the Ekoi of Southern Nigeria or the Akejuju of their neighbours, the Bini give women powers which are in some respects greater than those of the men, who dread the effects that might result. Among the Ube, Gere and Wobe on the Ivory Coast the village head is obliged to consult the leader of the association of women initiates, mainly concerning the agricultural work."

Mmes Abeng, Ndombet, Nzaou-Mabika et Yeyet ajoutent que :

"C'est dans ce but (préparer aux cérémonies d'initiation) qu'existaient et qu'existent encore des associations féminines dites secrètes, un peu partout au Gabon, sous différentes appellations (Tchikoumbi,

(26) Citée par Thelma Awori, *La civilisation de la femme...*, op. cit. p.40.

Ndjembè, Gnembè et Simbou, etc.) (...). *Ces associations ont pour but : l'éducation de la fille, l'initiation à l'amour, à la patience, au courage, à l'endurance...".* (27)

Tout au long des étapes qui jalonnent l'éducation et l'instruction de l'enfant, la mère est toujours présente, bien que cela soit, suivant l'âge de l'enfant et le cadre de l'enseignement, de manière plus ou moins discrète ou active. Car, même adulte, l'enfant reste sous une sorte de tutelle morale de la mère. Par respect, affection et déférence, il n'osera jamais prendre une décision importante sans la consulter au préalable.

C- TUTRICE PERMANENTE ET RECONNUE

La mère a autorité totale et quasi exclusive sur ses enfants. L'oncle maternel est néanmoins associé à leur éducation et à leur prise en charge. Celui qui en revanche n'a qu'un rôle purement honorifique à jouer dans la vie de son fils ou de sa fille, c'est le père. Sur ce point, la situation est parfaitement décrite par Roger Bastide qui, rapportant la manière dont les Noirs déportés se sont accrochés (avec la force du désespoir ?) à leur culture, souligne que (28) :

"...la mère a l'autorité suprême dans sa famille sur ses enfants, alors que le père n'a aucun pouvoir sur eux et qu'il perd même tout droit sur sa descendance, si son mariage se dissout ..."

Finalement, la meilleure façon de rendre compte des relations mère-enfants est de considérer que le cordon ombilical qui les avait reliés (et qui est entouré de tous les soins après avoir été sectionné, en raison de sa charge magique) subsiste dans l'imaginaire et les esprits. L'enfant tient tout ce qu'il est de sa mère, le bon comme le mauvais : nom, pouvoir, puissance ; il les doit tous à sa mère. La légende de Soundjata est un concentré de ces croyances. Il est clairement spécifié que c'est de sa mère, la femme buffle, que Soundjata tient sa force phénoménale. Ce sont ses pouvoirs occultes qui lui permettent

---

(27) *La civilisation de la femme...*, op. cit. p.179, (c'est nous qui soulignons).

(28) *La civilisation de la femme...*, op. cit. p.135.

de voir le jour, en dépit des maléfices de la première femme du roi. Il est l'héritier du trône parce que sa mère, ou la mère de celle-ci (le double du buffle terrible), en a décidé ainsi, choisissant sciemment et dans ce but le roi Naré Maghan comme époux (le pacte avec les chasseurs à qui la vieille femme indique les moyens de terrasser son double — le buffle sanguinaire— est qu'ils vont choisir comme récompense, Sogolon-la-bossue et la donner en mariage au roi Naré Maghan).

L'adulte marquera sa reconnaissance à sa mère (mère naturelle, sœur aînée, nourrice) en l'associant étroitement à sa vie et, s'il est roi, à son règne. La mère du roi est en ce sens un "souverain au carré" puisqu'elle est au-dessus de celui qui est au-dessus de tous, d'où le rôle prépondérant qu'a tenu la reine-mère dans toutes les monarchies noires. Les exemples, innombrables, se trouvent partout en terre noire. Thelma Awori le rappelle :

"Queen-mothers amongst the monarchial Banyaruanda and the Swazi were along with their sons at the top of the political hierarchy. The Bamileke in South Cameroon, the Lunda, the Ashanti, the Bemba, the Bushongs of Kasai are all tribes which provide us with examples of societies where the chiefs' mother aunt or some other female relative were known to exercise great political authority, being accorded the same status as the chief ruler. In the kingdoms which were to be found around Lake Victoria — Bugunda, Bunyoro and Ankole — the queen-mother and one of the king's sisters would have considerable political authority." (29)

Traitant des Bamiléké du Sud-Ouest du Cameroun, l'historien Joseph Ki-Zerbo fait état de la révérence dont est entourée la mère du souverain (30) :

"A la tête du pays, c'est le *Fo* ou Fong, roi absolu, qui accède au trône après un stage d'initiation. *La reine-mère (mafo) jouit d'un prestige religieux qui surpasse encore celui du roi.*"

Siga Sow apporte la précision suivante (31) :

---

(29) Op. cit. p.40.

(30) *Histoire de l'Afrique Noire,* Paris Hatier 1972, p.291, (c'est nous qui soulignons).

(31) *La civilisation de la femme…,* op. cit. p.347.

" Chez les Bamiléké (...) la *Mafo* (mère du chef) est intronisée en même temps que son fils."

Théophile Obenga fait état de la place cardinale des femmes dans la royauté bantu du Bugunda :

"La mère (namasole, "reine mère") et les sœurs du roi (nalinya) avaient un statut spécial dans le royaume. Elles venaient même avant le souverain (kabaka), surtout la reine mère. On retrouve cette position privilégiée de la mère et des sœurs du roi presque partout dans l'Afrique noire précoloniale, et même jusque dans l'Antiquité négro-africaine. Au royaume de Kouch, en Nubie ancienne, par exemple, la nalinya avait l'honneur de dénommer le roi, son frère, quand celui-ci montait sur le trône ancestral." (32)

A Méroé, le souverain élu est tenu de venir à l'intronisation accompagné de sa mère (33). Dans la confédération achanti :

"Le roi était choisi parmi les membres de la famille royale sur proposition de la Reine Mère, selon le principe matrilinéaire ; ensuite il était élu par l'Assemblée du peuple." (34)

Mme Olayinka Burney-Nicol ajoute :

"In Dahomey every male member in court had his female counterpart who at court ceremonies took precedence over the men with the title mother. Even the King gave place to the Queen mother." (35)

La plus célèbre des monarchies antiques, l'égyptienne, n'est pas en reste. Citons l'exemple remarquable de la grande Ahotep, cheffe de file de la résistance victorieuse contre les Hyksos (hordes indo-européennes). Voici comment Christiane Desroches Noblecourt décrit cette Africaine exemplaire :

"Cette souveraine, veuve du roi Sékènènrê Taô II, tué sur le champ de bataille, dut sans doute affronter des circonstances très difficiles au décès de son époux, puis à celui, peu de temps après, de son premier fils Kamosé, lorsqu'elle assuma la régence de son second héritier, Ahmosis, alors en bas âge. Plus tard encore, elle le remplaça en métropole, lorsqu'il

---

(32) *Les Bantu ...*, op. cit. p.120 (c'est nous qui soulignons).

(33) *Histoire générale de l'Afrique*, tome II, op. cit. p.232.

(34) Sékéné Mody Cissoko, op. cit. p.306.

(35) *La civilisation de la femme...*, op. cit. p.441.

s'en fut guerroyer et, en définitive, libérer l'Egypte, jusqu'au moins l'an 15 du règne. Ahmosis fit ériger à Karnak une grande stèle dans laquelle on saisit à quel point cette mère royale exemplaire sut assurer la continuité de la dynastie par son action auprès des diverses couches de la population et affermir ainsi la stabilité de la couronne. Elle put convaincre les opposants, après avoir unifié la majeure partie du pays." (36)

Fils reconnaissant, Ahmosis, héros vainqueur des occupants venus de la mer, fit ériger, à la mort de sa mère, une grande stèle lui rendant hommage avec les inscriptions suivantes :

"Louez la dame du pays, la souveraine des rives des régions lointaines,
Dont le nom est élevé sur tous les pays montagneux
Qui prend les décisions à l'égard du peuple,
Epouse du roi, sœur d'un souverain, vie, santé, force !
Fille de roi, vénérable mère du roi,
Qui est au courant des affaires, qui unit l'Egypte.
Elle a rassemblé ses notables dont elle a assuré la cohésion ;
Elle a ramené ses fugitifs, elle a regroupé ses dissidents :
Elle a pacifié la Haute-Egypte, elle a repoussé ses rebelles ;
L'épouse du roi, Ahotep, en vie !" (37)

Quel fier tableau de la femme et de la mère de la "Terre Noire" (38), courageuse, indomptable, patriote et active. On ne peut dès lors plus s'étonner de sa place éminente dans les contes, les légendes, les mythes, la monarchie et l'histoire noirs.

"Mère" est d'ailleurs en lui-même un terme de déférence et de respect. Chez les Lébous du Sénégal, les charges

---

(36) Op. cit. p.51.

(37) *La femme au temps des pharaons*, op. cit. p.51, (c'est nous qui soulignons). Quant à la mère de Ramsès II, Christian Jacq écrit à son propos que : "Touy survécut au moins vingt-deux ans à son mari et, pendant les vingt premières années de règne de son fils Ramsès II, exerça une influence considérable à la cour. Une statue, conservée au musée du Vatican, la représente sous l'aspect d'une femme colossale et altière, de près de trois mètres de haut.", op. cit. p.121.

(38) Nom que les Négro-égyptiens donnaient à leur pays.

politiques les plus importantes portent le nom de *Ndey* (mère) : le *primus inter pares* ou chef suprême est le *"Ndey ji réew"* (littéralement "la mère du pays" (39) ; c'est là une des raisons pour lesquelles, en terre noire, il est plus juste de parler de "matrie" plutôt que de "patrie"), le président de l'assemblée législative est le *"Ndey Jaambur"* (littéralement "la mère des sages"), le "président de l'Assemblée des jeunes députés, chargés de l'exécutif" (40) est le *Ndey ji Fré*. Dans la tradition noire, la femme, à commencer par la mère, est la référence. Les garçons ne manquent cependant pas d'une figure masculine à laquelle s'identifier. Celui qui sert, aux côtés de la mère, de guide, de modèle, de confident et de conseiller, c'est "celui qui est comme la mère" (*ni yaay,* en wolof, contracté en *nijaay*), l'oncle maternel.

§ II. L'autorité conjointe de la mère masculine

L'oncle maternel est plus proche de l'enfant de sa sœur que le père naturel qui, lui, en est éloigné. Cette distance ne tient pas seulement à la croyance en l'infériorité biologique de l'apport du père à l'enfant. Elle est aussi due à la matrilocalité. L'enfant vit avec sa mère parmi les parents, la famille de celle-ci. Le père est un étranger par rapport à cette famille, et aussi dans une certaine mesure par rapport à l'enfant. Le progrès de la virilocalité n'a pas changé cet état de fait, car il s'est généralement accompagné d'un accroissement de la polygamie, un système matrimonial qui, lui aussi, renforce les liens de l'enfant avec la mère et distend ceux avec le père. L'oncle maternel remplit donc le rôle de père social (A) et de tuteur légal de ses neveux (B).

A- LE PERE SOCIAL

L'oncle maternel a le statut d'un "père social" car il partage l'autorité maternelle sur l'enfant et participe activement à tous les événements marquants de sa vie (choix du prénom, traitement médical ou occulte à lui faire suivre, mariage,

---

(39) Assane Sylla préfère le qualifier de ministre de l'Intérieur et des Relations extérieures, *La philosophie morale des Wolof,* op. cit. p.134.

(40) Assane Sylla, op. cit. loc. cit.

divorce,...). Dans son ouvrage intitulé *La civilisation Sereer*, l'abbé Henry Gravrand a parfaitement résumé la situation :

"Le mari de la sœur est un simple géniteur. *La relation primordiale n'est pas entre le mari et la femme, mais entre le frère et la sœur.*" (41)

L'oncle maternel est celui qui tient lieu de modèle masculin aux enfants de sa sœur. Il leur sert de guide et de protecteur. Il veille aux côtés de leur mère (et sous son contrôle vigilant) à leur entretien, à leur bien-être et à leur éducation. Les commentaires suivants (émouvants et criants de vérité), recueillis par Pierre Erny auprès d'adolescents bakongo et batéké, sont tout à fait révélateurs de la place occupée par l'oncle maternel dans le cœur de ses neveux :

"Les oncles maternels sont aussi gentils que les mamans" — "On les aime parce qu'ils sont du même sang que la mère" — "Ils représentent pour les enfants une seconde mère et un second père de famille" — "On voit en eux une personne qui n'est pas très différente de la mère" — "En général les enfants aiment l'oncle maternel parce que c'est la deuxième ou première maman, d'après leur âge, ayant eu la malchance d'être conçu homme. Puisque c'est la maman qu'on aime le mieux, les enfants aiment aussi leurs oncles" — "La mère apprend à l'aimer, car c'est le plus rapproché de maman par rapport à tous les autres membres de la famille, et il prend part aux difficultés de la mère" — "Les enfants prennent l'oncle maternel pour leur mère" — "L'oncle maternel aime son neveu, ce dernier est presque son enfant" — "Certains oncles ont les mêmes sentiments de tendresse que la mère : ils traitent les enfants de leur sœur mieux que des pères." (42)

Tout en notant que, du fait des influences combinées de l'islam et de l'occupation française, le patriarcat a fortement pénétré la société wolof, Cheikh Anta Diop fait observer que :

"Lorsque le régime matriarcal fonctionnait à l'état pur, on héritait de l'oncle maternel. Donc maintenant aussi on s'adresse à lui sans formes pour tout secours matériel ou soutien moral. Il est une émanation de la mère, une "mère masculine", selon l'expression consacrée. Toutes les relations qui le lient au neveu sont dépourvues d'hypocrisie sociale et pleines d'affection, même si celle-ci est volontairement contenue." (43)

---

(41) Op. cit. p.210.

(42) Op. cit. p.77.

(43) *Antériorité des civilisations nègres,* op. cit. p.78.

En 1818, l'explorateur français Gaspard Théodore Mollien faisait la même constatation :

"Dans le royaume du Cayor, comme dans presque toute la Nigritie, les oncles ont pour leurs neveux la même tendresse que pour leurs propres enfants..." (44)

Même s'il écrit à propos de la famille wolof, Abdoulaye Bara Diop fait une description détaillée des rapports entre oncle maternel et neveux, qui se retrouve dans toutes les sociétés régies par le droit noir. Citons-en, à titre d'illustration, quelques passages significatifs (45) :

"Dans le domaine économique, il recevait l'aide de ses neveux qui passaient la saison sèche avec lui (*nooraan*) , le secondant dans diverses tâches : confection de clôtures et de cases, entretien du bétail, etc. Pendant l'hivernage, ils venaient cultiver, quelques jours sur son champ, même s'il avait une main d'oeuvre suffisante, lui témoignant ainsi leur fidélité. Ils lui confiaient fréquemment les biens (bétail) qu'ils tiraient de la vente de leur récolte personnelle. (...)

De son côté, l'oncle maternel avait des obligations économiques à l'égard de ses neveux . (...)

Remarquons qu'il est toujours consulté au sujet du mariage de ses neveux et nièces où il a son mot à dire, d'autant plus que l'union avec sa fille est préférentielle. (...)

Dans d'autres domaines, le rôle de l'oncle maternel était essentiel. Nous savons qu'il prenait en charge son neveu quand celui-ci avait commis une faute grave, un crime, et risquait une sanction pénale (sous la monarchie), quand il était de caractère difficile ou avait contracté une maladie contagieuse.

(...) Au *Baol* , (...) on dit : *nijaaya war yar jarbaatam* (c'est à l'oncle maternel d'éduquer son neveu) ou mieux : *doom bu amul nijaay mbedd ley dege* (l'enfant qui n'a pas d'oncle maternel est éduqué par la rue). Il manifeste une affection profonde envers son neveu (...) Leurs relations sont marquées par une grande intimité. L'oncle maternel peut faire part à son neveu de ses intentions matrimoniales et l'associer à ses démarches..."

Tous les éléments de la sainte trilogie de l'amour sont donc en place, à savoir confiance, tendresse et surtout respect.

---

(44) Op. cit. p.78.
(45) *La famille wolof,* op. cit. p.54-55.

B- UN TUTEUR RESPECTE

L'oncle maternel jouit d'un statut et d'un respect qui, s'il est loin d'égaler celui de la mère, dépasse largement celui offert au père naturel. C'est au point que le terme signifiant "oncle maternel" est dans bien des langues africaines un titre honorifique. C'est le cas chez les Wolof, où l'islamisation a conduit à un rehaussement du statut du père et du mari, toutefois, pour témoigner son respect à ce dernier, l'épouse ne l'appelle pas "mari", mais "oncle maternel". Charles Monteil fait des observations similaires au sujet des Bambara chez qui, en dépit du terrain gagné par le patriarcat, la figure de l'oncle maternel et le terme qui sert à le désigner sont restés synonymes d'un droit au plus grand respect :

> "Les autres sénateurs, généralement frères du *fa*, sont, pour les descendants au 2e degré et leurs enfants, les oncles =*bina-u* . Ce terme de parenté a acquis, par suite de l'autorité qui s'attache à la condition des *bina-u* dans la communauté, la valeur d'un titre honorifique : on le décerne aux hommes auxquels on veut marquer plus particulièrement une respectueuse estime." (46)

Il note aussi, témoignage émouvant de la manière dont les Noirs déportés ont lutté pour préserver leur dignité et leur culture, dans les pires conditions que l'être humain puisse infliger à ses semblables (47) :

> "...dans "La case de l'oncle Tom", Miss Beecher Stow explique que chez les esclaves d'Amérique, le mot "oncle" avait précisément cette valeur de titre respectueux et honorifique".

L'oncle était aussi le gérant des terres familiales, et donc en tant que tel, gérant de l'héritage de ses neveux, sous le contrôle (pointilleux) de leur mère (la véritable gardienne). Mais, gardiennes et gérants, frères et sœurs, oncles et neveux, tous œuvrent dans le même but : entraide et solidarité avec à la base affection, intimité, confiance et respect, afin qu'il ne règne dans la famille qu'un seul sentiment : l'harmonie, qu'un seul état de choses : l'ordre, fondé sur l'esprit de reconnaissance et le respect de la hiérarchie. Nous avons étudié notre sujet sous

---

(46) Op. cit. p.174.
(47) Op. cit. loc. cit., note (1).

l'angle du droit mais, en vérité, nous aurions pu tout aussi bien le faire sous celui de la morale, tant, en terre noire, les deux notions sont intrinsèquement liées. En effet, dans la tradition noire, le droit, ce n'est pas ce qui est décrété par l'autorité, publique ou religieuse, et sanctionné par des tribunaux d'Etat ou du culte. Le droit est d'abord ce qui est juste. Ce qui est juste, c'est ce qui est bien. Ce qui est bien, c'est ce qui est moral, c'est-à-dire ce qui est considéré comme équitable, droit et honnête. Dans ces sociétés, le système de valeurs était fondé sur le respect de l'être (humain, animal et végétal), sur la bonté, la générosité et, surtout, sur la pureté du cœur (rappelons-nous qu'au tribunal de l'au-delà, le cœur du défunt ne devait pas peser plus lourd qu'une plume (48)). C'est ce système de valeurs qu'a représenté une femme noire, intrépide (en wolof : *degër fit)* et vénérée, la très sainte Isis, incarnation de la *Maat*—justice et équité, mère de l'Humanité et figure emblématique des valeurs cardinales de la Terre Noire qu'elle protège, ainsi que ceux qui croient en elle et la respectent.

(48) La balance de la justice est une imagerie inventée par le monde noir, tout comme le concept de la justice aveugle, c'est-à-dire impartiale, et de ses auxiliaires manchots, c'est-à-dire incorruptibles. Plutarque a rapporté en effet que : "A Thèbes, on voyait exposé un tableau qui représentait des *juges sans mains* et leur président ayant *les yeux fermés* : c'était pour indiquer que la justice ne doit accepter ni des présents, ni se laisser séduire." , *Isis et Osiris*, traduction de Mario Meunier 1979, p.49.

CONCLUSION

Tandis que les vedettes blanches de la chanson Country entonnent en chœur *Stand by your man* – "Reste aux côtés de ton mari" (soutiens-le quoi qu'il fasse)–, la noire Aretha Franklin martèle "R.E.S.P.E.C.T." (j'exige le Respect, en lettres capitales !). C'est peut-être un raccourci aisé et une comparaison trop facile de ce que chaque culture (la blanche et la noire) attend de l'union conjugale, mais ils illustrent, de notre point de vue, ce qui fait la spécificité du mariage noir. Nous espérons avoir réussi à démontrer qu'il ne s'agit en aucune manière pour la femme d'être l'esclave, plus ou moins résignée, d'un maître plus ou moins compatissant. Cet ouvrage se veut la démonstration que, dans la tradition noire, l'épouse est en droit d'attendre de son mari tout le respect, toute la reconnaissance, la confiance et la considération qui lui sont dus ou...elle s'en va ! Ou il "dégage" (comme s'en plaint l'Afro-américain Ray Charles dans son tube "*Hit the road Jack !*"). C'est cette liberté, gage d'épanouissement de la femme et de comportement responsable de l'homme, qui est au cœur de chacune des règles qui gouvernent l'union matrimoniale en droit noir.

Les piliers sur lesquels reposaient ces règles : respect absolu de la femme et confiance totale en ses compétences, ont été emportés par les vagues déferlantes des crimes contre l'humanité noire. Il ne reste plus qu'à espérer, comme elles l'ont fait tout au long de leur histoire, de l'Egypte sous l'occupation des Hyksos au reste de l'Afrique sous domination indo-européenne, que les femmes noires réussissent à redresser la tête et à s'imposer de nouveau avec courage et fermeté. Gageons que si leur voix a été longtemps étouffée dans les cales de la déportation, les champs de la mort, les écoles et les clergés de l'acculturation, elles se remettront bientôt à clamer, toujours plus haut, chaque jour plus fort, jusqu'à briser les barrières de la sujétion : "R.E.S.P.E.C.T."

ANNEXES

1.Saliou KAÑJI, *De la circoncision négro-pharaonique à la clitoridectomie sémito-orientale*, texte de la conférence tenue au musée de la femme de Gorée, le 8 mai 1999.
..........p.261

2.Ibrahima Baba KAKE, *Combats pour l'histoire africaine – Extrait* (p.288 à 291), Présence Africaine 1982.
..........p.277

3.Théophile OBENGA, *Les Bantu : langues, peuples et civilisations – Extrait* (p.116 à 118), Prés. Afr. 1985.
..........p.281

4.Fatou CAMARA, "Le droit ceddo du mariage : illustration au travers d'un conte populaire d'Afrique de l'Ouest", *Revue de l'Association Sénégalaise de Droit Pénal* 1997-98.
..........p.283

L'EXCISION :
DE LA CIRCONCISION NEGRO-PHARAONIQUE A LA CLITORIDECTOMIE SEMITO-ORIENTALE
DES SOURCES TRADITIONNELLES ISLAMIQUES

texte de la conférence tenue au musée de la femme

Gorée / Sénégal, le 8 mai 1999

Sur le sujet que voilà, il a été déversé, ces dernières années et notamment ces dernières semaines, des torrents et des torrents de discours tantôt à prétention religieuse, parfois ethnoculturaliste et souventes fois idéologiques s'inspirant du mépris culturel le plus primaire qu'il peut paraître malaisé d'en parler avec quelque chance d'être édifiant. Des islamologues à la petite semaine, qui ne se sont jamais douté de l'existence de la "question", se sont cru devoir déclarer, péremptoirement, "que l'excision n'est pas islamique", ou que "l'islam condamne l'excision" ou que "en tout état de cause, le Coran, lui, n'en parle pas" ! Comme si tout ce que font les musulmans était, à la lettre, édicté par une disposition coranique ou que le Coran serait la source exclusive du culte ou de la jurisprudence islamiques ! Et puisque le Coran ne parle pas d'excision, nos ignorants lettrés en tirent la conclusion que "cela doit être une pratique coutumière", entendez : "exclusivement nègre", "barbare" et, qu'en tant que telle, elle doit être bannie, parce que, disent-ils, l'islam prône "l'intégrité du corps humain" ! A l'instar de ces islamologues, on trouve des féministes activistes, généreux mais naïfs, quasi exclusivement francophones, coupés des sources de leurs traditions, tant africaines qu'islamiques, inconsciemment aiguillonnés, ou stipendiés, par des néo-défenseurs des droits de l'homme occidentaux, ci-devant impérialistes, esclavagistes et génocidaires, destructeurs systématiques de lieux sacrés et pilleurs de biens culturels à travers les continents, en Afrique Noire particulièrement.

Face à cette coalition hétéroclite mais puissante, dirigée à la fois contre les valeurs les plus sacrées de l'Afrique Noire et des principes de l'islam, je vais tenter de montrer à ceux d'entre eux avec qui je partage leur idéal de vérité, de justice et de progrès de toutes les femmes et de tous les hommes que la question de l'excision, pour être comprise, doit être appréhendée au triple plan : 1) historique, 2) cosmogonique et 3) socio culturel.

A. DU POINT DE VUE HISTORIQUE

Sur le plan historique en effet, Cheikh Anta Diop (*Nations Nègres et Cultures* p.206 à 207) nous apprend que :

"les Egyptiens étaient circoncis dès la préhistoire. Ce sont eux qui ont transmis cette pratique au monde sémitique en général (Juifs et Arabes) et, en particulier, à ceux qu'Hérodote (570-484 av. J.-C.) appelle les Syriens.

"Pour démontrer que les Colches (habitants de Colchidie, ancien pays de l'Asie Mineure, sur la côte orientale du Pont-Euxin, où les Argonautes allèrent conquérir la Toison d'or étaient des Noirs, Hérodote invoque les deux indices suivants :

"...le premier, c'est qu'ils sont noirs et qu'ils ont les cheveux crépus, preuves assez équivoques, puisqu'ils ont cela en commun avec d'autres peuples ; le second, et le principal, c'est que les Colches, les Egyptiens et les Ethiopiens sont les seuls hommes qui se fassent circoncire de temps immémorial. Les Phéniciens et les Syriens de la Palestine conviennent eux-mêmes qu'ils ont appris la circoncision des Egyptiens. Mais les Syriens qui habitent les bords du Thermodon et du Parthénius, et les Marcons, leurs voisins, avouent qu'ils pratiquent la circoncision ; encore, paraît-il, qu'en cela, ils ne font qu'imiter les Egyptiens (Hérodote, T.II. p.194)"

Au moment où Hérodote faisait ces observations capitales, la Bible, Ancien Testament, n'était pas encore compilée. Et, lorsqu'elle le sera, un siècle plus tard, les auteurs prétendent (Genèse 17, 9 à 26) :

"(9) Dieu dit à Abraham : toi, tu garderas mon alliance, toi et tes descendants après toi, selon leurs générations.

"(10) C'est ici mon alliance que vous garderez entre moi et vous, et ta postérité après toi : tout mâle parmi vous sera circoncis.

"(11) Vous vous circoncirez, et ce sera un signe d'alliance entre nous et vous.

"(12) A l'âge de huit jours, tout mâle parmi vous sera circoncis selon vos générations, qu'il soit né dans la maison, ou qu'il soit acquis à prix d'argent de tout fils d'étranger, sans appartenir à ta race.

"(14) Un mâle incirconcis, qui n'aura pas été circoncis dans sa chair, sera exterminé au milieu de son peuple : il aura violé mon alliance...

"(22) Lorsqu'il eut achevé de parler, Dieu s'éleva au-dessus d'Abraham.

"(23) Abraham prit son fils, tous ceux qui étaient nés dans sa maison et tous ceux qu'il avait acquis à prix d'argent, tous les mâles parmi les gens de la maison d'Abraham, et il les circoncit ce même jour, selon l'ordre que Dieu lui avait donné.

"(24) Abraham était âgé de 99 ans, lorsqu'il fut circoncis.

"(25) Ismaël, son fils, était âgé de 13 ans lorsqu'il fut circoncis."

Précisons que, selon la principale version de la Genèse, au moment où Abraham et son fils aîné Ismaël se faisaient ainsi circoncire, Isaac n'était pas encore né. "Nous comprenons ainsi, note Cheikh Anta Diop, pourquoi les Sémites pratiquent la circoncision, sans que leurs traditions en donnent une justification valable." La stricte vérité est que, ici comme ailleurs, dès qu'il est question d'influence culturelle ou religieuse de l'Egypte sur le peuple juif, nos "cousins" sémites font recours, pour la masquer, à leur art consommé d'invention de "mythe fondateur".

B. DU POINT DE VUE COSMOGONIQUE

Mais, "pour que l'argument de la circoncision soit valable, il faut que l'androgynie divine, la cause traditionnelle de cette pratique dans la société africaine se retrouve dans la société égyptienne. Ce n'est que dans ce cas qu'on sera en droit d'identifier les causes rituelles de la circoncision chez les Egyptiens et dans le reste de l'Afrique noire", note l'auteur de *Civilisation ou Barbarie*. Or, ajoute-t-il :

"Champollion le Jeune, dans les lettres adressées à Champollion Figeac, lors de son passage en Nubie, en 1833, nous instruit de l'Androgynie divine d'Amon, Dieu Suprême du Soudan Méroïtique et de l'Egypte :

"Amon est le point de départ et de réunion de toutes les essences divines. Amon-Ra, Etre Suprême et Primordial, étant son propre père et qualifié de mari de sa mère (Muuth, sa portion féminine) renferme, en sa propre essence, à la fois le mâle et la femelle".

"Mais pour que l'identification soit complète et que l'argument de la circoncision soit convaincant", précise à nouveau le défenseur de l'Antériorité des valeurs nègres de civilisation, "il faut qu'elle ait existé aussi en Egypte". Et Cheikh Anta Diop (*Nations Nègres et culture* p.209) de faire appel au témoignage de Strabon (58 av. J.-C. — 20/25 ap. J.-C.) qui atteste :

"Les Egyptiens observent surtout, avec le plus grand soin, d'élever tous leurs enfants qui leur naissent et de circoncire les garçons et même les filles, usage commun aux Juifs..." (Strabon, livre 17 chap.1 p.19).

Le texte de Strabon que voilà est intéressant à plus d'un titre :

1) En nous disant que les Egyptiens tiennent à élever "tous leurs enfants qui leur naissent", il veut nous faire considérer que, dans cette société, la notion d'enfant illégitime est inconnue. De par le matrilignage qui prévalait, l'enfant est légitimé par la mère et non par le père.

2) Comme Hérodote, Strabon atteste l'existence de la circoncision chez les Juifs. Mais ce qu'il apporte dans ce domaine de nouveau, c'est que cette circoncision était appliquée, chez les Juifs, autant au garçon qu'à la fille, comme en Egypte.

3) Strabon, comme Hérodote, n'utilise que le seul et même terme : *circoncision* pour qualifier la seule opération égale pour le garçon et la fille, chez les Egyptiens, les Juifs, les Syriens palestiniens, les Phéniciens et les Colches — tous des Noirs originellement, soit dit en passant.

Nous verrons plus loin que les Arabes noirs descendants d'Ismaël, fils de Agar, la princesse noire, égyptienne, et d'Abraham, le Noir chaldéen, pratiquaient, eux aussi, la circoncision, également pour leurs garçons et leurs filles.

De la circoncision négro-égyptienne

Avant de décrire la manière dont la circoncision était concrètement pratiquée, faisons d'abord, sommairement, l'anatomie des organes sexuels externes du garçon et de la fille, selon la perception classique des Wolof. Pour les Wolof de la Tradition, les éléments constitutifs de l'organe sexuel masculin sont, outre les testicules, les suivants :

WOLOF	FRANCAIS	ARABE
1) *Sull (bi).*	Pénis, verge.	*Zakar, khadabu, zakar.*
2) *Déeñ (bi), kaang (mi).*	Gland.	*Rehsul khadab, achafa.*
3) *Mbuñuka (mi)*	Prépuce.	*Khulfa, ghurla, jildul khadab.*

Pour l'organe féminin, voici les éléments constitutifs externes :

WOLOF	FRANCAIS	ARABE
1) *Dëjjë.*	Clitoris.	*Bazdar,udvun, lahmiyun, naasibun fii mukhadamati, farjil mar-a.*
2) *Cott (wi), Mboxos (mi).*	Membrane recouvrant le clitoris, capuchon.	*Ghichaa'un, ghulaaful, bazdra.*
3) *Copprit (wi), Catu cott (wi).*	Sommet de la membrane du capuchon.	*Taraful, ghichaa al'aanlaa.*

La circoncision négro-égyptienne était, pour le garçon, précédée par deux opérations, certes mineures, mais sans lesquelles elle ne sera pas exécutée dans les normes rituellement établies. Il s'agit, premièrement, de la libération du gland par le décollement du prépuce qui, à la naissance, adhère au gland qu'il recouvre, totalement ou partiellement (ce décollement est effectué, soit avant le sevrage, soit dans les 3 ou 4 ans qui suivent), deuxièmement, du redressement du pénis par le décrochement de la pointe du gland, jusque-là reliée par une membrane à la pointe interne du prépuce. La première opération, qui se dit *rayyi* ou *rayyeeku* (en wolof), était généralement pratiquée par la mère, dans le cadre des soins hygiéniques qu'elle prodigue à l'enfant. A défaut d'être effectuée par la mère, les frères aînés s'en chargent. La deuxième opération est exclusivement réservée aux aînés ou, à défaut, à l'oncle maternel. Ces deux opérations devaient avoir été réalisées avant la fin de la septième année de l'enfant. Sept autres années s'écouleront avant que l'on songe à la circoncision proprement dite — qui avait lieu entre 14 et 21 ans pour le garçon, entre 13 et 17 ans, pour la fille.

C. SUR LE PLAN SOCIO-CULTUREL

Sur le plan socio culturel, l'objectif visé dans la circoncision, par-delà la spécification sexuelle, c'est l'établissement de rapports harmonieux entre la femme et l'homme et, par voie de conséquence, la construction d'une société plus juste, plus solidaire. Rappelons que, dans la Tradition, les jeunes gens, garçons et filles, étaient mutuellement informés, dans le détail, de la nature et de la finalité de l'opération que subissaient les uns et les autres. *Sur la base de la stricte égalité entre les deux sexes et par respect scrupuleux du principe du parallélisme des formes, on coupera*
1) LE SOMMET DU PREPUCE (*mbuñuka*) chez le garçon,
2) LE SOMMET DE LA MEMBRANE (*Copprit*) chez la fille.

C'est en 1939, à Kër Ma Ndumbe Khary, village situé à 16 km à l'est de Thieulmakha Mbaakol (71 km de Mekhé) que j'ai vu, pour la dernière fois, une exciseuse soninké opérer. Elle s'appelait Kumba Guéye (Sissoko), plus connue — en raison de son grand âge et de sa prodigieuse science — sous l'appellation respectueuse de *Maam* (Grand-mère) Kumba. J'ai une cousine, Kumba Guéye Ba, née en 1934 — fille de mon oncle Thierno Yero Ba — qui porte son nom.

Le village de Kër Ma Ndumbe était habité quasi exclusivement à l'époque par des artisans : forgerons, cordonniers, potiers (tous des wolofisés), Lawbés *yett* (charpentiers), Lawbés *julo* (commerçants ambulants), y compris une famille de Seereer-*Njuufeen*. De tout le village, Maam Kumba ne trouvait de candidates que dans sa petite communauté de Soninké, composée de 3 ménages seulement. Chez les autres habitants, y compris ma propre famille composée de Pulaar et de Bambara, fortement wolofisés, la pratique avait été abandonnée depuis quatre à cinq générations, pour les Pulaar, depuis peu pour les Bambara. Pour les uns comme pour les autres, ce fut par réaction négative à l'adoption, par certaines fractions ethniques, de la clitoridectomie à la suite d'une certaine forme d'islamisation.

Cette question est l'une de celles que je n'ai cessé de discuter avec feu Ch. A. Diop, depuis qu'il m'avait fait l'honneur de me faire lire, en 1952, à Paris, le manuscrit de *Nations nègres et Cultures*. En outre, j'en ai également discuté, à fond, et pendant longtemps avec Cheikh Amadou Hampaté Bâ, selon qui la majorité des Peul avait également abandonné la circoncision après la chute de l'empire théocratique peul du Macina. Rappelons que, toujours selon Hampaté Bâ, bien que l'empire fût théocratique islamique, les sanctions corporelles édictées par la Charia n'étaient pas applicables à la femme (1). D'après lui toujours, ce serait par osmose culturelle et biologique que des Dogon, à l'instar de certains Hal Pulaar et autres Soninké, en sont arrivés à substituer la clitoridectomie à la circoncision féminine traditionnelle qui, précisait-il, consistait à ne couper "qu'un petit bout de la chose". Aussi ai-je été très agréablement surpris, et réconforté, en lisant, sous la plume du grand africaniste allemand Léo Frobénius, dans *Mythologie de l'Atlantide* (p.70 Paris Payot 1949), les lignes que voici :

"En pays *yoruba*, les deux sexes sont, dans leurs bas âges, soumis à une autre catégorie de mutilation. Mais, à cet égard, aucune époque n'est spécifiée. Certains enfants y sont soumis encore très jeunes, et d'autres quand ils sont déjà assez grands.

"Aux filles on coupe *l'extrémité du clitoris* (*Ido*) ; c'est, précise-t-on, pour éviter qu'au moment de l'accouchement, la tête de l'enfant n'entre en contact avec cette partie du corps de la mère, ce qui aurait, pour le nouveau-né, des conséquences redoutables.

Cette opération constitue déjà une *préparation à la future maternité*. L'opération correspondante a lieu pour le garçon plus tôt que pour les filles." (2)

Voilà, très clairement démontré, texte à l'appui, quelle était la circoncision négro-égyptienne et comment elle était opérée strictement de la même manière, chez la fille comme

(1) *Histoire de l'empire théocratique du Macina*, p.50.
(2) C'est nous qui soulignons.

chez le garçon. Outre le mythe fondateur s'originant à l'Androgynie primordiale, l'égalité de la fille et du garçon devant la circoncision atteste, entre autres, en Nigritie, de la stricte égalité, à la fois ontologique et spirituelle, des genres, avec prédominance, par surcroît de responsabilité, de la femme, sur le plan social et spirituel notamment. Après avoir analysé la circoncision chez les Négro-égyptiens, sur le triple plan historique, cosmogonique et socio-culturel, nous allons voir comment, de la circoncision que voilà, on est arrivé à cette forme tant décriée, à juste titre, chez la femme : la clitoridectomie = l'ablation totale du clitoris.

De la clitoridectomie sémito-orientale

Parmi les attestations les plus anciennes, en langue arabe, relativement à la pratique concrète de la clitoridectomie, citons celles de deux historiens des plus connus :

1) Il s'agit, d'abord, du Grand Maître Tabary (224-310 H., 646-922 apr. J.-C.). Juriste, exégète, chef d'école de jurisprudence islamique, mais aussi historien (10 tomes), Tabary mentionne que :

"Sara, femme d'Abraham (Ibrahim), poussée par la jalousie (elle était jusque-là sans enfant) envers Hagaar (Hajar) qui venait de donner au Patriarche, Prophète et Ami de Dieu, son fils aîné Ismaël...l'avait excisée".

2) Il s'agit, ensuite, de l'historien Ibn Al-Athiir (555-630 H., 1185-1252 apr. J.-C.). Dans le tome 1, pages 202-203, de son histoire, en 10 volumes également, l'auteur, après avoir relaté les tribulations d'Abraham, son passage en Egypte et la naissance d'Ismaël, ajoute :

"Quand Ismaël naquit, Sara ressentit une grande peine.

"Et Dieu lui fit grâce, alors qu'elle était âgée de 70 ans (90 ans selon d'autres) alors qu'Abraham lui, en avait 120. Lorsque Ismaël et Isaac grandirent, ils se querellèrent, et Sara en voulut à Hagar, et l'expulsa. Puis, elle la fit réintégrer la maison. Mais fut prise encore de jalousie et décida de la chasser pour de bon. Mais elle jura : je lui couperai un membre ! Elle lui épargna le nez et les oreilles pour ne pas la défigurer. *Elle l'excisa. De là est partie la tradition d'exciser les femmes.*"

Alors que la circoncision, telle que notée par Hérodote

et Strabon, est d'origine égyptienne, et était pratiquée parallèlement chez le garçon et chez la fille — la preuve en est administrée ci-dessus — *l'excision elle, est née chez les Sémito-orientaux.* En effet, considérant la femme, depuis les steppes eurasiennes, comme objet de scandale et de malheur (leur Eve), de plaisir et de convoitise, il leur fallait à tout prix inventer un moyen de maîtriser ce qu'ils considèrent, en elle, comme le facteur de luxure et de turpitude : son sexe. Aussi les Saamites (Sémites), ayant rencontré la tradition de la circoncision, ont-ils vite fait de s'en servir comme moyen de mieux asservir la femme.

En un mot comme en cent, l'excision n'est pas et ne saurait être d'origine pharaonique (ou ouest-africaine, comme cela s'insinue maintenant). *L'excision est un avatar, chez le Sémite, de la traditionnelle circoncision négro-égyptienne universellement attestée.* Et c'est cette forme de circoncision féminine, la clitoridectomie, qui a été introduite en Afrique Noire concomitamment à l'introduction des coutumes sémito-orientales par le biais d'une certaine islamisation.

Des sources traditionnelles islamiques

Il existe une série de propos prêtés au Prophète que l'honnête homme musulman — a fortiori les guides et autres prédicateurs — ne devrait pas ignorer ou, les connaissant, devrait cesser de tenter d'occulter, qu'ils soient authentiques ou apocryphes. Il ressort de ces textes que la société sémito-hamito-arabe du Prophète de la Paix et de la Miséricorde connaissait les deux pratiques : la circoncision (*al khitaan*) et l'excision (*Al khifaad*). Toutefois, il est bon de préciser que ces traditions, comme la totalité des dispositions relatives aux relations interpersonnelles et à l'organisation socio politique, sont nées, notamment, durant la seconde moitié du séjour médinois du Prophète de la Justice et de l'Egalité partout et pour tous. En effet, pendant les douze premières années de son Apostolat, passées à La Mecque, aucune pratique, même à portée cultuelle, n'a été édictée. Cela précisé, venons-en maintenant aux hadiths et versets proprement dits.

Le premier hadith du Prophète qui parle de la circoncision est celui portant sur ce que l'on peut qualifier de "pratiques complémentaires de l'honorabilité et de la civilité du musulman". Ces pratiques, telles qu'énumérées par ledit hadith, sont au nombre de cinq. Les voici, dans l'ordre :

1) se tailler la barbe,
2) se couper les ongles,
3) s'épiler les aisselles,
4) se raser le pubis,
5) se circoncire.

Des cinq pratiques que voilà, seule la première, à savoir se tailler la barbe, est spécifique à l'homme, les quatre autres étant également praticables par la musulmane. Mettant l'accent sur la cinquième pratique, la circoncision, l'imam Abdul Aziz Al-Muhammad As-Salman, Maître es propagande islamique à Ryad (Arabie Saoudite), donne ci-dessous les hadiths et les avis qui ont été émis sur leur portée :

1) "La circoncision est une pratique obligatoire pour les hommes et une bienfaisance de la femme" (sous-entendu : pour l'homme). De l'avis de la majorité des jurisconsultes, elle n'est pas une obligation pour la femme. (sources : Malick, Ahmad, Tabaraany, tous rapportant d'Ibn Abbaas).

2) A quelqu'un qui venait d'embrasser la foi islamique, le Prophète lui dit : "Rase tes cheveux de mécréance, et fais-toi circoncire" (propos rapportés par Abu Dauud As-Sunan). Si le propos est authentique, on en déduit qu'il n'y a pas d'âge pour se faire circoncire.

3) De l'avis d'Abdul Laah — cité par Abdoul Azziz Al-Muhammad As-Salman —, Ibn Abbas (oncle du Prophète) était sans concession au sujet de la circoncision, allant jusqu'à affirmer : "pas de pèlerinage, pas de prière valables pour l'incirconcis".

4) Pour les tenants du caractère obligatoire de la circoncision, la source se trouve dans les hadiths précédents, mais surtout dans celui-ci : "Ibrahima (Abraham), l'Ami de Ar-Rahmaan, s'est circoncis à l'âge de 80 ans, avec une herminette". Ce hadith est rapporté tant par Bukhary que par Muslim, qui ne mentionne toutefois pas l'âge du Patriarche-prophète. Ce hadith du Prophète Muhammad induit,

logiquement, la référence, entre autres, au verset coranique suivant : “Nous t’avons révélé l’ordre de suivre la voie d’Abraham, qui était totalement voué à Dieu” (Cor. 16, 123), étant sous-entendu que la circoncision faisait partie de la Tradition de Ibrahim.

5) Autre argument soutenant l’obligation de la circoncision : le fait que sa pratique légitime que l’on expose le sexe du musulman ou de la musulmane au regard d’autrui.

6) Abdul Laah, déjà cité, pense que le hadith du Prophète selon lequel “si les deux parties circoncises se touchent, la lustration générale par l’eau devient obligatoire” est l’une des preuves que la femme aussi subissait la circoncision. La déduction est pertinente.

Toutefois, il nous reste à savoir quelle était la forme de la circoncision féminine approuvée et édictée par le Prophète de la Miséricorde. Nous allons la trouver dans les deux hadiths que voici :

a) à une exciseuse, Muhammad ordonne : “Laisse-lui de quoi jouir” (de Ibn Zeyd).

b) à une autre (ou à la même) il déclare : “Lorsque tu exciseras, n’exagère pas. Tu devras lui en laisser” (de Oumar Ibn Al-Khattab).

Des deux hadiths que voilà, il ressort clairement que la forme de circoncision féminine préférée, et conseillée par le Prophète, est celle-là même que pratiquaient les Négro-arabes, déjà et bien avant l’islam — et dont il a hérité dans sa famille ismaélienne. Toutefois, et contrairement à l’opinion courante, ce ne sont pas toutes les recommandations du Prophète qui étaient suivies par tous, scrupuleusement. Il avait recommandé, avec insistance, que les femmes participent à toutes les prières, derrière lui, à sa mosquée. Mais, par jalousie maladive, très peu avaient obtempéré. Et seules quelques femmes de tête, telle Aatika Bint Amru, avaient osé répondre à l’invite du Prophète, contre la volonté de leurs maris. Aussi ne doit-on pas s’étonner de constater que, malgré ses appels réitérés à la modération lancés aux exciseuses, la pratique de la clitoridectomie ne se soit pas arrêtée pour autant. Et c’est ainsi que les deux formes vont continuer à être pratiquées concomitamment avec, selon les époques, les milieux et les latitudes, la prédominance de l'une ou de l'autre forme, d'autant plus que la notation par écrit des hadiths avait été expressément interdite, du vivant du Prophète jusqu'au 8e Calife Umméyade : Umar Ibn Abdal Azziz (99 H., 717 ap. J.-C.). Aussi, les recueils de hadiths sont-ils postérieurs à la naissance de la majorité des Ecoles de jurisprudence.

Comment la clitoridectomie a-t-elle été introduite en Afrique au sud du Sahara ?

Des cinq ou six écoles de jurisprudence islamiques sunnites, c'est la deuxième, l'école malikite, qui a le plus directement et durablement influencé l'islam ouest-africain, et le sud-saharien en particulier. Son fondateur, Malik Ibn Anas, est né à Médine en 94 de l'Hégire et y est mort en 167. Dans son recueil de hadiths intitulé : *Al Mu'atta*, on trouve le hadith qui fait de la circoncision une *sunna* pour les hommes et un bienfait pour les femmes. C'est à partir de ce recueil, complété par le commentaire établi par son disciple Sahnuun, que Abdul Laah Abu Muhammad Ibn Abi Zeyd Al-Khayravaany, mort en 401 de l'Hégire, établira sa célèbre lettre La *Risala*. C'est dans cet ouvrage, le premier en date d'un exposé élaboré, avec précision et clarté, de principes jurisprudentiels islamiques, que l'on trouve le terme *khifaad* (excision), employé pour traduire le terme générique circoncision, lorsqu'elle s'applique à la femme. La mention de ce terme, dans ce précis de jurisprudence de rites spécialement malikites, et ce dès le XIe siècle, a fini par donner au hadith du Prophète une nouvelle portée qu'elle n'avait pas initialement. De "la *circoncision* est une obligation pour les hommes et un bienfait pour les femmes", la fin du hadith devient "*Al Khifaad* — l'excision-clitoridectomie— est un bienfait pour les femmes". Il a fallu attendre l'intervention d'une série de commentaires et glossaires, s'appuyant notamment sur les deux derniers hadiths précités du Prophète, pour redonner à la circoncision féminine son sens prophétique classique: "*Khat'un naati-i fii Anlaa farjil mar'at, ka anna'u ara fud dikki*" (*couper le sommet de ce qui émerge par-dessus le sexe de la femme, ressemblant à la crête du coq*) écrivent l'imam Abil Hassane et le cheikh Sa'iidy Al-Adawy, respectivement commentateur et glossateur de la *Risala* au Xe siècle de l'Hégire, XVIIe de l'ère chrétienne. Bien sûr, avant l'établissement de ces commentaires et glossaires, le mal avait eu le temps de faire des ravages. D'autre part :

1) la limitation de la circulation du livre imprimé,

2) l'étroitesse des circuits de diffusion,

3) la censure qu'instaurera plus tard le régime colonial français contre la diffusion en Afrique noire française des livres islamiques ont concouru à restreindre le niveau des connaissances des adeptes négro-africains de la nouvelle religion.

Pendant des siècles, on s'est contenté, aussi bien pour le Coran que pour les livres de droit islamique, de simples reproductions manuelles. Aussi, à ce jour encore, on trouve de "grands" marabouts qui, parce que n'ayant jamais étudié les commentaires ou les recueils de hadiths,vous soutiendront "mordicus" que, pour la femme, c'est de la clitoridectomie qu'il est exclusivement question. Il faut aussi signaler que, durant les XVIe, XVIIe, XVIIIe et XIXe siècles, des "combattants de la foi" se sont cru investis de la mission de convertir, par la force, leurs congénères à leur nouvelle religion. Mais ces guerres, dites "saintes", au lieu d'islamiser, n'ont eu comme résultat (outre les morts, les destructions, les déplacements massifs tous azimuts des communautés, la haine, la désolation et l'esclavage) qu'une auto-sémitisation d'une fraction de la population à laquelle on a fait croire qu'être musulman signifiait : "renoncer à ses traditions, à ses noms propres, à ses croyances, à tout référentiel historique, théologique, moral ou spirituel". *Et la limitation de la liberté et des droits de la femme négro-africaine, sa subordination totale à l'homme et sa soumission obligatoire à la pratique de la clitoridectomie étaient, à leurs yeux, les signes les plus évidents de cette islamisation-sémitisation.*

Et ce n'est pas un hasard si c'est dans les communautés d'origine de ces champions de la "guerre sainte" que la pratique de la clitoridectomie est la plus répandue : Haal Pulaar, Soninké, Mandingues etc., pour nous en tenir seulement aux limites de la Sénégambie.

Voilà assez clairement indiqué comment la clitoridectomie — *avatar sémito-oriental de la classique circoncision négro-égyptienne* — est parvenue à s'incruster dans les mœurs négro-africaines, soit par sémito-islamisation, soit, simplement, par osmose civilisationnelle. Toutefois, grâce à la résistance, physique et spirituelle, permanente, la majorité des populations sénégalaises ignore totalement, aujourd'hui, la pratique de l'excision, sous toutes ses formes. Il en est ainsi, pour :

- La totalité des Wolof et wolofisés,
- La totalité des Seereer (Siin-Siin, Saafeen, Noon...),
- La quasi-totalité des Balant,
- La quasi-totalité des Joola,
- Une notable partie des Mandingues,
- Une notable partie des Peul ou Haal Pulaar.

Enfin, il faut noter que pour beaucoup parmi ceux qui circoncisent la fille, c'est la forme classique négro-égyptienne qui est encore pratiquée.

* * *

RAPPEL : LE CORAN ET LA SUNNA, LES DEUX MAMELLES PRINCIPALES DU CULTE ET DE LA JURISPRUDENCE

Officiellement, on admet que c'est en l'an 13 de l'Apostolat prophétique, le lendemain du *Voyage nocturne* et quelque six mois avant l'Hégire, que la prière a été rendue obligatoire (Cor. 2, 238 ; 6, 72 ; 73, 20). Toutefois, *cette prescription coranique ne comporte pas d'identification, ni de nombre, ni de moment précis où la prière devait être accomplie*. Les versets 114 du chapitre 11 et 78 du chapitre 17, indiquent quelques vagues moments mais sans davantage de précision horaire. Il en est de même, notamment, du verset 238 du chapitre 2. Aussi est-ce par la Tradition que l'on a tenté de connaître :

1) le nombre de prières prescrites,

2) les heures requises pour les accomplir,

3) les conditions et les règles d'accomplissement et de validité.

Mais ce n'est pas la prière seulement que le Coran prescrit mais n'organise pas. Il en est de même de l'aumône légale *(zakkat)* et du jeûne légal *(ramadan)*. En ces matières également, c'est par la Tradition que l'on est parvenu à dégager les règles et les conditions d'accomplissement et de validité des dispositions coraniques. *Mais qu'entend-on par Tradition ?* Le mot français tradition, ici utilisé, traduit le terme arabe *sunna*, signifiant voie, pratique, etc. Au singulier, et avec un "t" minuscule, il s'agira de n'importe quelle voie ou pratique. Avec un "T" majuscule et au singulier, précédé de l'article : "la Tradition", il s'agira exclusivement de la pratique prophétique mohammadienne. Enfin, au pluriel : "les Traditions", nous avons affaire à l'ensemble des pratiques réputées islamiques, indistinctement. Rapportée au Prophète, la Tradition s'applique, par-delà son *Faire*, à son *Dire* et à son *Silence* supposé approbateur. En d'autres termes, la *Sunna*, la Pratique du Prophète s'appréhende par :

- son Faire,
- son Dire,
- son Silence attesté, supposé approbateur devant le dire ou le faire d'autrui.

Il apparaît ainsi que les deux principales sources du culte islamique (comme du droit musulman en général) sont : d'une part, le Coran, qui prescrit et, d'autre part, la *Sunna*, qui explicite et organise mais qui, bien des fois, innove. Mais ce n'est pas tout. En effet le Coran et la *Sunna* n'ont pas été jugés suffisants pour l'organisation du culte et des relations interpersonnelles. Tous les grands jurisconsultes ont eu recours à d'autres sources complémentaires. Malik Ibn Anas, le chef de l'Ecole à laquelle l'Ouest africain prétend être affilié, a fait appel outre le Coran et la *Sunna*, aux sources complémentaires que voici : 1) le hadith, 2) la jurisprudence des compagnons du Prophète, 3) la pratique médinoise, 4) la logique, 5) l'arrangement, 6) la prévention, 7) la convenance, 8) les coutumes.

Saliou KAÑJI
Journaliste—Islamologue—Chercheur
Ancien Ambassadeur du Sénégal en Irak

REFERENCES

En français

ANCIEN TESTAMENT, "Genèse" *17, 9 à 25* .
CORAN, ch.16, verset 123.

BA A. H., *Aspects de la civilisation africaine,* Présence Africaine 1972.
BA A. H., *L'empire théocratique du Macina,* N.E.A. Abidjan 1984.
DIOP C. A., *Nations nègres et Cultures,* Présence Africaine Paris.
DIOP C. A., *Unité Culturelle de l'Afrique Noire,* Prés. Afr.
FROBENIUS L., *Mythologie de l'Atlantide,* Payot-Paris 1949.
GRIAULE M., *Dieu d'eau,* A. Fayard 1966.
HERODOTE, *Histoire* , tome II.
STRABON, *Géographie,* livre 17 ch. 1.

En arabe

AL'ADAVY Ch., *Glossaire du Commentaire de la Rissala de Abil Hassane.*
Ibn ABIL HASSANE, *Commentaire de la Rissala.*
Ibn ABY ZEYD, *La Rissala.*
Ibn ALATHIR, *Histoire générale.*
Ibn AL-SOUYOUTY, *Petit Recueil de hadith.*
Ibn A. ASSALMAAN, *Livres des questions et réponses.*
Ibn MALICK ANAS, *AL'MU'ATTA'A.*
Ibn TABARY, *Histoire générale.*

COMBATS POUR L'HISTOIRE AFRICAINE

EXTRAIT (1)

Ibrahima Baba Kaké

L'OCCIDENT, CHAMPION DE LA MISOGYNIE

Les humanistes de l'Antiquité n'avaient pas une idée très élevée de la femme. L'un des premiers penseurs de l'Antiquité grecque, le poète Hésiode, dans la *Théogonie,* dépeint la femme sous les traits de "Pandore", cadeau empoisonné que les dieux offrirent aux hommes pour les punir de leur désobéissance. Pour cet humaniste, la femme est le synonyme de tracas, c'est, dit-il, le *châtiment éternel des hommes*. La même idée se retrouve chez les poètes tragiques et comiques, tels Euripide et Aristophane.

La démocratie athénienne, la première du monde, excluait de la vie publique les esclaves, les métèques et les femmes. Aspasie, la femme du stratège Périclès, l'une des rares femmes grecques à avoir joué un rôle politique auprès de son mari, a été poursuivie par la fureur de ses concitoyens, d'où les sarcasmes contre l'ancienne courtisane. Il a fallu le talent oratoire de Périclès pour arracher sa compagne à la vindicte de l'aréopage.

Les Romains furent galants envers les dames, mais n'entendaient pas que celles-ci jouassent un rôle important.

Le christianisme, on le sait, est aussi misogyne que l'humanisme antique. Le Moyen Age méprisait le mari soumis, ainsi qu'en témoigne cette coutume qui, en 1530, se gardait encore à Bordeaux et en pays bordelais : lorsqu'une femme avait battu son mari, le plus proche voisin le faisait monter sur un âne et le promenait par la ville. Car la loi d'obéissance des femmes était alors respectée.

Les combats des humanistes de la Renaissance ne changèrent pas grand-chose à cet état de fait. On devine, en

(1) P.288 à 291, Présence Africaine 1982.

effet, à travers la littérature, le rôle qu'entendait donner la société au temps de Louis XIV à la femme. Il nous suffit de nous reporter aux comédies de Molière, et notamment aux *Femmes savantes* : à l'acte II, scène VII, de cette pièce, la réplique de Chrysale à Philinte est assez révélatrice de l'état d'esprit des contemporains de Molière vis-à-vis des femmes.

> "Il n'est pas bien honnête qu'une femme étudie et sache tant de choses.
> Former aux bonnes mœurs l'esprit de nos enfants
> Faire aller son ménage, avoir l'œil sur ses gens
> Et régler la dépense avec économie
> Doit être son étude et sa philosophie."

Aux XVIIe et XVIIIes siècles, la femme n'avait pas une situation enviable en France. Juridiquement, elle passait de la tutelle d'un père à celle d'un mari ou d'un couvent. Son existence sociale n'était guère reconnue qu'en fonction d'une famille dont elle n'était pas le chef. Toutes les structures de la société marquaient la primauté masculine. En cela, la loi s'appuyait sur l'opinion. Le droit civil et le droit canon, la théologie et la sagesse populaire s'accordaient dans la défiance de ses capacités et de son caractère, dénonçaient volontiers sa faiblesse, sa malignité foncières : c'est légalement et théologiquement un être mineur et de complément. A l'imperfection des femmes tirée de l'Ecriture Sainte, colportée dans les campagnes pour l'édification paysanne, la voix de Bossuet faisait écho : "Elle n'est selon le corps qu'une portion d'Adam, une espèce de diminutif." La philosophie prend la relève de la théologie pour légitimer cette sujétion. "Cette inégalité est de raison, dit Rousseau. La dépendance est un état naturel des femmes." Plus près de nous, le nazisme en Allemagne hyper-industrialisée, a ressuscité le mythe de la femme aux trois K : *Kinder* (enfants), *Küche* (cuisine), *Kirche* (église).

LE FEMININ PEJORATIF

La misogynie de l'Occident se révèle jusque dans la langue. Le professeur R. L. Wagner, éminent grammairien, fait remarquer fort justement que le féminin a souvent une valeur péjorative. On parle de la canaille, on dit d'une personne qu'elle est sans cervelle, mais d'un savant que c'est un puissant cerveau. Un souillon, un laideron s'appliquent uniquement aux femmes ; d'un homme, on dit une ganache.

Certes, depuis un siècle, que dis-je, depuis la Grande Guerre, la situation de la femme a évolué et son rôle devient chaque jour plus important. Néanmoins, il reste beaucoup à faire.

Le rôle de la femme en Afrique fut-il plus, ou moins, important que celui de sa sœur occidentale ? Telle est la question que nous devons examiner à présent.

DETRUIRE LES MYSTERES DE L'OCCIDENT CONCERNANT LA FEMME AFRICAINE

Pour voir et comprendre la vie d'un peuple étranger, il faut toujours écarter un écran fait de préjugés et d'images déformées que l'histoire a façonnés et accumulés. S'il est un domaine où l'écran est particulièrement opaque, c'est bien celui qui concerne la femme et le rôle qu'elle a joué dans les sociétés africaines. On connaît les grands traits du tableau que l'on dessine habituellement : la femme africaine est presque une esclave ; elle n'a point de droits, elle est accablée de lourdes tâches, elle est exploitée par l'homme et achetée par lui. Et pourtant, qui sait si les premières féministes européennes n'auraient pas été satisfaites, au moins pour commencer, d'avoir les droits que possédaient les femmes en Afrique? Certes les hommes sont aux commandes ; comme partout, ils en profitent pour se donner le beau rôle et justifier leur supériorité de fait. Cela n'empêche pas la puissante armée des filles d'Eve de montrer leurs capacités et leur génie dans tous les domaines.

Certains Etats africains modernes tentent de faire jouer un rôle politico-militaire aux femmes. Cela apparaît aux yeux de plus d'un observateur non averti comme une révolution. En réalité, ce n'est là qu'une tentative timide de faire revivre ce qui a toujours existé en Afrique.

Le vieux préjugé "salique" qui éloignait les femmes de la vie publique en Occident est inconnu de l'Afrique d'autrefois. Toute vie politique n'est pas fondée sur la force musculaire, sur la disponibilité permanente pour la guerre, ou tout autre privilège masculin. Sans doute le soin des enfants occupe-t-il, pendant quelques années, les mères d'une façon quasi totale. Mais cette période est limitée dans le temps, et il vient un moment où les liens entre la mère et son fils ou sa fille se relâchent. La femme, à ce moment-là, est infiniment plus disponible que l'homme qui, d'ordinaire, supporte la charge économique accrue du groupe dont il est responsable, à défaut d'en être toujours l'administrateur et le chef. Aussi voit-on chez maints peuples d'Afrique centrale, les femmes chargées de fonctions importantes dans l'administration de la communauté.

LES BANTU : LANGUES, PEUPLES ET CIVILISATION

EXTRAIT (1)

Théophile OBENGA

C'est le statut social de la femme qui est fondamentalement en jeu. Ce statut est variable selon les sociétés, les berceaux culturels.

Grèce

A Athènes, les filles n'étaient pas héritières ; les fils se partageaient entre eux, à l'exclusion de leurs sœurs, la totalité de la succession. Les fils excluaient les filles.

Les sœurs consanguines et leurs enfants venaient au second rang dans la ligne collatérale. C'est-à-dire que dans la ligne collatérale, les sœurs étaient exclues par les frères et par les neveux fils de frères. Autrement dit, conformément à la loi, les fils étaient préférés aux filles ; les descendants par les fils étaient préférés aux descendants par les filles, lors même que ces derniers étaient les plus rapprochés du défunt.

Lorsque le défunt ne laissait pour successible dans la ligne directe descendante qu'une fille, cette fille était l'héritière de son père ; on lui donnait même le nom d'*épiklêros* (épiclère) ; mais les plus proches parents avaient alors un droit singulier, le droit d'*épidikasia* : le plus rapproché parent (parmi les collatéraux mâles) de l'épiclère demandait en justice que la fille héritière lui fût adjugée en mariage, ce qui lui faisait obtenir l'administration et la jouissance des biens recueillis par la femme dans la succession de son père.

La loi athénienne validait le mariage entre frères et sœurs qui avaient seulement le même père.

Rome

Les anciens Romains avaient connu la tutelle perpétuelle de la femme, c'est-à-dire que la femme avait toujours un maître: son père, son mari, ou le parent jouissant du *mundium* — cette puissance qui pesait sur la femme. De la puissance

(1) Présence Africaine 1985, p.116 à 118.

masculine (paternelle) est issue pour partie la puissance sociale.

Germanie

Chez les Germains, la femme, mariée ou non, était complètement incapable : elle était en tutelle perpétuelle, c'est-à-dire qu'elle était, de sa naissance à sa mort, sous la puissance d'un autre, son père, son mari ou un parent mâle, de préférence du côté du père. A défaut de parents, elle était sous la puissance du roi.

France

En plein XIIIe siècle, en Touraine et en Anjou, la femme veuve était si bien sous la dépendance de son fils qu'elle ne pouvait, sans l'autorisation de ce dernier, vendre ou aliéner la moindre parcelle de son propre bien. A la même époque, la tutelle perpétuelle de la fille non mariée était réglementée par la coutume bordelaise.

Encore au XVe siècle, on disait : "Au roi appartient la garde des velves et pupilles"

Le reste de l'Europe occidentale

La tutelle du sexe n'a été abolie dans le canton suisse d'Argovie qu'en 1877. La tutelle perpétuelle de la femme a disparu en Norvège, en 1869 ; au Danemark, en 1857. Des traces subsistent çà et là dans les codes civils occidentaux.

Ainsi, depuis la plus haute Antiquité européenne, la femme, engagée ou non dans les liens du mariage, n'était point juridiquement l'égale de l'homme. En Europe, l'inégalité des sexes est sans doute la plus ancienne de toutes les inégalités sociales.

Le féminisme occidental (libération du sexe féminin, libération sociale et intellectuelle de la femme, libération économique et politique du beau sexe ou du deuxième sexe) est par conséquent un mouvement, une action, un idéal qui renvoie en ligne directe à la conception masculine et sociale que l'Occident s'est toujours faite de la femme.

LE DROIT *CEDDO* DU MARIAGE : ILLUSTRATION AU TRAVERS D'UN CONTE POPULAIRE D'AFRIQUE DE L'OUEST (1)

par Fatou CAMARA

Article paru dans la Revue de l'Association Sénégalaise de Droit Pénal, 1997-1998.

Le doyen Abd-El Kader Boye s'élevait, il y a plus de quinze ans, contre la tendance des juristes africains "à produire des discours sur les discours des autres", nous encourageant à travailler en vue de faire émerger une "pensée critique réellement autonome dont pourraient s'enorgueillir les générations futures" (2). C'est ce défi que nous nous sommes donné pour tâche de relever dans cette étude. Et tant qu'à sortir des sentiers battus, autant afficher d'entrée nos couleurs et oser dans un sens non-péjoratif le terme de *ceddo*. *Ceddo* est pris ici comme synonyme de typiquement africain, c'est-à-dire qui n'est tributaire que du monde et de la pensée noirs hors de toute influence orientale ou occidentale. Le *Ceddo* est donc le Noir non aliéné, non acculturé, fier de son ascendance et de ses traditions. Comment ce terme qui désignait la résistance contre l'occupation, le refus de la capitulation, du déshonneur et du piétinement des valeurs ancestrales noires en est-il venu à signifier pillard, paillard, païen ? La réponse est dans cette société d'aujourd'hui qui marche sur la tête et porte au pinacle ce qui hier aurait fait la honte de tout *gor* (femme-homme d'honneur). Les occupants d'hier ont gagné la bataille, nous ont imposé leurs valeurs et fait dénigrer les nôtres. Cependant, contre les falsifications et les mensonges, il est des documents et des mémoires incorruptibles. Les contes en font partie. Façonnés au cours de veillées plusieurs fois centenaires,

(1) Dans *Le mariage dans les contes africains,* collectif sous la direction de Veronika Görög-Karady, Karthala 1994, Christiane Seydou (p.89) fait état de versions de ce conte recueillies au Mali, au Burkina Faso et au Sénégal oriental.

(2) Conclusion du colloque : *Droit—Morale et société* Université de Dakar, 17-18-19 décembre 1984, *Revue Sénégalaise de philosophie* n°7-8 janv.-déc. 1985.

gravés dans les esprits de leurs récipiendaires, ils sont transmis de générations en générations avec, ici et là, des transformations qui ne réussissent pas à en altérer le sens profond et premier (3). Ainsi en est-il du conte de la jeune fille entêtée qui, désirant n'épouser qu'un homme sans cicatrice, se retrouve mariée à une bête sauvage. Ce conte, extrêmement connu dans toute l'Afrique de l'Ouest, a été présenté dans trois ouvrages (4) en quatre variantes. On retrouve tout de même des constantes dans ces différentes versions. La première, et elle est de taille, tient en ce que c'est à chaque fois la jeune fille qui pose elle-même les conditions de son mariage. On ne la choisit pas parmi une foule de candidates (comme une marchandise sur un étal lors d'un bal). C'est elle qui choisit celui qu'elle veut comme époux, en dictant ses termes. La deuxième constante, c'est le rôle des parents en la matière. Dans aucune des versions, ils ne vont à l'encontre de la volonté de leur fille. Enfin, pas un des conteurs n'omet de mettre l'accent sur les valeurs comportementales *ceddo*. Mais seules deux versions

---

(3) Conteuses et conteurs procèdent, avant chaque narration, à l'échange suivant avec leur auditoire :

— *Leeboon* ! Un conte ! dit la conteuse (ou le conteur)

— *Lippoon* , raconte, répond l'auditoire.

— *Amoon na fi :* Il était une fois...

— *Daan na am* : Il en était ainsi d'habitude...

— *Ba mu amee yaa fekke ?* Lorsqu'il en fut ainsi étais-tu présent ?

— *Yaa wax ma dégg* : C'est de toi que je l'ai appris.

— *Waxi tey matul a gëm* : De nos jours ce que l'on raconte ne mérite pas d'être cru.

— *Sa jos a ca raw* : Surtout ce que toi tu racontes.

— *Waayé dégg dégg matul a xeeb :* Mais il ne faut pas négliger ce que l'on entend.

— *Waawaaw nde Wolof Njaay day yokk waaye du sos :* Effectivement car Wolof Ndiaye surajoute mais il n'invente pas.

— *Lu mu wax am na ceeslaay !* Tout ce qu'il dit repose sur un fond solide.

(4) *Contes et mythes wolof,* Lilyan Kesteloot et Chérif Mbodj, NEA 1983, p. 45 "La jeune fille qui voulait un mari sans cicatrices", p.55 "L'entêtée" ; *Karim,* Ousmane Socé, Nouvelles Editions Latines 1948, p.189 "Penda" ; *des contes wolof ou la vie rêvée,* Seydou Nourou Ndiaye et Lilyan Kesteloot, IFAN ENDA 1996, p.25 "Koumba et son cheval".

nous restituent les tribulations de la jeune femme dans sa fuite vers le village natal. Cette partie est pourtant la plus instructive parce qu'elle nous donne le point de vue du *Ceddo* sur le monde *non ceddo* (5). C'est ainsi que dans ses versions les plus complètes, ce conte met en parallèle deux mondes, d'un côté le monde dans lequel est née, a grandi et a vécu jusqu'à son mariage notre héroïne, avec ses normes et ses valeurs (I), de l'autre, le milieu où évolue l'époux-animal, ainsi que celui au-delà des cieux où "échoue" notre héroïne dans sa fuite (6). Nous allons montrer que ce qui est décrit dans cette partie du conte est la société patriarcale sémito-orientale, telle qu'elle est vue du côté des Noirs *ceddo*, adeptes du matriarcat (II).

I/ Les qualités exigées d'un mari : deux conditions cumulatives

A—Les qualités requises par la société : dignité et beauté du comportement

1) Générosité

2) Respect absolu de la femme

B—Les qualités requises par la femme : la liberté de choix

1) La primauté des sentiments

2) le rôle d' "avaliseurs" et de soutien des parents

---

(5) C'est peut-être le lieu de souligner que si nous avons maintes publications sur la façon dont les étrangers (ethnologues, anthropologues, journalistes, historiens...) considèrent le monde noir, les Africains sont loin de disposer du même type de publications en sens inverse, soit la vision noire du monde blanc, du point de vue historique, ethnologique, anthropologique....

(6) La description peu avantageuse du Maure ainsi que sa mise à mort à la fin du conte ne sont pas les indicateurs d'une quelconque xénophobie. Il y a eu assez de témoignages en sens contraire au cours des siècles de l'absence de cette tare chez les habitants du pays où l'étranger s'appelle "invité" (*gan* en wolof) et où, au surplus, l'adage dit que "l'invité est un roi" (*gan buur la*). L'hostilité marquée au Maure traduit le conflit qui opposait alors les tenants de la guerre "sainte" (!) aux Négro-africains épris de liberté et imbus de leurs valeurs : les *Ceddo.* Cette guerre ne se livrait pas uniquement avec des armes mais aussi avec des mots, une guerre de propagande que reflète le conte. Aujourd'hui, en raison du déséquilibre dans l'accès aux moyens d'information modernes, les *Ceddo* ont aussi perdu la bataille dans ce domaine.

II/ Les mises en garde : le mariage chez les non-ceddo
A—La description de l'étranger au monde ceddo : un incirconcis carnassier
1) le rôle de la circoncision ceddo : un diplôme en sciences sociales
2) le tempérament du carnivore selon les croyances noires : cruauté, manque de compassion, bellicosité
B—Les caractéristiques du monde non ceddo : la victimisation de la femme
1) isolement du couple
2) claustration des femmes
3) infériorisation des femmes

*
*   *

Les sociétés matriarcales sont fondées sur le respect de la femme, de ses compétences et de sa valeur. Elles sont, plus généralement, des sociétés de convivialité qui prônent l'épanouissement de la personne au travers du culte de la grandeur d'âme, de la générosité de cœur et de la droiture morale. Ce sont ces exigences que l'on retrouve dans la description du comportement des différents candidats à la main de la jeune fille (I), y compris l'époux-animal (tant qu'il fait sa cour). Viennent ensuite les mises en garde, à savoir le triste sort qui attend la femme en régime patriarcal (II).

I/ Les qualités exigées d'un mari : deux conditions cumulatives

Dans les sociétés *ceddo*, matriarcales et noires, le sens de la communauté, représenté par le devoir de solidarité et d'entraide, fait de chaque engagement personnel un engagement qui lie, en plus de sa famille, l'ensemble de la communauté à laquelle on appartient. Aussi, le bien-être de chacun dépendant de tous, pour être juridiquement acceptable un comportement doit être socialement approuvé (A). Loin d'être méconnus, les droits de l'individu sont soutenus et reconnus par l'ensemble de la communauté, qui ne s'octroie, elle, que la prérogative de juger la manière dont l'individu s'en sert (B).

A- Les qualités requises par la société : dignité et beauté du comportement

Les sociétés *ceddo* sont profondément attachées au Beau et au Bien, les deux étant par ailleurs intimement liés dans leur conception de chaque notion. Car le beau est ce qui fait plaisir à voir et à entendre : c'est le beau geste (comportement noble et désintéressé) autant que la belle œuvre d'art. Quant au bien, c'est ce qui apporte l'harmonie, l'ordre et l'apaisement (la sérénité) dans les cœurs comme dans la communauté, objectifs auxquels l'art participe en même temps que les actes. Les qualités soulignées dans le conte ne sont pas les seules que le prétendant doit avoir, mais elles sont celles qui sont le plus immédiatement perceptibles.

1) Générosité

C'est dans la version rapportée par Aïssatou Coulibaly du village de Ndiayane que le comportement des différents prétendants de notre héroïne est longuement décrit (7) . Chacun vient avec une large suite et de fastueux cadeaux. Si les deux vont de pair, c'est parce que, dans la tradition noire, on ne va pas faire sa cour en solitaire, mais entouré de ses compagnons "de la case de l'homme" (*bok-mbar*). Ils s'aident et se soutiennent dans toutes leurs entreprises, y compris quand il s'agit de courtiser une jeune fille (8). La présentation de chaque prétendant est une occasion pour notre conteuse de décrire, sans avoir l'air d'y toucher (9), l'art et la manière de faire et de recevoir des cadeaux. Ainsi, le premier prétendant, qui vient avec deux voitures chargées d'or, de riz et de kola, bien qu'éconduit, déclare :

"ce que je t'avais apporté, je te le laisse." (10)

---

(7) Dans *Contes et mythes wolof.*

(8) Ils contribuaient aux cadeaux à apporter à l'aimée et à sa famille, ainsi qu'aux travaux agricoles que le futur gendre devait effectuer pour ces derniers.

(9) Les contes éduquent, mais sans le dire. Bruno Bettelheim, célèbre psychanalyste pour enfants, explique, dans *Psychanalyse des contes de fées,* Robert Laffont 1976, que décortiquer le sens d'un conte pour un enfant c'est empêcher son cerveau d'en tirer tout le profit nécessaire.

(10) *Contes et mythes wolof,* op.cit. p.48.

Il pratique l'art de donner et de rester généreux quoi qu'il en coûte : apologie de la largesse. Mais la générosité n'est pas à sens unique. Le devoir de rendre la pareille (*delloo njukël*, en wolof) est évoqué avec l'accueil fait au deuxième prétendant. A ce propos, la mère de notre héroïne dit à sa fille (11) :

"Aujourd'hui, tous les visiteurs que tu as reçus, vu la façon dont ils se sont présentés, avec leurs vivres en abondance, leurs voitures en quantité suffisante, et la musique qui les accompagne...Eh bien, moi, ma fille, quoique tu puisses faire aujourd'hui, j'ai (l'intention) de dire à (mon serviteur) ici présent de tuer un mouton pour leur dîner. Dès demain, les voisins qui se réuniront ici tueront un bœuf (en leur honneur)."

Submergée de cadeaux de prix, traitée avec les égards dus à une princesse, la femme *ceddo* a droit, du seul fait qu'elle est femme, à tous les honneurs. *Reewalal sa jabar ak sa jaam te yar sa doom,* disent les Wolof. Voici la traduction et l'interprétation que le professeur Assane Sylla donne de ce dicton :

"...il faut gâter ta femme et ton serviteur (par ton indulgence et tes largesses), mais éduque sévèrement ton enfant. c'est-à-dire que, grâce à tes largesses, tu peux amener ta femme et ton serviteur à s'attacher à toi, et être incapables de s'attacher à un autre mari ou maître..." (12)

2) Respect absolu de la femme

C'est dans un conte de la même veine et dans le même esprit que celui de la femme qui voulait un mari sans cicatrices, à savoir le conte intitulé *Fari l'ânesse*, qui, lui, s'adresse spécifiquement aux garçons (13), que l'on trouve, sous la plume de Birago Diop, le passage suivant (14) :

"A la femme, peut-être, l'homme ne devait rien refuser, puisque, de mémoire d'être vivant, l'on n'avait jamais entendu un mâle refuser quelque chose à une femelle ou la battre — à moins qu'il ne fût fou comme un

---

(11) Op. cit. p.50. On remarque une fois de plus cette caractéristique du monde *ceddo*, à savoir la participation de la communauté (ici les voisins de la mère) aux charges qui pèsent sur un de ses membres.

(12) *La philosophie morale des Wolof,* IFAN-UCAD, p.118.

(13) Aveuglé par la beauté d'une femme que personne ne connaît dans le village, un homme l'épouse. Elle se révèle être par la suite une ânesse (que la famine qui sévissait dans son pays de désert a contrainte à l'exil).

(14) *Les contes d'Amadou Koumba,* Prés. Afr. 1961, p.15.

chien fou. Fari décida donc de rester femelle et de se métamorphoser en femme, sa suite également."

Rappelons que les contes, s'adressant d'abord aux enfants, la mémoire que l'on sollicite est avant tout la leur, c'est-à-dire une mémoire d'enfants noirs qui vivaient dans un monde qui ne connaissait pas les sévices ou châtiments corporels contre les femmes (y compris les crimes "passionnels"), ni les adages tels que : "Bats ta femme. Si toi tu ne sais pas pourquoi, elle elle le sait". Ce passage est, en fait, on ne peut plus instructif car, non seulement il nous renseigne sur le statut de la femme et le respect dont elle jouit en terre *ceddo*, mais encore sur le message subtil envoyé au cerveau de l'enfant : seul un animal, fou de surcroît, bat sa femme ! Enfin, il sera intéressant de comparer le comportement de Fari qui, arrivée en terre *ceddo*, décide "de rester femelle et de se métamorphoser en femme", et celui de notre héroïne qui, hors du monde *ceddo*, risque sa vie si elle ne se déguise pas en homme.

La norme à respecter par l'homme qui souhaite prendre femme en terre *ceddo* est donc clairement établie, il doit respecter la femme et la traiter avec considération et générosité, même si cela signifie se plier à ses quatre volontés. Cela est d'autant plus nécessaire que son consentement est indispensable à toute union avec elle.

B- Les qualités requises par la femme : la liberté de choix

C'est parce que la femme est libre de choisir (15) et, dès lors, susceptible de se tromper, que ce conte est si populaire. Il est souvent raconté et donc très connu. En effet, lorsque l'on ne veut pas contraindre (le droit traditionnel noir n'est pas de contrainte mais d'adhésion ; on respecte la norme non par "peur du gendarme", mais parce que l'on est persuadé de son

(15) On lui inculque ce droit très tôt dans sa vie. Assane Sylla fait mention d'une tradition de petites fêtes organisées pour les enfants durant lesquelles : "Chaque fillette choisit son petit bonhomme de mari (*tann mbaxna*) au cours d'une cérémonie pleine de solennité sous le regard amusé des adultes.", op. cit. p.119.

bien-fondé depuis sa petite enfance), il faut s'attacher à éduquer, soit semer très tôt dans les esprits les règles de conduite à respecter pour le bien de chacun et de tous. Dans le conte, la mention de chacune des règles de droit est divisée en prérogatives et risques que l'on encourt à faire mauvais usage de ces prérogatives. Aussi la primauté des sentiments et le droit de choisir selon son cœur sont-il reconnus mais mis en parallèle avec la nécessaire maîtrise de soi et le risque que l'on encourt à juger en fonction des apparences (1), tandis que le droit pour la personne majeure (elle est en âge de se marier) de décider seule implique l'obligation correspondante des parents de respecter ses décisions. Ceci cependant ne doit pas les empêcher d'aider discrètement leur enfant à ne pas trop pâtir des conséquences d'un mauvais choix (2). Le rôle de soutien des parents est ainsi mis en exergue pour indiquer aux enfants qu'ils ne doivent pas craindre de déplaire à leurs parents en prenant leurs responsabilités et en assumant la liberté qui vient avec la majorité.

1) La primauté des sentiments

Dans une version résumée, le père de notre héroïne dit très directement :

"puisque tu l'aimes, il n'y a plus de problème ; on va lui donner ta main." (16)

Dans les autres versions, les sentiments de la jeune fille ne sont pas aussi abruptement dévoilés. Dans l'une ce sont les symptômes, comiques, du coup de foudre qui sont décrits. La jeune fille perd ses moyens et devient tout excitée (17) :

"Dès que la jeune fille qui pilait dans son coin habituel l'aperçut, elle administra à sa mère un coup de pilon sur la tête. Celle-ci s'affola.

Elle lui dit : —Mère, viens vite ! Voilà un mari. Celui qui vient là-bas, c'est un bon mari !"

Cependant, tout en attirant l'attention de l'enfant sur la valeur et l'importance du sentiment amoureux, nos conteurs et conteuses ne manquent pas de mettre l'accent sur deux règles de comportement cardinales. La première porte sur la nécessité

(16) Lilyan Kesteloot et Chérif Mbodj, op. cit. p.55.

(17) *Koumba et son cheval,* op. cit. p.27.

de savoir garder la maîtrise de soi en toutes circonstances car, disent les Wolof, *nit sago.* De fait, il est évidemment drôle mais aussi risible et ridicule de perdre la tête au point d'envoyer un coup de pilon à sa mère. Dans le conte, les conséquences de la perte de sang-froid sont plus graves que cela : c'est parce qu'elle s'affole que Koumba oublie les instructions de son cheval et les envoie tous deux à leur perte. Il faut donc savoir en toutes circonstances garder son calme et l'esprit clair, en ne se laissant emporter par aucun sentiment dévastateur, que ce soit la passion ou la peur. La seconde règle enseigne qu'il ne faut point juger sur les apparences. Ainsi, "le jeune homme (...) grand, élancé et très beau" (18), "très beau et fort élégant" (19) se révèle être une bête féroce, tandis que la vieille carne (20), le cheval laid à l'aspect somnolent (21) fait montre, dans l'épreuve, de pouvoirs insoupçonnés.

2) Le rôle d' "avaliseurs" et de soutien des parents

Que l'on décrive ou non les sentiments de notre héroïne, dans toutes les versions du conte c'est elle qui pose ses conditions (l'absence de toute cicatrice), c'est elle qui fait son choix et c'est enfin elle qui décide de la date de son mariage. A aucune de ces étapes les parents n'interviennent. Leur rôle, purement passif, se borne à être informés du déroulement des événements et à prêter leur concours à leur fille. De la même manière qu'ils l'ont aidée à recevoir (avec faste) ses prétendants, sans remettre en cause ses exigences, ils célèbrent ses noces avec celui qu'elle a choisi dès qu'elle le leur demande. Mais, et c'est là que le rôle des parents est subtilement présenté aux enfants, s'ils doivent laisser l'enfant devenu adulte libre de ses décisions, ils n'en restent pas moins attachés à assurer sa protection et à veiller sur lui. C'est le sens des cadeaux que les parents (la mère et/ou le père) remettent à notre héroïne quand elle s'en va rejoindre le lointain domicile de son époux. En effet, c'est le cheval offert à la jeune mariée (le choix d'un moyen de locomotion rapide et sûr n'est évidemment pas fortuit ; les parents offrent ainsi à leur fille la

(18) *Koumba et son cheval,* op. cit. p. 25 et 27.

(19) *L'entêtée,* op. cit. p.55.

(20) *Koumba et son cheval,* op. cit. p.29.

(21) *Penda,* op. cit. p.190.

possibilité de revenir à tout moment) qui va la sauver des griffes de son époux, et assurer son retour saine et sauve dans la demeure familiale. Dans une autre des versions (*L'entêtée*), c'est le frère cadet de Djibel (nom donné à l'héroïne) qui va tuer l'époux-lion quand ce dernier viendra jusque dans leur village pour récupérer son épouse. La famille d'origine doit rester, en toutes circonstances, un soutien et un refuge. *L'abandon de domicile conjugal est un droit en régime ceddo* : c'est aussi la réalité de cette prérogative que le conte inculque aux enfants. En droit *ceddo*, le lien avec la famille d'origine est impossible à rompre, alors que l'union matrimoniale peut être dissoute à tout moment par la femme qui le souhaite.

La femme courtisée avec munificence, libre de se marier à ses conditions, libre de choisir son époux, libre de le quitter, cette femme dont le conte trace le portrait c'est la femme *ceddo*. Afin de mieux faire apprécier le respect et le statut dont elle jouit, le conte, dans ses versions les plus complètes, donne à voir en parallèle le sort de la femme dans le système juridique opposé au matriarcat *ceddo*.

II/ Les mises en garde : le mariage avec le Non-ceddo

Les mises en garde portent à la fois sur la personne du Non-*ceddo* (A) et sur le monde, ou la civilisation, dont il est le produit (B).

A- La description de l'étranger au monde ceddo : un incirconcis carnivore

L'absence de cicatrice désigne, dans les différentes versions du conte, de manière plus ou moins voilée, la "cicatrice" de la circoncision. Quand, en effet, notre héroïne va jusqu'à déculotter ses prétendants pour, nous dit Aïssatou Coulibaly (22), leur examiner "les fesses", le doute n'est pas permis. Dans la version recueillie par Lilyan Kesteloot et Seydou Nourou Ndiaye, on se contente d'indiquer que chaque prétendant était conduit dans l'arrière-cour où Koumba "le lavait soigneusement et examinait son corps avec minutie". En

(22) *Contes et mythes wolof*, op. cit. p.48.

fait, elle le mettait totalement nu car ce qui importe c'est qu'il n'ait pas de cache-sexe. De tous les conteurs, Ousmane Socé est le plus pudique. Dans sa version, ce sont des serviteurs de la dame qui se chargent de vérifier, sans autre précision, que l'élu n'a aucune cicatrice. Mais les deux versions qui insistent sur la nécessaire nudité complète des prétendants sont claires, surtout si l'on sait que l'un des attraits des contes, ainsi que leur efficacité psychologique, tient dans l'art de dire les choses sans les nommer, de faire deviner et accéder au sens caché (*jëlli,* en wolof) en rusant avec les mots et les situations. Toutefois, pour que ce "détail" (la non-circoncision) prenne tout son sens, il faut comprendre que la circoncision *ceddo* n'a aucune commune mesure avec la circoncision sémito-orientale.

1) le rôle de la circoncision ceddo : un diplôme en sciences sociales

Dans le monde *ceddo*, la circoncision ne se pratique ni à la naissance, ni au cours de l'enfance. C'est un adulte qui subit l'épreuve, jamais un enfant. L'âge minimum pour accomplir ce rite d'initiation est quinze ans, mais l'âge idéal est vingt et un ans (23). La circoncision n'était qu'un des aspects d'une cérémonie qui marquait en fait le passage du statut d'adolescent (mineur) à celui d'adulte responsable (majeur). Et c'est en cela que la retraite dans la case de l'homme (*mbar*, en wolof), période durant laquelle l'enseignement prodigué depuis l'enfance était mis à l'épreuve et testé, était la partie primordiale de la cérémonie. Elle consolidait, chez ceux qui étaient désormais frères de sang (24), les règles de conduite que prônait la société à laquelle ils allaient désormais appartenir

(23) C'est alors qu'il était encore dans le *mbar* —"la case de l'homme"— (la retraite durait trois mois) que Lat Dior, alors âgé de vingt ans (preuve supplémentaire de la fonction juridique de la circoncision : c'est afin de lui faire atteindre sa majorité civile plus vite que l'on n'a pas attendu ses vingt et un ans) a été traîtreusement attaqué, dans son village de Koki, par les troupes françaises. Mais ceci ne les a pas empêchés, ses camarades et lui, fraîchement circoncis, de battre la colonne française à plate couture. C'est la fameuse bataille de Koki, en janvier 1862. (< Saliou Kañji)

(24) Le sang des initiés s'étant mêlé sur le couteau de l'officiant ainsi que sur le billot sur lequel le prépuce a été sectionné.

avec le statut d'adultes. Ces normes s'intitulaient humilité, endurance, courage, maîtrise de soi, solidarité, esprit d'équipe, d'égalité, sens du devoir, des convenances, respect de la nature et des animaux, du savoir (*xam-xam*), de la femme, des aîné(e)s... Ce rite d'initiation était en fait l'examen de contrôle qui permettait de certifier que vous n'étiez plus seulement une personne humaine — *nit* (en wolof) — mais une personne pétrie d'humanisme et bien éduquée — *nité.* La "cicatrice" qui subsistait à l'issue de ce rituel était donc l'équivalent des diplômes que l'on décerne aujourd'hui à l'issue d'un cycle d'enseignement que sanctionne un examen (exemple : BAC). Dans le cas de la circoncision *ceddo*, elle servait à assurer la communauté que, désormais, chacun de ses membres pouvait compter sur vous sur tous les plans. Point d'emploi de confiance, et certainement pas au poste de mari, sans ce titre de circoncis — diplômé ès sciences sociales (25).

Pourtant, pour attirer l'attention des enfants sur l'inaptitude au rôle de mari du non-circoncis, le conte ne s'en tient pas à l'absence de cicatrice. Il va bien plus loin : il fait de cet incirconcis un animal, et pas n'importe lequel, un lion, un fauve, un carnassier. Pour comprendre le sens de cette assimilation, il faut connaître les croyances qui s'attachent au fait de faire de la viande son menu quotidien.

2) le tempérament du carnassier selon les croyances noires : cruauté, manque de compassion, bellicosité

Ousmane Socé précise dans sa version du conte que (26) :

"Penda ne put jamais s'accommoder de la viande crue qui était de rigueur aux repas du lion. Quand son époux partait à la chasse, elle allait dans la brousse alentour déterrer quelques tubercules d'igname."

Dans la tradition *ceddo*, on ne mange de la viande qu'à l'occasion de sacrifices rituels ou de grandes fêtes, sinon le menu quotidien est essentiellement végétarien (lait, légumes, feuilles, fruits, tubercules, céréales). Voici comment, toujours

(25) La sociologue Fatou Sarr résume de manière remarquable le sens de cette pratique dans *L'entrepreneuriat féminin au Sénégal : la transformation des rapports de pouvoir,* L'Harmattan 1998, p.41.
(26) Op. cit. p.192s.

dans un conte, on fait l'apologie d'un tel régime alimentaire. Chargée d'instruire Leuk-le lièvre, N'diamala-la girafe, lui dit :

"Je ne chasse pas pour me nourrir. Les végétaux sont ma seule nourriture. Je ne fais de mal à personne en coupant les herbes et les feuilles naissantes qui couvrent les arbres. Je crois que, si les animaux ne vivent pas en paix, c'est parce qu'ils mangent la chair de leurs semblables. Ils se font une guerre incessante pour tuer et vivre. Rappelez-vous l'exemple de Bouki-l'hyène. Si chaque animal se contentait de l'herbe et des feuilles tendres qu'on trouve partout, il n'y aurait ni guerres, ni malheurs." (27)

Plus loin, notre girafe philosophe, ajoute :

"*Les mangeurs de viande sont comme les buveurs d'alcool, ils ont généralement mauvais caractère et ont toujours soif de sang*. Au contraire, les herbivores et les végétariens ont le caractère doux parce qu'ils digèrent bien et dorment bien.

En effet, dit Leuk, Oncle Gaïndé-le-lion, Téné-la-panthère et Sègue-le-léopard, animaux carnassiers, sont des bêtes sanguinaires et méchantes ; tandis que vous, Serigne N'Diamala, vous avez le caractère doux et pacifique comme les animaux domestiques qui se nourrissent d'herbe : bœufs, vaches, moutons, chèvres." (28)

La cause est entendue : en comparant l'époux sans cicatrice à un lion (dans trois versions sur quatre) (29) , on veut implanter dans l'imaginaire des enfants l'idée du comportement bestial, cruel et sans compassion auquel il faut s'attendre de la part du non-*ceddo*. Ce que cette comparaison prouve aussi, c'est qu'assurément nos conteurs, ou à tout le moins les premiers à avoir façonné ce conte, n'ignoraient rien du triste sort de la femme en régime patriarcal sémito-oriental, le système juridique le plus opposé dans sa pratique et dans son esprit au matriarcat *ceddo*. C'est contre des mariages avec des hommes venant de ce milieu que le conte met en garde les

(27) *La belle histoire de Leuk-le-Lièvre : Cours élémentaire des écoles d'Afrique Noire*, L. Senghor et A. Sadji, Edicef, p.125.

(28) Op. cit. 126-127, (c'est nous qui soulignons).

(29) C'est un génie féroce qui prend plaisir à abattre un baobab (!) dans la quatrième version. Quand on sait la place qu'occupe cet arbre dans les croyances noires, on comprend que ce génie représente tout ce qui est étranger et hostile au monde noir.

fillettes, des unions que ne rendent que plus dangereuses le fait pour la femme de suivre un tel époux. C'est pourquoi les péripéties qui jalonnent la fuite de la femme vers son village natal, dans les versions les plus complètes du conte, sont-elles essentielles. Elles décrivent en langage imagé et symbolique, comme toujours dans les contes (c'est le meilleur moyen de frapper l'imaginaire de l'enfant et de marquer son inconscient), les caractéristiques d'un monde menaçant pour le genre féminin.

B- Les caractéristiques du monde non ceddo : la victimisation de la femme

La victimisation des femmes en régime non-*ceddo* est mise en scène en trois tableaux. Le premier présente l'isolement dans lequel est tenu le couple (1), le deuxième met en avant la claustration des femmes (2), le troisième évoque l'infériorisation des femmes (3).

1) isolement du couple

Dans le monde patriarcal, le couple est une entité autonome qui vit à l'écart du reste de la famille, spécialement de la famille d'origine de la femme. Dans cette société dominée par le mâle, le couple est pour la femme une cellule, dans tous les sens du terme, et le mari le maître omnipotent comme l'indique l'expression : "charbonnier est maître chez soi". C'est l'antithèse du système juridique *ceddo* où le couple n'existe pas en tant qu'entité séparée du reste de la famille, chacun de ses membres vivant en constante interaction avec sa belle-famille, ainsi qu'avec sa famille naturelle, qui toutes deux assurent sa protection. Dans le conte, notre héroïne, une fois arrivée au domicile conjugal, ne voit plus personne vers qui se tourner pour demander de l'aide. L'imposante suite qui accompagnait son mari s'est évanouie au fur et à mesure qu'ils traversaient la forêt. A la fin, la jeune mariée se retrouve absolument seule avec un époux qui apparaît alors sous son vrai jour : une bête sauvage.

Dans une des versions du conte, en plus du cheval qui ne paie pas de mine, la jeune fille est partie (sur l'injonction de sa mère) avec deux animaux domestiques, son chien et son chat. Le mari les tue l'un après l'autre et les mange. C'est afin d'éviter pareil sort qu'elle décide de s'enfuir avec la vieille monture (30) qui se révèle alors une aide inestimable. Dans son étude du thème de ce conte, Christiane Seydou juge que :

> "la mort figurée par ce risque de dévoration signifiait la "mort sociale" de la femme, par son exclusion du monde des humains, comme sanction immanente de son choix en faveur de la nature "brute"." (31)

Pour notre part, il nous semble que cette expression de "mort sociale de la femme" traduit plus justement le sort de la femme déchue de son identité, isolée des siens et enfermée dans un gynécée. N'ayant pas été élevée dans ce monde, notre héroïne, effrayée par cette "mort sociale", cherche le salut dans la fuite et le retour à la civilisation *ceddo*. Mais dans son évasion, elle arrive, du fait d'un accident dû une fois de plus à son manque de sang-froid, dans un pays "où il n'y a pas de femmes". L'allusion ne saurait être plus claire. Il n'y a pas de femmes tout simplement parce qu'on ne les voit pas, et non point, bien entendu, parce qu'elles n'existent pas.

2) claustration des femmes

C'est donc de manière détournée, comme souvent dans les contes, que cette claustration des femmes dans le monde non *ceddo* est indiquée. Dans les deux versions du conte où la fuite de notre héroïne est décrite, en tentant de s'évader du domicile conjugal, elle arrive "dans un monde insoupçonné de ceux qui vivent sur la terre noire" (32). On ne saurait être plus explicite, il s'agit manifestement de mettre l'accent sur la grande division entre les valeurs traditionnelles du monde noir et la civilisation sémito-orientale. Pour mieux "enfoncer le clou", le conteur poursuit en ces termes (33):

---

(30) L'insistance sur la vieillesse ou le piteux aspect du cheval est encore un subtil message adressé aux enfants. Ce message concerne à la fois le respect des personnes âgées (elle ont plus d'un tour dans leur sac et possèdent un savoir infini) et la nécessité de se garder de juger en se fondant sur les apparences.

(31) Op. cit. p.119.

(32) Ousmane Socé, op. cit. p.194.

(33) Op. cit. loc. cit.

"Penda, reprocha Nélavane (nom du cheval), par votre faute, nous voici sur une planète où il n'existe pas de femmes. Si l'on découvre votre sexe vous, serez mise à mort."

Dans la version recueillie par Seydou Nourou Ndiaye et Lilyan Kesteloot, le caractère mortel de ce pays lointain pour les femmes est aussi souligné en termes non équivoques :

"Le cheval s'envola avec elle vers le ciel. Il la déposa dans un pays où une femme ne devait jamais séjourner. Le cheval se coucha jusqu'à la nuit, puis hennit. Elle lui demanda pourquoi. Le cheval lui dit : —Une femme ne doit jamais venir ici. Sois prudente. Cherche un grand pantalon pour cacher ton corps." (34)

Dans ce type de société, abandonner le domicile conjugal, quitter son mari, se laisser voir par d'autres hommes sont interdits à la femme. Pour survivre dans ce monde d'hommes, la femme doit être voilée et cloîtrée. Elle n'a même pas le droit de pratiquer un quelconque sport. Quant à porter des armes, la question ne se pose même pas, tant elle paraît incongrue dans un monde qui divise le genre humain en sexe faible et sexe fort.

3) infériorisation des femmes

Allant jusqu'au bout de sa démonstration de la victimisation dont sont l'objet les femmes hors du monde *ceddo*, dans la version relatée dans *Contes wolof ou la vie rêvée*, pour démasquer l'étranger que l'on soupçonne être une femme en dépit de ses vêtements masculins, il est convié à deux événements à la participation desquels les femmes sont considérées comme totalement inaptes : la guerre d'abord, un vigoureux jeu de plein air ensuite. Pour le convaincre qu'entreprendre une guerre est le meilleur moyen de démasquer l'étranger, le Maure dit en effet au roi (35) :

"car tu sais qu'une femme ne sait pas faire la guerre."

Plus loin, on a encore ce passage (36) :

"Le Maure s'acharne sur toi. Il a dit au roi d'organiser un "ndiawo". Car une femme ne peut participer à un "ndiawo"."

---

(34) Op. cit. p.37.
(35) *Koumba et son cheval*, op. cit. p.37.
(36) Op. cit. p.39.

Il est aisé d'imaginer, étant donné la manière dont ces épreuves sont amenées dans le conte, les ricanements et les sourires en coin des petites auditrices et des petits auditeurs, élevé(e)s dans un monde où les jeux "virils" et de plein air, comme le *njaawoo* (37) auquel est appelé l'étranger suspect, ne sont pas l'apanage des garçons, une civilisation où la lutte et le maniement des armes sont appris autant aux filles qu'aux garçons (38), les hauts faits d'armes des femmes faisant au surplus partie intégrante et constamment relatée de l'histoire de leur communauté. Le conte décrit avec verve la manière dont notre héroïne se tire victorieusement de chacune de ces épreuves :

"La bataille commença. La fille tuait ce qui passait en l'air avec sa lance, le cheval aussi tuait tout ce qui passait sur terre. Ils continuèrent ainsi (la fille avec son pantalon) jusqu'à la fin de la bataille." (39)

La deuxième épreuve en vue de la démasquer, la partie de lutte dans la mer, est plus délicate puisqu'elle implique de se mettre nu. C'est grâce aux pouvoirs magiques de son cheval qu'elle réussit à se dénuder sans se trahir. Mais la fin du conte n'est pas heureuse pour autant car, même si la jeune femme réussit à rejoindre le domicile de ses parents, c'est au prix de la mort de son fidèle compagnon, celui qu'elle-même appelait, pour souligner sa valeur : "Samba né de la nuit dernière, meilleur qu'une mère, meilleur qu'un père, meilleur qu'un voisin"!

Morale du conte à l'intention des petites filles : s'engager dans une union avec un étranger aux valeurs *ceddo,* c'est courir à la perte de ce que l'on a de meilleur en soi et vivre un malheur irréparable (40). Peu importe ce que l'on

(37) Jeu d'enfants qui consiste à lutter et à jouer à cache-cache dans l'eau.

(38) Tout récemment, le 27 juin 1999, HUMESA, l'association des ressortissants de Mulomp Jicomool (Casamance) a organisé au stade Iba Mar Diop une journée de *lutte traditionnelle garçons et filles.* On ne saurait mieux démontrer que ce sport n'était pas, dans la tradition noire, réservé aux représentants du sexe masculin.

(39) Op. cit. p.37.

(40) "Penda pleura des larmes de sang", écrit Ousmane Socé, op. cit. p.195.

pense de cette mise en garde, car là n'est pas le propos de cette étude. L'objectif était d'exposer au travers d'un conte les normes, les croyances et les valeurs de la société dont il est le produit et le reflet. Nous espérons avoir prouvé avec cette tentative que le droit des nations de tradition orale se trouve, non pas exclusivement dans des documents écrits par d'autres que les auteurs et les pratiquants de ce droit, mais aussi et surtout dans les instruments qui servaient dans ces communautés, où l'écriture s'était perdue, à transmettre le savoir autant scientifique, religieux que…juridique.

BIBLIOGRAPHIE SELECTIVE

La BIBLE
Le CORAN
Le LIVRE DES MORTS

AL-ASSIOUTY Sarwat Anis, *Jésus le non-Juif*, Letouzey et Ané 1987.
AL-ASSIOUTY Sarwat Anis, *Origines égyptiennes du christianisme et de l'Islâm*, Letouzey et Ané, Paris 1989.
AL-MANSOUR Dr.Khalid Abdullah Tariq, *The seven african arabian wonders of the world : the Black man's guide to the Middle East*, 1st edition 1991, The first african arabian press, Library of congress number 811128.
BA Amadou Hampaté, *Aspects de la civilisation africaine*, Présence Africaine 1972.
BABA KAKE Ibrahima, *Combats pour l'histoire africaine*, Prés. Afr. 1982.
BEIDI Boubacar Hama, *Les Peuls du Dallol Bosso- coutumes et mode de vie*, Sépia.
BERNAL Martin, *Black Athena*, PUF 1996.
BOILAT, *Esquisses sénégalaises*, Karthala 1984.
BRAECKMAN Colette, *Terreur africaine—Burundi, Rwanda, Zaïre : les racines de la violence*, Fayard.
COLLECTIF, *Côté femmes, approches ethnologiques*, L'Harmattan 1986.
COLLECTIF, *Histoire générale de l'Afrique*, Prés.Afr./ Edicef/ Unesco 1987.
COLLECTIF, *Le mariage dans les contes africains*, Karthala 1994.
COLLECTIF, *Peuples du Sénégal*, Sépia.
COLLECTIF, *La culture africaine* — le symposium d'Alger 21 juillet-1er août 1969.
COLLOQUE d'Abidjan 1972, *La civilisation de la femme dans la tradition africaine*, Prés. Afr. 1975.
COLLOQUE de Dakar 25-27 novembre 1997, *50e anniversaire de la Revue Présence Africaine*.
DESROCHES NOBLECOURT Christiane, *La femme au temps des Pharaons*, Stock 1986.
DIOP Abdoulaye Bara, *La famille Wolof*, Karthala 1985.
DIOP Cheikh Anta, *L'unité culturelle de l'Afrique Noire*, Prés. Afr.
DIOP Cheikh Anta, *Antériorité des civilisations nègres*, Prés. Afr. 1993.

DIOP Cheikh Anta, *L'Afrique Noire pré-coloniale*, Prés.Afr.1987.

DIOP Cheikh Anta, *Nations nègres et culture*, Prés. Afr.

ERNY Pierre, *L'enfant et son milieu en Afrique Noire*, L'Harmattan 1987.

GEY Goor gi Usmaan, *Namm xel taggat jikko*, OSAD Dakar 1997.

GRAVRAND Henry, *La civilisation sereer : Cosaan*, NEA 1983.

HOCHSCHILD Adam, *Les fantômes du roi Léopold : un holocauste oublié*, Belfond.

INIESTA Ferran, *L'univers africain— Approche historique des cultures noires*, L'Harmattan 1995.

JACQ Christian, *Les Egyptiennes*, Perrin 1996.

KAÑJI Saaliu Sammba Malaado, *Des droits de la femme africaine d'hier à demain*, éd. Xamal-Saint-Louis 1997.

KANOUTE Dembo, *Authentique histoire de l'Afrique (tradition orale)*.

KI-ZERBO Joseph, *Histoire de l'Afrique Noire*, Hatier 1972.

KOUASSIGAN Guy A., *Quelle est ma loi ? Tradition et modernisme dans le droit privé de la famille en Afrique noire francophone*, Pédone 1974.

LAPERRUQUE Marcel, *De l'Egypte ancienne à la Bible*, Lauzeray international Paris 1977.

LEWIS Bernard, *Race et couleur en pays d'Islam*, Payot 1982.

LONDRES Albert, *Terre d'ébène*, Le serpent à plumes, coll. Motifs n°8.

MBOKOLO Elikia, *La dispersion des Bantou*, coll. Histoire générale de l'Afrique, vol.5, éd. ABC.

L'Afrique occidentale en 1818, vue par un explorateur français Gaspard Théodore MOLLIEN, Calmann-Lévy 1967.

MONTEIL Charles, *Les Bambara du Ségou et du Kaarta*, Maisonneuve et Larose 1977.

NDIAYE Raphaël, *La place de la femme dans les rites au Sénégal*, NEA Dakar-Abidjan-Lomé 1986.

NIANE Djibril Tamsir, *Soundjata ou l'épopée mandingue*, Prés. Afr. 1960.

OBENGA Théophile, *Les Bantu : langues, peuples, civilisations*, Prés. Afr. 1985.

OBENGA Théophile, "La parenté égyptienne — Considérations sociologiques", *Ankh*, Revue d'égyptologie et de civilisations africaines, n°4/5 1995-1996.

PLUTARQUE, *Isis et Osiris*, traduction de Mario Meunier, éd. de la Maisnie, 1979.

SALL Babacar, "L'avènement des Candaces", Revue *Ankh* n°3, juin 1994.

SALLA-MOLINS Louis, *Le Code Noir ou le calvaire de Canaan*, PUF 1987.

SARR Fatou, *L'entrepreuneuriat féminin au Sénégal*, L'Harmattan 1998.

SYLLA Assane, *La philosophie morale des Wolof*, IFAN-Université de Dakar 1994.

TRAORE Samba, "Droit coutumier et coutume, réflexions sur le langage du juriste des institutions traditionnelles africaines (quelques exemples de concepts tirés du droit soninké du Gajaaga-Sénégal)", *Annales Africaines*, Revue de droit, d'économie et de gestion de la Faculté des Sciences juridiques et économiques de l'Université Cheikh Anta Diop de Dakar 1989-1990-1991.

TABLE DES MATIERES

Préface........ 11
Introduction........ 17
Prologue........ 23

CHAPITRE PREMIER LE PROCESSUS MATRIMONIAL : UNE SERIE D'ETAPES........ 33

SECTION 1. L'ENTREE EN MARIAGE : UN LIBRE CHOIX.. 35
§ I. Le célibat : un droit........ 35
A- Le statut de la femme n'est pas fonction de son mariage.. 36
B- La position inégale des hommes........ 39
§ II. L'autorisation des relations sexuelles hors mariage : la sexualité n'est pas un tabou........ 41
§ III. La libre négociation des termes de l'union : le mariage, un contrat........ 43

SECTION 2. LE CHOIX DU CONJOINT : UNE LIBERTE ENCADREE........ 45
§ I. Les critères de sélection........ 46
A- Les unions prohibées : l'interdit de l'inceste........ 46
1) Le mariage entre un frère et une soeur........ 48
2) Le mariage entre la mère-tante maternelle et le fils........ 49
3) Le mariage entre le père-oncle paternel et la fille........ 49
4) Le mariage entre la tante paternelle et le neveu........ 49
5) Le mariage entre l'oncle maternel et la nièce........ 49
B- Les unions privilégiées : le mariage dans la famille........ 50
1) L'influence des règles de dévolution successorale........ 50
a- Le mariage entre Pharaon et sa soeur........ 50
b- Le mariage avec la fille de l'oncle maternel........ 53
2) Resserrement des liens de famille et d'alliance........ 54
a- Le mariage avec la fille de la tante paternelle........ 54
b- Le sororat librement consenti........ 55

c- Le "lévirat" librement consenti 57
C- Les unions déconseillées 60
1) Le mariage avec un(e) inconnu(e) 60
2) Les mésalliances d'importation : la prise en compte de l'appartenance socio- professionnelle 65
§ II. Les artisans du choix 74
A- Les intéressés eux-mêmes 75
B- Les mères et les soeurs 82

SECTION 3 : LES PRESTATIONS MATRIMONIALES : UNE PREUVE ET DES EPREUVES 87
§ I. Le gage d'alliance et de reconnaissance : "la dot" ... 87
A- Les idées fausses sur la "dot" en droit noir 88
1) Une dotation 89
2) Le prix d'achat de la mariée 90
3) Une compensation matrimoniale 97
B- La nature véritable de la "dot" dans la tradition noire 99
1) Un gage d'alliance et de reconnaissance *99*
2) Une preuve de la paternité de l'époux *105*
§ II. Les épreuves d'aptitude et de sincérité : les travaux pour le compte des beaux-parents 109

CHAPITRE II L'UNION MATRIMONIALE : UN PACTE SOCIAL D'AMITIE ET D'ENTRAIDE 115

SECTION 1 : LE DOMICILE CONJUGAL : LE PRINCIPE DE L' UXORILOCALITE 117
§ I. Le domicile conjugal : le domicile de l'épouse 118
A- Au sens propre : l'épouse, propriétaire de la maison 118
B- Au sens figuré : l'épouse "Maîtresse de maison" 121
§ II. La virilocalité négociée 123

SECTION 2 : LE STATUT DES CONJOINTS :
DES PARTENAIRES AUTONOMES.. 129
§ I. Le mariage : un pacte d'amitié et de fidélité.......... 129
A- Le mariage : un pacte d'amitié.. 129
1) Les époux : des camarades.. 130
2) Les jeunes frères et soeurs des conjoints : des "époux et épouses pour rire".. 133
B- Le mariage : un pacte de fidélité.. 136
§ II. "L'union sexuelle, un contrat d'aide réciproque"... 143
A- Les époux : des associés.. 144
1) Le couple ordinaire : complémentarité avec prédominance de l'épouse.. 144
a- Le partage des tâches.. 145
b- Le partage par l'épouse des secrets et des responsabilités de son mari.. 154
2) Le couple royal : la parité au sommet de l'Etat.............. 158
B- Des associées subalternes : les coépouses de la première femme.. 167
1) Le consentement nécessaire de la première épouse au remariage de son conjoint.. 169
2) La hiérarchisation des épouses : le statut supérieur de la première femme.. 173
§ III. "Le couple, une cellule ouverte"........................ 176
A- Entière liberté d'aller et venir de chacun des époux......... 176
1) Hommes et femmes circulent et voyagent librement.......... 176
2) L'abandon du domicile conjugal : un droit pour chacun des conjoints..184
B- "Le mariage, une alliance, non une assimilation": la séparation des biens et des identités des époux........... 186
1) Communautarisme et séparation des biens.................... 187
a- Le communautarisme dans la collectivité..................... 187
b- La séparation des biens dans le couple........................ 192
2) La séparation nette de l'identité de chacun des conjoints 196
C- Des droits égaux à la résiliation unilatérale du mariage.... 201

1) Les causes du divorce : liberté et diversité 202
a- Les motifs légitimes 202
b- Les motifs personnels 203
2) La procédure et les protagonistes du divorce 204
3) Les effets du divorce 207
a- Les conséquences matérielles 207
b- Les conséquences familiales 211

CHAPITRE III LE STATUT DES ENFANTS : "L'ENFANT ILLEGITIME, UNE NOTION INCONNUE" 215

SECTION 1 : MATRILINEARITE 217
§ I. Fondement 218
A- Une certitude : l'identité du père géniteur 218
B- Des croyances : l'apport génétique inégal du géniteur et de la procréatrice 221
§ II. Manifestations 223
A- Nom matronymique ou prénom de la mère accolé à celui de l'enfant 223
B- Dévolution successorale matrilinéaire : le matrimoine... 228
1) Les droits fonciers et sur le bétail 228
2) Les droits politiques 231
C- Supériorité de la parenté utérine *232*
D- Le culte de la mère 233

SECTION 2 : TOUTE-PUISSANCE MATERNELLE : AUTORITE MAJEURE DE LA MERE SUR L'ENFANT 236
§ I. L'omniprésence de la mère 236
A- Mère nourricière 238
B- Educatrice 242
C- Tutrice permanente et reconnue 247
§ II. L'autorité conjointe de la mère masculine 251
A- Le père social 251
B- Un tuteur respecté 254

CONCLUSION 257

ANNEXES 259

Annexe 1. L'excision : de la circoncision négro-pharaonique à la clitoridectomie sémito-orientale, par S. S. M. Kanji 261

Annexe 2. Combats pour l'histoire africaine par I.B. Kaké, extrait. 277

Annexe 3. Les Bantu par Th. Obenga, extrait 281

Annexe 4. Le droit *ceddo* du mariage : illustration au travers d'un conte populaire de l'Afrique de l'Ouest, par F. Camara 283

BIBLIOGRAPHIE 301

TABLE DES MATIERES 305

Collection Logiques Juridiques

dirigée par Gérard MARCOU

MARCOU G (sous la direction de), *Ouvrage collectif, Mutations du droit de l'administration en Europe*, 1995.

SOUBIRAN-PAILLET F., POTTIER M.-L., *De l'usage professionnel à la loi*, 1996.

ETEKA V., *La Charte Africaine des Droits de l'Homme et des Peuples. Etude comparative*, 1996.

BERGERON G, *Tout était dans Montesquieu, une relecture de L'Esprit des lois*, 1996.

STRUILLOU J.-F., *Protection de la propriété privée immobilière et prérogatives de puissance publique*, 1996.

DUTRIEUX D. et HENON J.-O., *Les bibliothèques juridiques parisiennes - Guide pratique*, 1996.

VALDMAN E., *Pour une réforme de la Cour d'Assises*, 1996.

RABAULT H., *L'interprétation des normes, l'objectivité de la méthode herméneutique*, 1997.

DEL CONT C., *Propriété économique, dépendance et responsabilité*, 1997.

LOPEZ C., *Les pouvoirs d'investigation de l'administration fiscale en France et au Canada*, 1997.

LASCOMBE M., *Droit constitutionnel de la Ve république*, Cinquième édition revue et mise à jour, 1997.

LAVIEILLE Jean-Marc, *Droit international du désarmement et de la maîtrise des armements*, 1997.

GAXIE Daniel, *Enjeux et contradictions de l'administration territoriale, Luttes d'institutions*, 1997.

MARCOU Gérard, RANGEON François, THIEBAULT Jean-Louis (dir.), *La coopération contractuelle et le gouvernement des villes*, 1997.

DREYFUS Jean-David, *Contribution à une théorie générale des contrats entre personnes publiques*, 1997.

GAMDJI Mohamadou, *La sécurité du chèque*, 1997.

BRIAL Fabien, *Décentralisation territoriale et coopération internationale : le cas de l'Outre-mer français*, 1997.

HERZOG EVANS Martine, *La gestion du comportement du détenu. Essai de droit pénitentiaire*, 1998.

CISSE Abdoullah, *Musulmans, pouvoir et société*, 1998.

ORFILA Gérard, *La Nouvelle-Calédonie et le droit*, 1998.

CLAVIER Jean-Pierre, *Les catégories de la propriété intellectuelle à l'épreuve des créations génétiques*, 1998.

Collection Logiques Juridiques
dirigée par Gérard MARCOU

JACQUOT Henri, MARCOU Gérard, *L'urbanisme transfrontalier droit et pratique*, 1998.

FABRE-GUILLEMANT Raphaële, *Les réformes administratives en France et en Grande-Bretagne : centres de responsabilité et agences d'exécution*, 1998.

ROUXEL Jean-Yves, *Le Saint-Siège sur la scène internationale*, 1998.

MOQUET-ANGER Marie-Laure, *De l'hôpital à l'établissement public de santé*, 1998.

BEN LETAIF Mustapha, *L'Etat et les entreprises publiques en Tunisie*, 1998.

GROS Manuel, *Droit administratif*, 1998.

TEISSIER-ENSMINGER Anne, *Autos, panneaux, signaux*, 1998.

LE BRAZIDEC Gwénaël, *René Capitant, Carl Schmitt : crise et réforme du parlementarisme*, 1998.

PROUTIÈRE-MAULION Gwénaèle, *La politique communautaire de réduction de l'effort de pêche des Etats membres*, 1998.

BEURDELEY Laurent, *Politique agricole commune et fraudes aux dépenses agricoles de l'union européenne*, 1998.

DUBOURG-LAVROFF S. et DUPRAT J.P. (eds.), *Droits et libertés en Grande-Bretagne et en France*, 1999.

SAISON Johanne, *Le risque médical*, 1999.

DECRETON Séverine (éd.), *Service public et lien social*, 1999.

HUNOUT Patrick, *Droit du travail et culture sociale, l'exemple allemand*, 1999.

JEANNIN L., MENEGHINI M., PAUTI C., POUPET R., *Le droit d'asile en Europe*, 1999.

MBONGO Pascal, *La gauche au pouvoir et les libertés publiques (1981-1995)*, 1999.

DJUIDJE Brigitte, *Pluralisme législatif camerounais et droit international*, 1999.

CUSTOS Dominique, *La Commission fédérale américaine des communications à l'heure de la régulation des autoroutes de l'information*, 1999.

FORTIN Yvonne (ed.), *La contractualisation dans le secteur public des pays industrialisés depuis 1980*, 1999.

SOCIETE FRANÇAISE POUR LE DROIT DE L'ENVIRONNE-MENT, *La chasse en droit comparé*, 1999.

653182 - Mai 2016
Achevé d'imprimer par

1livre.com
du rêve à la réalité !